1分鐘快速揪痛!
解讀人體「壓力訊號」、破解「痠痛密碼」的MLS療法

全民人體力學
保健教室

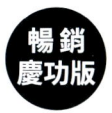
暢銷
慶功版

全民人體力學保健教室 創辦人
布魯斯
(Bruce)
著

方舟文化

CONTENTS

推薦語

陳姿逸 —— 啾 C 物理治療師 … 8

謝明儒 Dr. Victor —— 乾針名醫・《醫學瑜伽 解痛聖經》暢銷作家 … 9

作者序

打造無壓的人體力學身體狀態 … 10

前言

肩頸痠痛、腰痠背痛的疼痛訊號來源 … 12

源於「關節」的疼痛訊號 … 14

源於「椎間盤」的疼痛訊號 … 14

源於「肌筋膜」的疼痛訊號 … 14

1 力學機轉解密：肌筋膜力線如何造成痠痛 … 16

肌筋膜力線失衡＝拉力不均的繩子 … 18

源於「肌筋膜」痠痛類型的鬆解關鍵：找出關鍵緊繃肌筋膜 … 20

2 肌筋膜力線地圖導覽

淺前線 … 22

淺背線 … 26

深前線 … 27

側線 … 28

淺前臂線 … 29

淺背臂線 … 30

深背臂線 … 31

螺旋線 … 32

功能線（後功能線） … 33

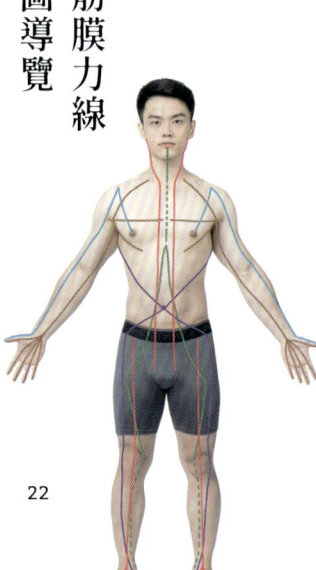

3 什麼是肌筋膜力線篩檢療法（MLS method）？ … 34 36

找出關鍵緊繃肌筋膜比選擇放鬆方法更重要！ … 38

運用「MLS療法」找出關鍵緊繃肌筋膜：力學原理介紹 … 38

4 肩頸痠痛──肌筋膜力線篩檢療法 (MLS method)

MLS療法「力線縮短技巧」示範 … 38
MLS療法「力線縮短技巧」 … 40
判斷痠痛訊號來源 … 42
如何透過MLS療法 … 42
MLS療法執行步驟 … 42
步驟1 確認誘痛動作或姿勢 … 42
步驟2 找出關鍵緊繃肌肉力線 … 42
步驟3 找出關鍵緊繃肌筋膜 … 43
步驟4 放鬆關鍵緊繃肌筋膜 … 43

肩頸痠痛 MLS 療法

肩頸痠痛 MLS 療法流程提要 … 44
限制頸部的肌肉力線 … 46
肩帶區域肌肉力線 … 49
非肩帶區域肌肉力線 … 49
肩頸痠痛 MLS 療法篩檢流程 … 49
步驟1 確認誘發痠痛的時機 … 50
步驟2 找出關鍵緊繃肌肉力線 … 50
步驟3 找出關鍵緊繃肌筋膜 … 51

肩帶區域肌肉力線縮短篩檢
● 胸鎖乳突肌 肌肉力線縮短篩檢 … 54
● 上斜方肌 肌肉力線縮短篩檢 … 55

● 提肩胛肌 肌肉力線縮短篩檢 … 56
● 菱形肌 肌肉力線縮短篩檢 … 57

非肩帶區域肌肉力線縮短篩檢
● 斜角肌 肌肉力線縮短篩檢 … 58
● 頭頸夾肌 肌肉力線縮短篩檢 … 59
● 頸部豎脊肌 肌肉力線縮短篩檢 … 60
步驟3 找出關鍵緊繃肌筋膜 … 61
步驟4 放鬆關鍵緊繃肌筋膜 … 61

肩帶區域肌筋膜力線縮短技巧
● 胸鎖乳突肌 肌筋膜力線篩檢 … 62
　淺前線（脛前肌、股四頭肌、腹直肌）
　胸鎖乳突肌
　側線（腓骨長肌、闊筋膜張肌與髂脛束、外側軀幹筋膜）
● 上斜方肌 肌筋膜力線篩檢 … 70
　胸鎖乳突肌
　上斜方肌
　淺背臂線（腕部伸肌群、三角肌）
　深背臂線（小魚際肌、肱三頭肌、棘上肌與棘下肌）
● 提肩胛肌與菱形肌 肌筋膜力線篩檢 … 73
　提肩胛肌與菱形肌

非肩帶區域肌筋膜力線縮短技巧
● 斜角肌 肌筋膜力線篩檢 … 77

CONTENTS

5 腰痠背痛——肌筋膜力線篩檢療法（MLS method）

- 斜角肌 83
- 頭頸夾肌　肌筋膜力線篩檢
  - 螺旋線（同側腹外斜肌、對側前鋸肌、對側闊筋膜張肌與髂脛束、同側脛前肌、對側脛後肌、髖內收肌、髂腰肌、橫膈膜、咀嚼肌）
  - 側線（腓骨長肌、闊筋膜張肌與髂脛束、外側腹壁筋膜）
  - 頭頸夾肌
  - 頭頸夾肌
- 頸部豎脊肌　肌筋膜力線篩檢 92
  - 淺背線（足底筋膜、腓腸肌、膕旁肌、腰部與背部豎脊肌、枕下肌群）
  - 頸部豎脊肌

個案範例分析：**落枕右肩胛痠痛** 98

● **腰痠背痛的 MLS 療法流程提要** 100

腰痠其實是「腰臀區域的肌群被迫過度用力」 102

限制腰臀的肌肉力線 104

腰痠背痛的基本痛源與誘痛情境分類 105

如何分辨腰痠背痛是屬於「骨盆痛源型」還是「非骨盆痛源型」？ 107

針對腰痠背痛的 MLS 療法執行原則 107

腰部痠痛類型 A 與 B 之 MLS 療法篩檢流程 109

- 步驟 1　確認會誘發痠痛的姿勢或動作為何？ 109
- 步驟 2　找出關鍵緊繃肌肉力線 110
- 步驟 3　找出關鍵緊繃肌筋膜 110

骨盆區域肌肉力線縮短技巧：篩檢出能暫時緩解痠痛的關鍵緊繃肌肉力線 110

- ● 髂肌　肌肉力線縮短篩檢 111
- 股四頭肌　肌肉力線縮短篩檢 112
- 髖內收肌　肌肉力線縮短篩檢 113
- 臀中肌　肌肉力線縮短篩檢 114
- 闊筋膜張肌與髂脛束　肌肉力線縮短篩檢 115
- 膕旁肌　肌肉力線縮短篩檢 116
- 臀大肌　肌肉力線縮短篩檢 117
- 梨狀肌　肌肉力線縮短篩檢 118

腰部痠痛類型 C 之 MLS 療法篩檢流程 119

- 步驟 1　確認誘發痠痛的姿勢為何？ 119
- 步驟 2　找出關鍵緊繃肌肉力線 119
- 步驟 3　找出關鍵緊繃肌筋膜 119

軀幹區域肌肉力線縮短技巧：
篩檢出能暫時緩解痠痛的關鍵緊繃肌肉力線

腰部痠痛類型D之MLS療法篩檢流程

步驟1 確認誘發痠痛的姿勢或動作為何？

步驟2 找出關鍵緊繃肌肉力線

步驟3 找出關鍵緊繃肌筋膜

- 豎脊肌 肌肉力線縮短篩檢
- 橫膈膜 肌肉力線縮短篩檢
- 闊背肌 肌肉力線縮短篩檢
- 腰方肌 肌肉力線縮短篩檢
- 腹外斜肌 肌肉力線縮短篩檢
- 腹直肌 肌肉力線縮短篩檢
- 腰大肌 肌肉力線縮短篩檢

誘痛動作為「軀幹前彎」的肌肉力線縮短徒手篩檢
- 膕旁肌 肌肉力線縮短徒手篩檢
- 臀大肌 肌肉力線縮短徒手篩檢
- 闊背肌 肌肉力線縮短徒手篩檢
- 豎脊肌 肌肉力線縮短徒手篩檢

誘痛動作為「軀幹後仰」的肌肉力線縮短徒手篩檢
- 股四頭肌 肌肉力線縮短徒手篩檢
- 腹直肌 肌肉力線縮短徒手篩檢

- 橫膈膜 肌肉力線縮短徒手篩檢
- 髂腰肌 肌肉力線縮短徒手篩檢

誘痛動作為「軀幹側彎右側」的肌肉力線縮短徒手篩檢
- 左側腰方肌 肌肉力線縮短徒手篩檢
- 左側髂腰肌 肌肉力線縮短徒手篩檢
- 左側腹部外側筋膜 肌肉力線縮短徒手篩檢

誘痛動作為「軀幹側彎左側」的肌肉力線縮短徒手篩檢
- 右側腰方肌 肌肉力線縮短徒手篩檢
- 右側髂腰肌 肌肉力線縮短徒手篩檢
- 右側腹部外側筋膜 肌肉力線縮短徒手篩檢

誘痛動作為「軀幹旋轉右側」的肌肉力線縮短篩檢
- 右腹外斜肌 肌肉力線縮短徒手篩檢

CONTENTS

誘痛動作為「軀幹旋轉左側」的肌肉力線縮短徒手篩檢

● 左闊背肌 肌肉力線縮短徒手篩檢

● 雙側腰肌 肌肉力線縮短徒手篩檢 144

● 雙側腰方肌 肌肉力線縮短徒手篩檢 145

● 右闊背肌 肌肉力線縮短徒手篩檢 146

● 左腹外斜肌 肌肉力線縮短徒手篩檢 147

● 雙側腰方肌 肌肉力線縮短徒手篩檢 148

腰部痠痛類型A-D之MLS療法篩檢流程

步驟3 找出關鍵緊繃肌筋膜 149

步驟4 放鬆關鍵緊繃肌筋膜 149

骨盆區域肌筋膜力線縮短技巧

● 股四頭肌 肌筋膜力線縮短篩檢 150

股前線（脛前肌、胸鎖乳突肌、腹直肌）

● 膕旁肌 肌筋膜力線縮短篩檢 154

淺背線（足底筋膜、腓腸肌、枕下肌群、頸部、背部與腰部豎脊肌）

● 髂腰肌 肌筋膜力線縮短篩檢

● 臀大肌、臀中肌與闊筋膜張肌 肌筋膜力線縮短篩檢 159

側線（腓骨長肌、胸鎖乳突肌、頭頸夾肌、軀幹外側筋膜）

臀大肌、臀中肌或闊筋膜張肌

軀幹區域肌筋膜力線縮短技巧

● 髂肌與髖內收肌 肌筋膜力線縮短篩檢 164

深前線（脛後肌、咀嚼肌、斜角肌）

● 腹直肌 肌筋膜力線縮短篩檢 168

淺前線（脛前肌、股四頭肌、胸鎖乳突肌）

● 豎脊肌 肌筋膜力線縮短篩檢 172

淺背線（足底筋膜、腓腸肌、枕下肌群、頸部、背部豎脊肌）

● 腰大肌與橫膈膜 肌筋膜力線縮短篩檢 177

深前線（脛後肌、髖內收肌、咀嚼肌、斜角肌）腰大肌與橫膈膜

● 腹外斜肌 肌筋膜力線縮短篩檢 182

螺旋線（對側脛前肌、對側闊筋膜張肌與髂脛束、對側頭頸夾肌、同側菱形肌、同側前鋸肌）

腹外斜肌

腰部豎脊肌

● 闊背肌 肌筋膜力線縮短篩檢 188

後功能線（腕部屈肌群）

淺前臂線（腕部屈肌群）

闊背肌

個案範例分析：挺直時會腰痠 192

6 關鍵緊繃肌筋膜放鬆方法

肌筋膜放鬆三基本方法 ... 194

● **頭部區域肌筋膜放鬆** 適合垂直橫撥法 ... 196
咀嚼肌 ... 197

● **頸部區域肌筋膜放鬆** 適合垂直橫撥法 ... 198
胸鎖乳突肌、斜角肌、頸部豎脊肌

● **肩膀區域肌筋膜放鬆** 適合定點按壓法 ... 200
頭頸夾肌、上斜方肌、提肩胛肌、棘上肌、棘下肌、菱形肌、三角肌

● **上肢區域肌筋膜放鬆** 適合平行直推法 ... 204
三頭肌、腕部伸肌、腕部屈肌、小魚際肌

● **前腹與側腹部區域肌筋膜放鬆** 適合垂直橫撥法 ... 206
腹直肌、腹外斜肌、外側腹部筋膜

● **背部區域肌筋膜放鬆** 適合垂直橫撥法 ... 208
前鋸肌、闊背肌、腰與胸椎豎脊肌

● **臀部區域肌筋膜放鬆** 適合定點按壓法 ... 210
臀大肌、臀中肌與闊筋膜張肌、梨狀肌

● **大腿區域（前、內、後側）肌筋膜放鬆** 適合平行直推法 ... 212
股四頭肌、髖內收肌、膕旁肌

● **大腿區域（外側）肌筋膜放鬆** 適合垂直橫撥法或平行直推法 ... 213
髂脛束

● **小腿區域肌筋膜放鬆** 適合平行直推法 ... 214
腓腸肌、脛前肌、腓骨長肌

● **腳底區域肌筋膜放鬆** 適合定點按壓法 ... 216
足底筋膜

● **特殊深層區域肌筋膜放鬆** 適合定點按壓法 ... 217
橫膈膜、腰方肌、髂肌、腰大肌、脛後肌

推薦語 1

身體的痠痛不是突如其來，而是潛伏已久的失衡。兇手可能是關節、椎間盤、神經或肌筋膜。

本書融合了Bruce老師多年的教學和實戰經驗，運用MLS療法，教你找出痠痛的元兇。不僅讓你明白力學失衡如何造成痠痛，還用詳細圖解，教你如何找出「關鍵緊繃肌筋膜」。

如果你想要學會怎麼用肌筋膜解除痠痛，那一定不能錯過這本書。

——啾c物理治療師　陳姿逸

推薦語 2

在發明乾針筋膜結構治療、幫助無數疼痛重症患者痊癒後才發現，肌筋膜力線是不可或缺的筋膜觀念，卻在主流醫學極度被忽視；然而，此書以生動活潑、精美的插圖闡述一切，撤除以往解剖學僵化刻板的教學，融入新觀念，是實用的學習治療工具書，無論是醫者、治療師，或是民眾，都很適合閱讀。

——乾針名醫．《醫學瑜伽 解痛聖經》暢銷作家
謝明儒 Dr. Victor

作者序

打造無壓的人體力學身體狀態

從事物理治療臨床相關工作，至今也有十多年，長時間觀察病患會發現一個共同特徵，無論各種痠痛或麻木的症狀，竟有將近八成病患其實是「沒有明確的發生病史」，意思是症狀並非在發生什麼特定外傷動作後，才引發症狀。例如：自己的膝蓋痛是在某一天開始漸漸痛起來，並非明確做了什麼運動而扭到膝蓋，有的人則可能帶著不太確定的口吻說：「可能前兩天有搬東西，所以腰才突然這麼痠吧？」肩頸痠痛也是某一天開始就發生在自己身上，並沒印象肩膀有反覆做什麼動作⋯⋯

其實這一切看似自然發生的症狀都有一個共同原因就是「人體力學失衡了」，仔細觀察會發現，這些症狀發生前，身體各處的人體力學壓力就已悄悄藏在身體裡，例如：走久右側膝蓋痛，可以觀察到和骨盆向左扭轉有關，轉脖子時會不舒服，可能和胸鎖乳突肌緊繃有關，這些都是所謂的人體力學壓力。

10

「大力宣導人體力學的保養觀念」就在自己的心中萌芽，透過創立「全民人體力學保健教室」社群平台，希望能盡一點力量告訴民眾，筋骨保養的重點應該放在「打造無壓的人體力學身體狀態」！

幾年前蒙受方舟文化林總編輯邀約一同籌備出版「人體力學系列書籍」，歷經幾番波折，終於產出第一本講述肌筋膜相關應用的人體力學書籍，這是一本介紹身體各處出現肌肉緊繃或痠痛，如何有系統地運用MLS篩檢療法，尋找真正緊繃位置在，而非痠哪裡就放鬆哪裡，是值得收藏的人體力學保養工具。

特別感謝方舟文化林總編輯與工作同仁給予出版書籍的大力幫忙，感謝全民人體力學保健教室一路走來的團隊老師：Molly、Evan、Dish、Astin、Robert、Debby、Sandy、Jason、Christina、Emily物理治療師眾人，一起推廣與進步。

Bruce

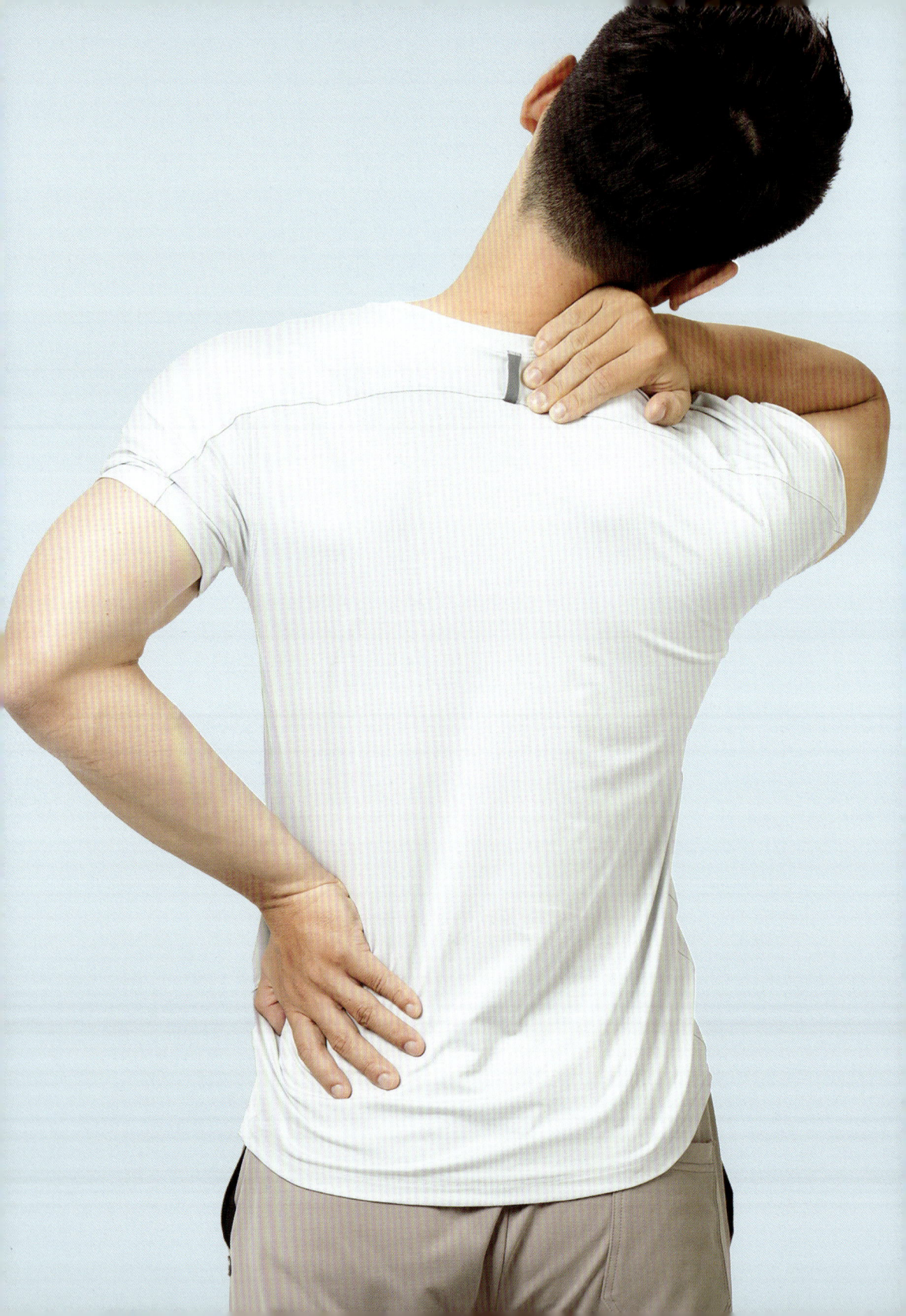

前言

肩頸痠痛、腰痠背痛的
疼痛訊號來源

生活中各種習以為常的疼痛感，對身體而言其實是一種「人體力學壓力的訊號」，所謂人體力學壓力是指身體組織承受擠壓、拉扯、扭轉等各種的物理壓力，例如：提肩胛肌緊繃拉扯頸椎，限制脖子的活動。當身體承受上述人體力學壓力，因而感到疼痛或任何不適，即為人體力學壓力的訊號，它提醒身體的關節、肌肉與肌腱韌帶正在承受壓力。

如同肚子餓與口渴也是生理需求的訊號，這些都是引導我們注意身體狀況的警訊。

面對疼痛，許多人只是急迫地想直接舒緩，例如：吃止痛藥或使用膏藥貼布來緩解疼痛，而鮮少留意身體發出的疼痛訊號，究竟是要傳達什麼訊息。如果無法確實解讀疼痛背後的訊息，只能暫時消解症狀，而無法找到有效鬆解疼痛的方法，就好像生病只顧吃藥消除症狀，但平常還是維持著糟糕的生活習慣，結果疾病無法根除，反覆復發變成宿疾。

與大家分享鬆解疼痛的方法前，需讓大家先認識疼痛訊號的組成來源。我們常在尋找能一次鬆解所有疼痛問題的方法，實際上，針對不同疼痛類型理應使用不同的鬆解疼痛方法，本書介紹的肌筋膜篩檢療法適用哪種疼痛對象呢？請先認識疼痛訊號的來源。

從力學角度切入，疼痛其實是某些組織承受人體力學壓力後所釋放的訊號，釋放疼痛訊號的來源可分為以下三大類。

源於「關節」的疼痛訊號

此類的疼痛是指關節面或關節囊承受壓力而刺激周圍痛覺神經所產生的疼痛訊號，這類型的疼痛通常和關節軌跡錯誤、骨頭排列歪斜讓關節承受壓力有關。例如：長期習慣翹腳的人，通常會有骨盆歪斜問題，歪斜的骨盆可能造成腰椎關節受壓不對稱，讓腰部活動過程出現卡卡感覺，這類腰痠訊號就是來自於歪斜的骨盆，因腰部關節負擔增加所致。

此疼痛類型的鬆解重點在恢復關節活動軌跡與排列，非本書所針對的鬆解對象。

源於「椎間盤」的疼痛訊號

此類的疼痛是指椎間盤承受壓力而刺激周圍的痛覺神經所產生的疼痛訊號，此疼痛類型主要源於椎間盤突出或退化，而在脊椎活動過程中遭受壓力。例如：常要反覆彎腰工作的朋友，容易因頻繁推擠腰椎間盤，最後讓椎間盤逐漸變得鬆弛不穩定，之後只要輕微彎腰就會讓椎間盤向後位移，擠壓到會引起疼痛的神經組織，而這類型的腰痠就是不穩定的椎間盤刺激所致。

這種疼痛類型的鬆解重點在椎間盤的復位與減壓，因此該類型疼痛也非本書針對的鬆解對象。

源於「肌筋膜」的疼痛訊號

這類疼痛是指肌筋膜緊繃，阻礙身體維持姿勢與活動，導致身體某部位肌

【肩頸腰部痠痛 3 大訊號來源】

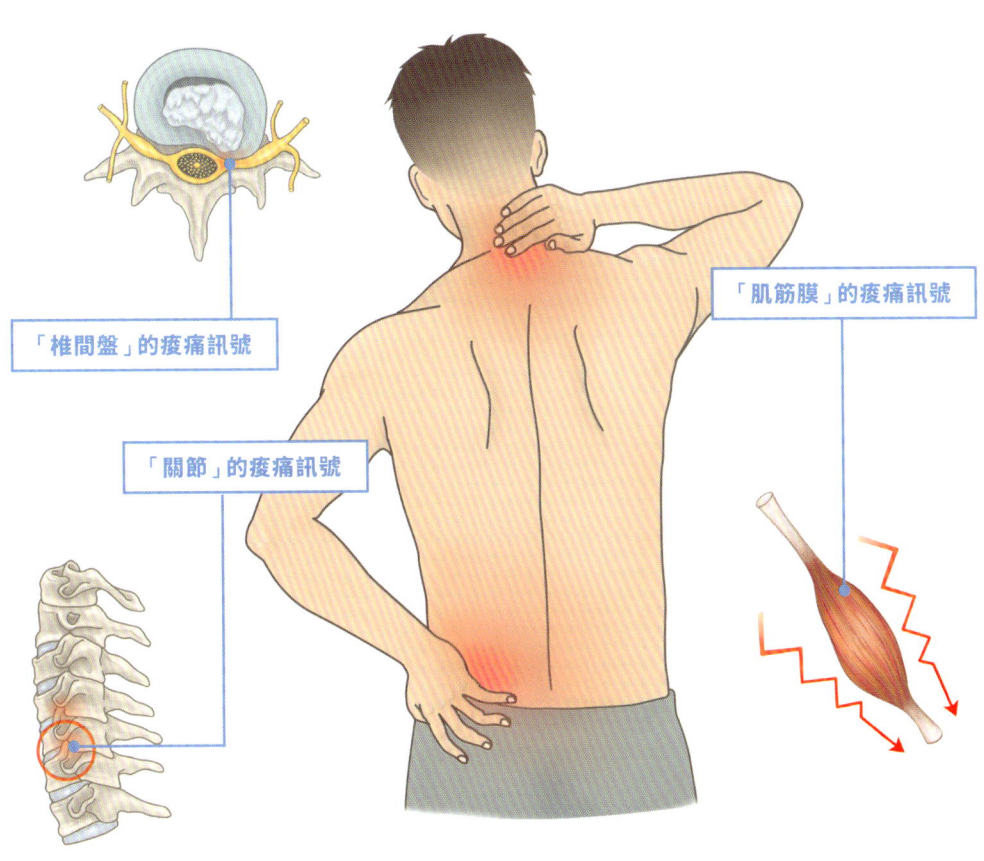

「椎間盤」的痠痛訊號

「肌筋膜」的痠痛訊號

「關節」的痠痛訊號

群過度用力所產生的痠痛訊號，這通常和某肌筋膜緊繃干擾身體正常出力的品質有關。例如：睡太軟的枕頭時，常會讓脖子一些肌群整晚不自主出力而緊繃，起床後發現脖子落枕，頭朝某一側轉不過去，這類型的肩頸痠痛是由於某條肌筋膜緊繃，限制了脖子活動所致。

這種痠痛類型的鬆解重點在找出干擾身體出力的壓力來源（也就是關鍵緊繃位置），再進行針對性放鬆，此痠痛類型即為本書主要針對的痠痛族群。

大部份痠痛的區域都非真正壓力來源，臨床上，當人體力學壓力刺激某身體組織產生疼痛，我們常會發現造成人體力學壓力的源頭與疼痛部位是不同區域，例如：落枕的右側肩膀疼痛，卻是左側脖子前方的胸鎖乳突肌緊繃所致，因此如何準確找出真正構成壓力的關鍵緊繃位置相當重要，這也是本書所介紹的肌筋膜力線篩檢療法（Myofascial Line Screen Method，MLS 療法）主要的特色。

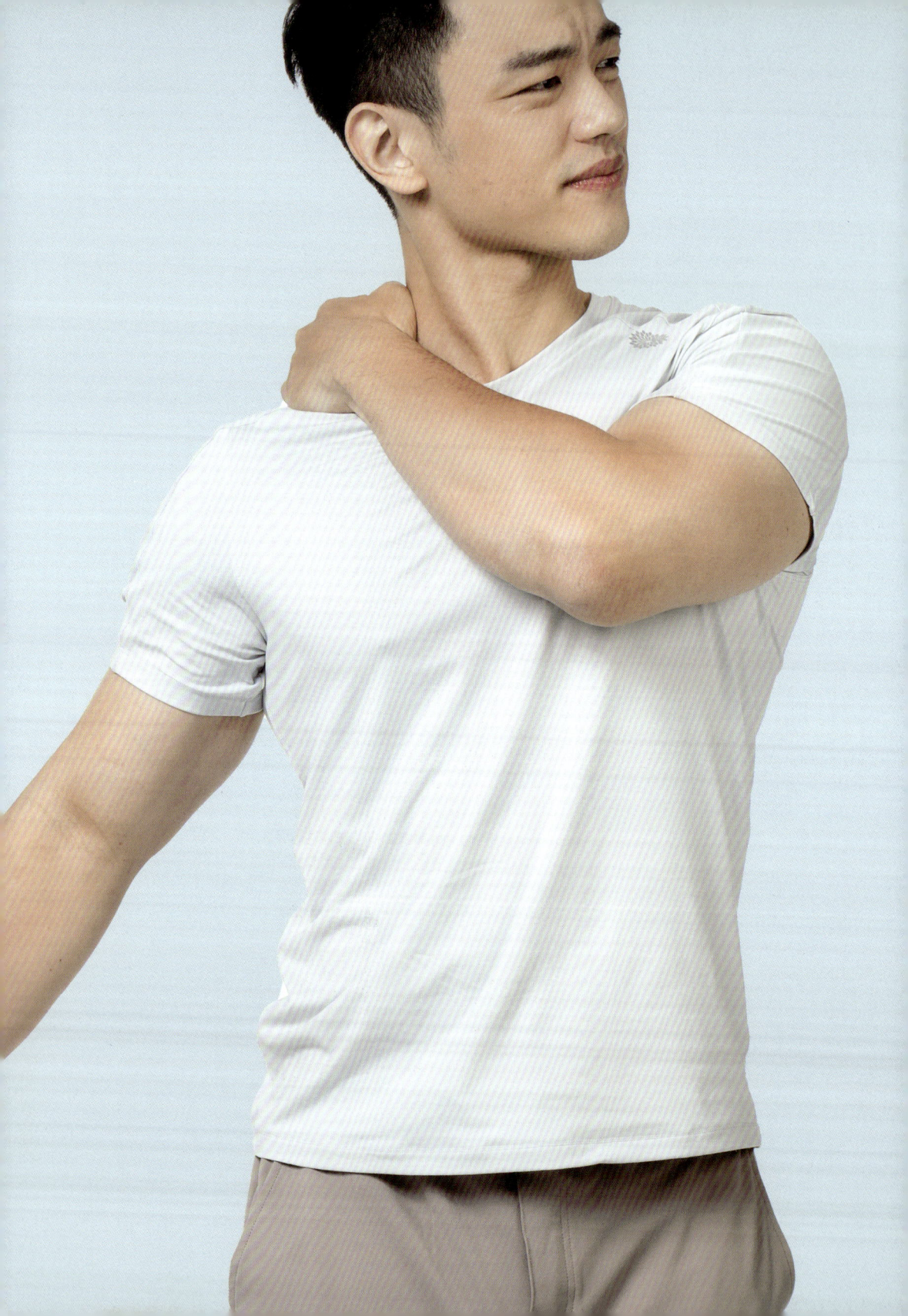

1

力學機轉解密：
肌筋膜力線如何造成痠痛

肌筋膜力線失衡＝拉力不均的繩子

在前言已提到本書所介紹的「肌筋膜線篩檢療法」，針對的痠痛族群為源於**肌筋膜緊繃所致的疲痛類型**，而這類型的痠痛多與身體的肌筋膜力線不平衡有很大的關係。

什麼是「肌筋膜力線」？

每條肌肉群外圍都會被筋膜所包覆，稱之為「肌筋膜」，而從頭到腳各處的筋膜會依特定路徑相連在一起（參閱第二章），這一條條相連的肌筋膜太緊繃時，就像是拉扯阻礙我們身體活動的繩索。針對這些串聯在一起的肌筋膜，為了能更貼近肌筋膜以力線形式影響我們的力學特徵，在本書將其統稱為「肌筋膜力線」[1]，換言之，「肌筋膜」是指包覆單一肌肉群的筋膜，而「肌筋

膜力線」則是無數條肌筋膜串聯在一起呈現力線型態的筋膜。

身體是由四面八方的肌筋膜力線所包覆（參閱第二章）；這些肌筋膜富有彈性與張力，使身體就好像穿著緊身衣般，透過這些張力與彈性來支撐身體，使身體能靠著肌筋膜的張力不用過度出力就得以維持體態直立姿勢，肢體活動時，也能透過肌筋膜的彈力輔助出力，大大降低能量的消耗與運動傷害。

正常情況下，這些遍布全身的肌筋膜力線，其張力需要維持適度的平衡，才能形成上述所提及對我們有幫助的人體力學；**身體就像帳篷，肌筋膜力線就好比固定帳篷四周的繩索，帳篷如要獲得穩固的支撐，需要各方向的固定繩索皆能維持均勻的張力**，不能有哪條繩索拉太緊或哪條繩索拉得太鬆（參考左頁圖），如此平衡的肌筋膜張力，才能有助於維持輕鬆姿勢與不需過度耗能的身體活動，如此疼痛自然不容易找上門。

反之，當固定帳篷的周圍繩索拉力

不均時，帳篷上的骨幹與某些繩索將會承受極大壓力（參考左頁圖），相同情境如發生在身體上，出現了不平衡的肌筋膜力線，將導致人體在維持姿勢時，身體各部位將充滿壓力，身體在活動出力過程中總伴隨層層阻力。這樣的狀況持續一段時間，痠痛就會悄悄產生。

大家可以回想一下，生活中的痠痛經驗是否大多都是突然產生的，比如某天突然轉頭會痠痛，不知何時開始坐久會感到腰痠──在痠痛發生前似乎都沒有特別的徵兆，而痠痛就這樣突然降臨。其實痠痛並非「突然產生」，而是「終於產生了」。

在我們感受到痠痛前，身體就已開始因為日常的慣性姿勢或錯誤用力習慣，悄悄地引發各處的肌筋膜力線逐漸出現不平衡。直到身體的壓力與阻力累積到痠痛臨界點，我們才突然感覺到痠痛，實際上，痠痛早已經埋伏在我們身體好一陣子，終於等到爆發的時刻！

18

PART
1

失衡 帳篷繩索拉力

帳篷四方的繩索拉力不均勻而使帳篷些微傾斜，骨幹有壓力，帳篷布因拉扯而承受壓力。

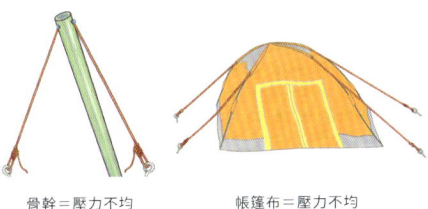

正常 帳篷繩索拉力

帳篷四方的繩索拉力均勻帳篷正位，骨幹輕鬆，帳篷布也輕鬆。

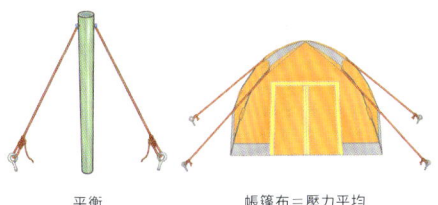

肌筋膜 失衡 示意圖

對照上圖失衡的帳篷，當人體筋膜失衡，頭部與肩胛位置不對稱傾斜，脖子與肩膀便感到壓力。

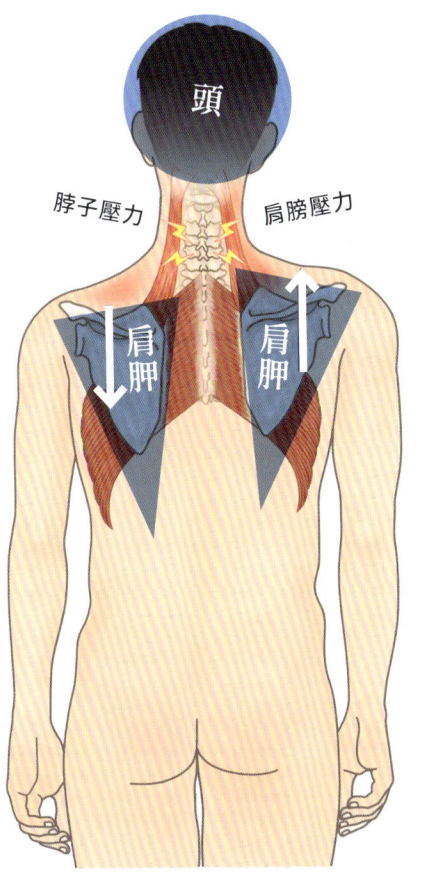

肌筋膜 平衡 示意圖

對照上圖平衡的帳篷，當人體筋膜平衡，頭部與肩胛位置正確，脖子與肩膀便感到輕鬆。

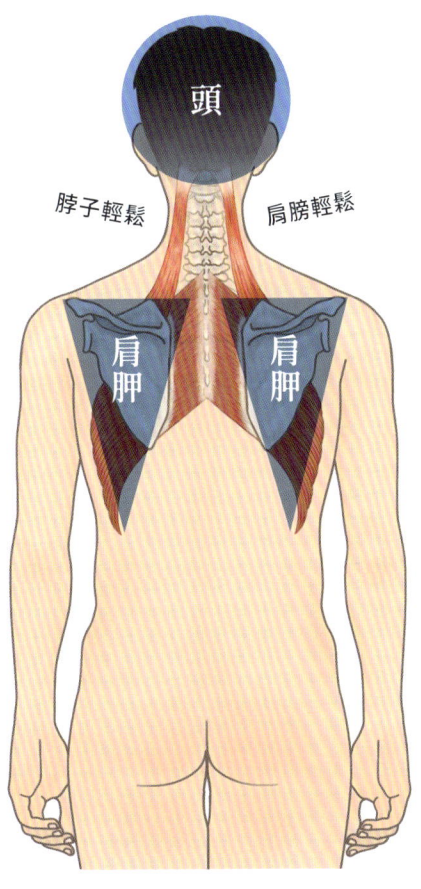

源於「肌筋膜」痠痛類型的鬆解關鍵：找出關鍵緊繃肌筋膜

上述提及源於肌筋膜緊繃所致的痠痛類型和肌筋膜失衡有關，所謂「肌筋膜不平衡」，是指**身體上有些肌筋膜力線過於短縮（簡稱肌筋膜S），而有些肌筋膜力線被拉扯得過長（簡稱肌筋膜L）**。

S類型的肌筋膜主要會限制關節的活動，讓身體在活動過程中充滿阻力，造成我們在做特定動作時其他部位因承受壓力或過度出力而感到痠痛，換句話說，在生活中S類型肌筋膜所產生的痠痛大多是痛在其他位置，肌筋膜S平時大多不會察覺到痠痛感，只有在按壓它或特別伸展它時才會感到痠痛，肌筋膜S可說是肌筋膜沉默殺手，例如：我們頭轉右側時脖子會感到痠痛（參考左頁上圖），可能是因為右側提肩胛肌緊縮（肌筋膜S），導致脖子向右轉時，左側斜方肌會不自主過度出力而出現痠痛感。

L類型的肌筋膜通常會因長時間被拉長而伴隨非自主性的隱藏性出力，痠痛，例如：彎腰造成右臀部痠痛、頭轉左側會引發脖子痠痛等。（參考左頁下圖）

一些特定動作時，身體某部位會感到大腿筋時，伸展到一個程度，你的腿會不自主地想用力去抵抗伸展力量，只是當這種非自主性的保護用力持續時間過長，肌肉會因反覆疲乏而出現痠痛，甚至可以在肌筋膜L發現激痛點（Trigger Point）[2]，筋膜L可以說是肌筋膜哀號者。

當身體出現這些人體力學失衡現象時，可能造成以下力學影響：

1 靜態姿勢下的痠痛：

失衡的肌筋膜會導致我們在維持特定姿勢時，身體某些區域需要過度用力以平衡這種不均勻的肌筋膜拉力，而過度出力的地方長時間下來就容易疲痛，例如：站久腰痠、坐久肩膀痛的問題。

2 動態活動過程痠痛：

緊繃的肌筋膜會限制身體活動，讓我們在動作過程中充滿阻力，造成在做

要鬆解肌筋膜失衡造成的痠痛，最關鍵的第一步就是找出沉默殺手肌筋膜S（短縮的肌筋膜），在此稱為「關鍵緊繃肌筋膜」，找出關鍵緊繃肌筋膜以後，再進行按摩或伸展，將可迅速解除肌筋膜緊繃所帶來的壓力。

註1 本書「肌筋膜力線」概念，源自 Thomas W. Myers 所著之《解剖列車》（Anatomy Trains）。
註2 激痛點是指肌肉上特別敏感的區域，只要輕輕施壓，就會產生巨大疼痛，甚至疼痛會傳導至特定區域。

20

PART
1

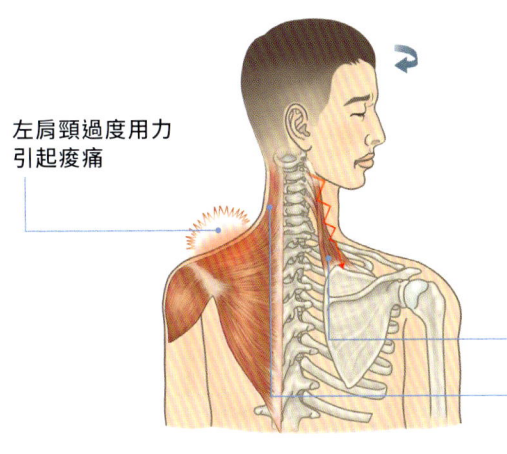

頸背肌筋膜緊縮在肌筋膜失衡中
所扮演的角色示意圖

以右側提肩胛肌緊縮為例，
轉頭時，右側提肩胛肌阻礙頭部轉動，
過程中脊椎關節承受壓力
與其它側肌肉因過度用力而痠痛。

左肩頸過度用力
引起痠痛

右側提肩胛肌

關節受壓疼痛

腰背肌筋膜緊縮在肌筋膜失衡中
所扮演的角色示意圖

以大腿後側膕旁肌緊縮為例，彎腰時，
腰部關節承受壓力與背部肌肉過度用力而痠痛。

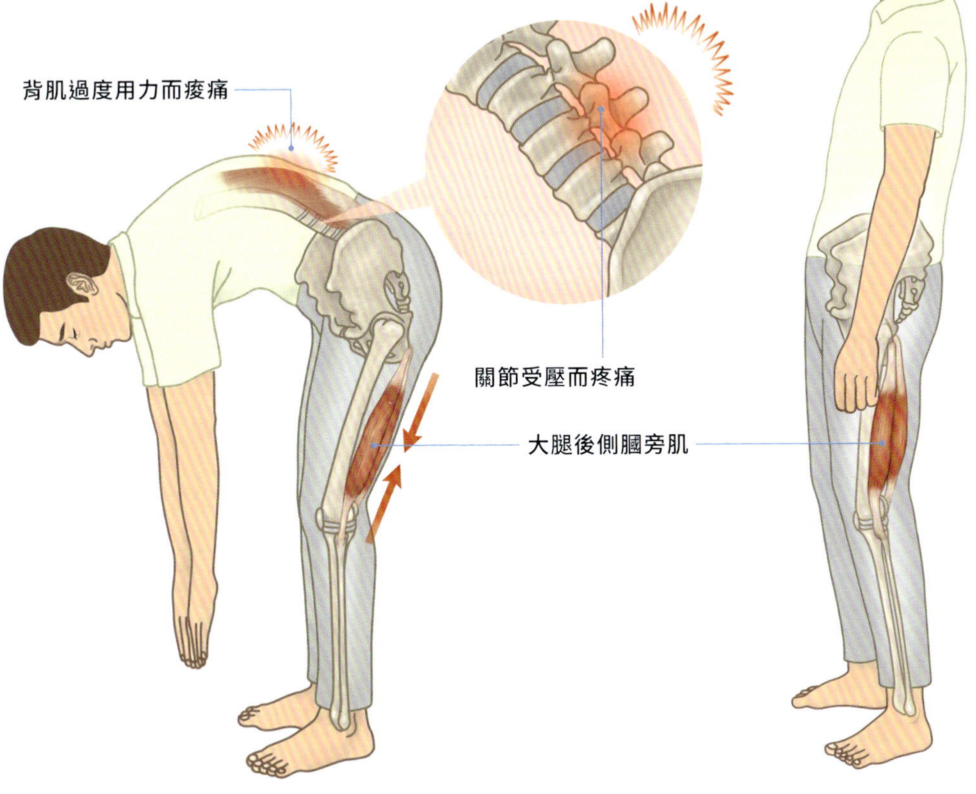

背肌過度用力而痠痛

關節受壓而疼痛

大腿後側膕旁肌

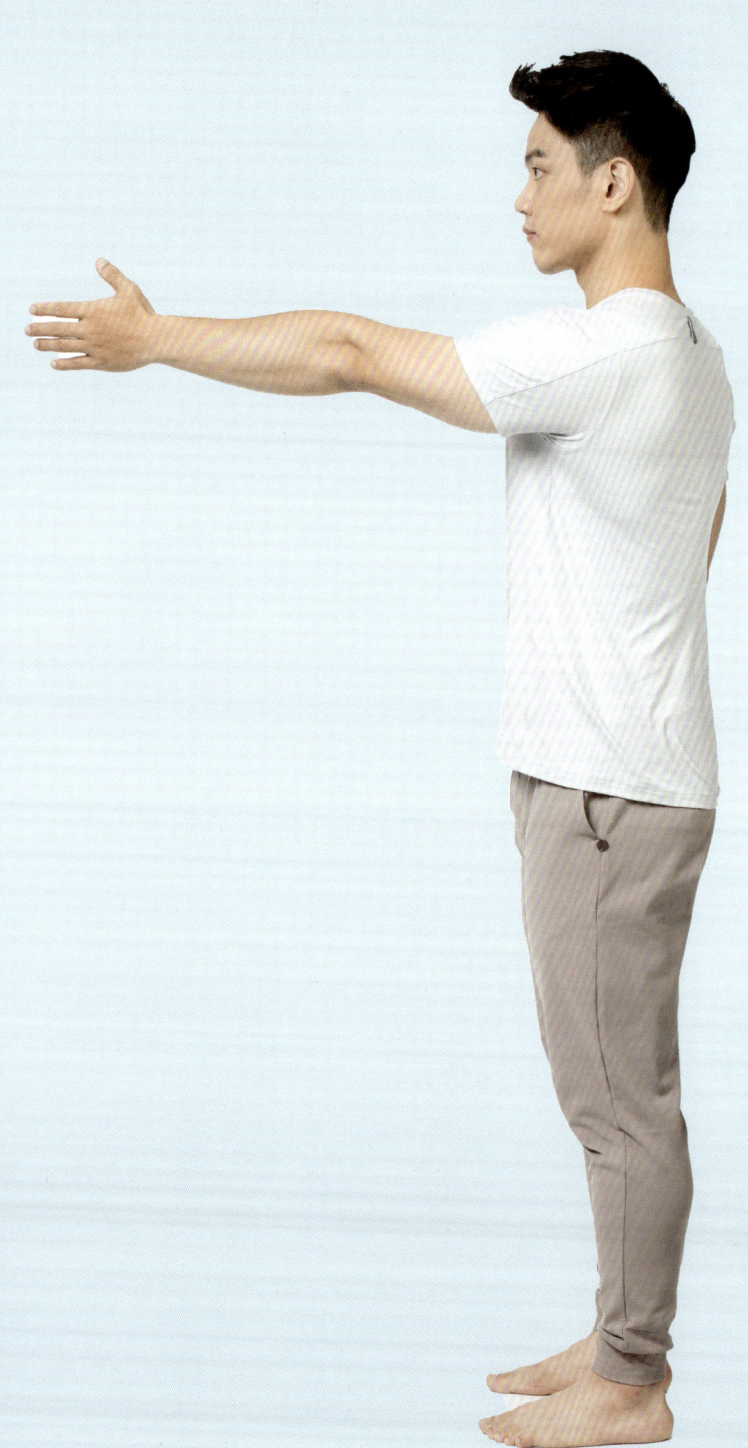

肌筋膜力線
地圖導覽

2

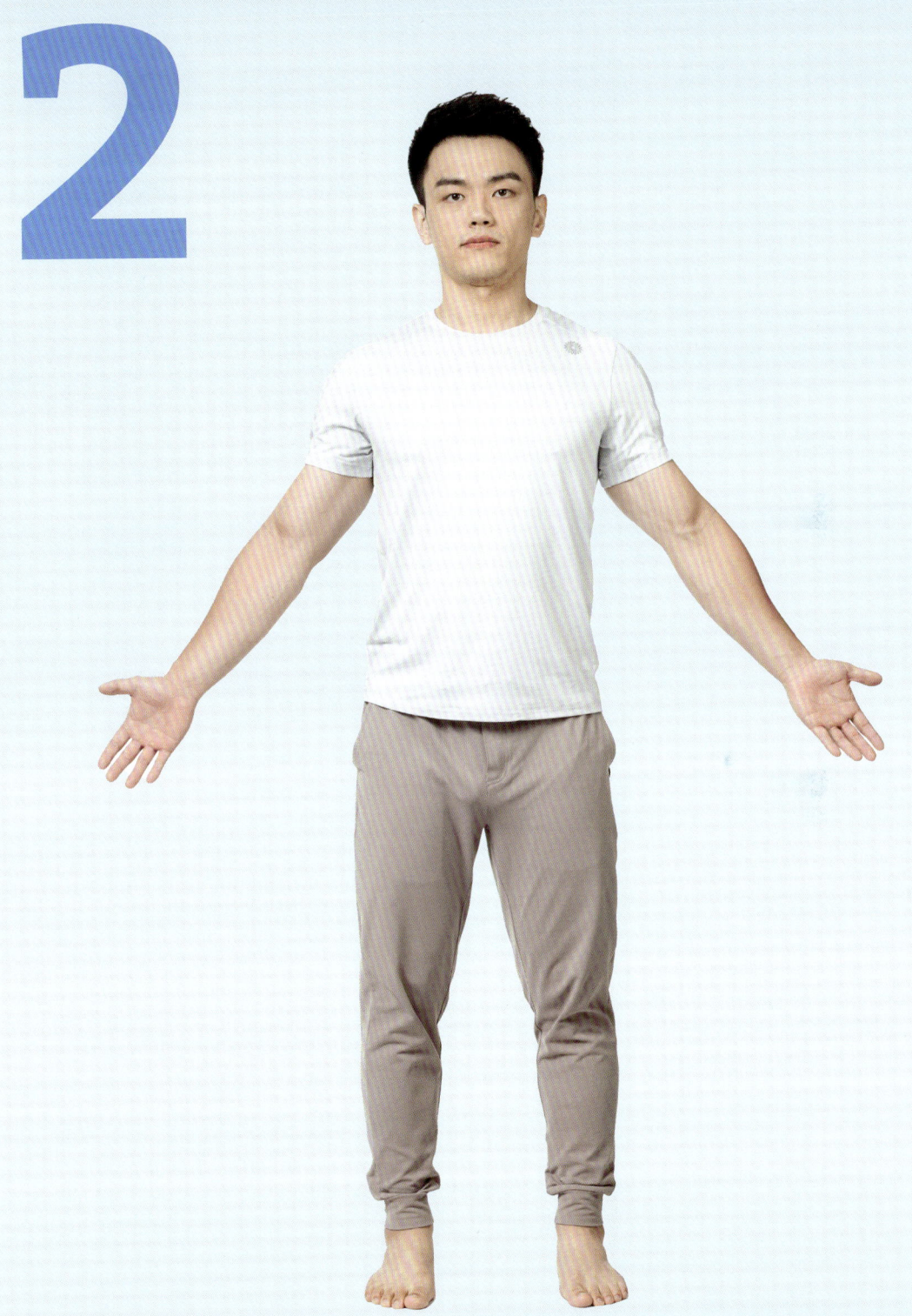

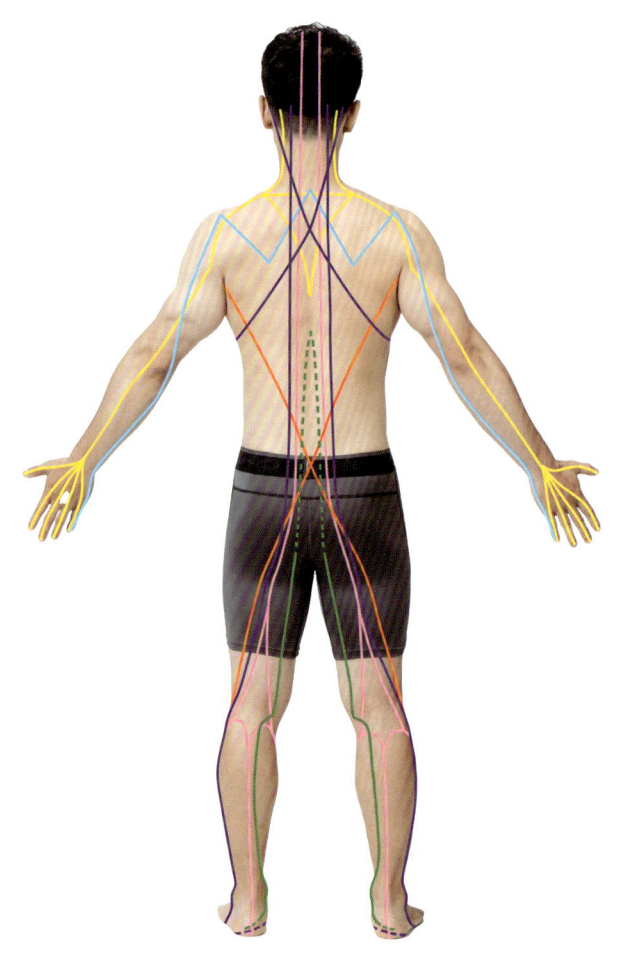
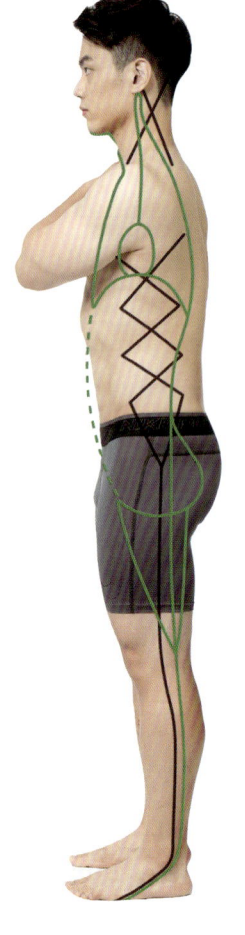

過去面對特定區域肌肉緊繃時，人們常只專注於放鬆該局部緊繃位置，隨著近年來許多解剖研究將目光聚焦於身體「肌筋膜力線」，逐漸發現當身體某處肌肉緊繃時，其實可能源自於身體另一端其它肌筋膜緊繃，透過肌筋膜力線一路牽扯而來，例如：脖子前側的胸鎖乳突肌緊繃，可能是來自大腿前側的股四頭肌緊繃，透過淺前線這條肌筋膜力線牽扯上來所致。

因人體存在這種肌筋膜力線的緣故，讓我們某處的肌肉緊繃，可能起因於另一端肌筋膜緊繃，例如：腰部豎脊肌緊繃，可能源自於小腿處肌筋膜緊繃所致，所以有時候腰背長期疼痛好不了，很可能是因為患部根本主要位在小腿部位。但你忙著醫治腰部卻忽略緊繃的小腿筋膜，就只能治標而無法治本，痠痛自然難以治癒。肌筋膜力線篩檢療法就是要從這些肌筋膜力線上找出造成痠痛的關鍵緊繃肌筋膜部位。

本章節介紹後續章節會提到的肌筋膜力線，讀者可在使用肌筋膜力線篩檢療法時，對照參考以下各肌筋膜力線，作為肌筋膜力線篩檢的依據。

24

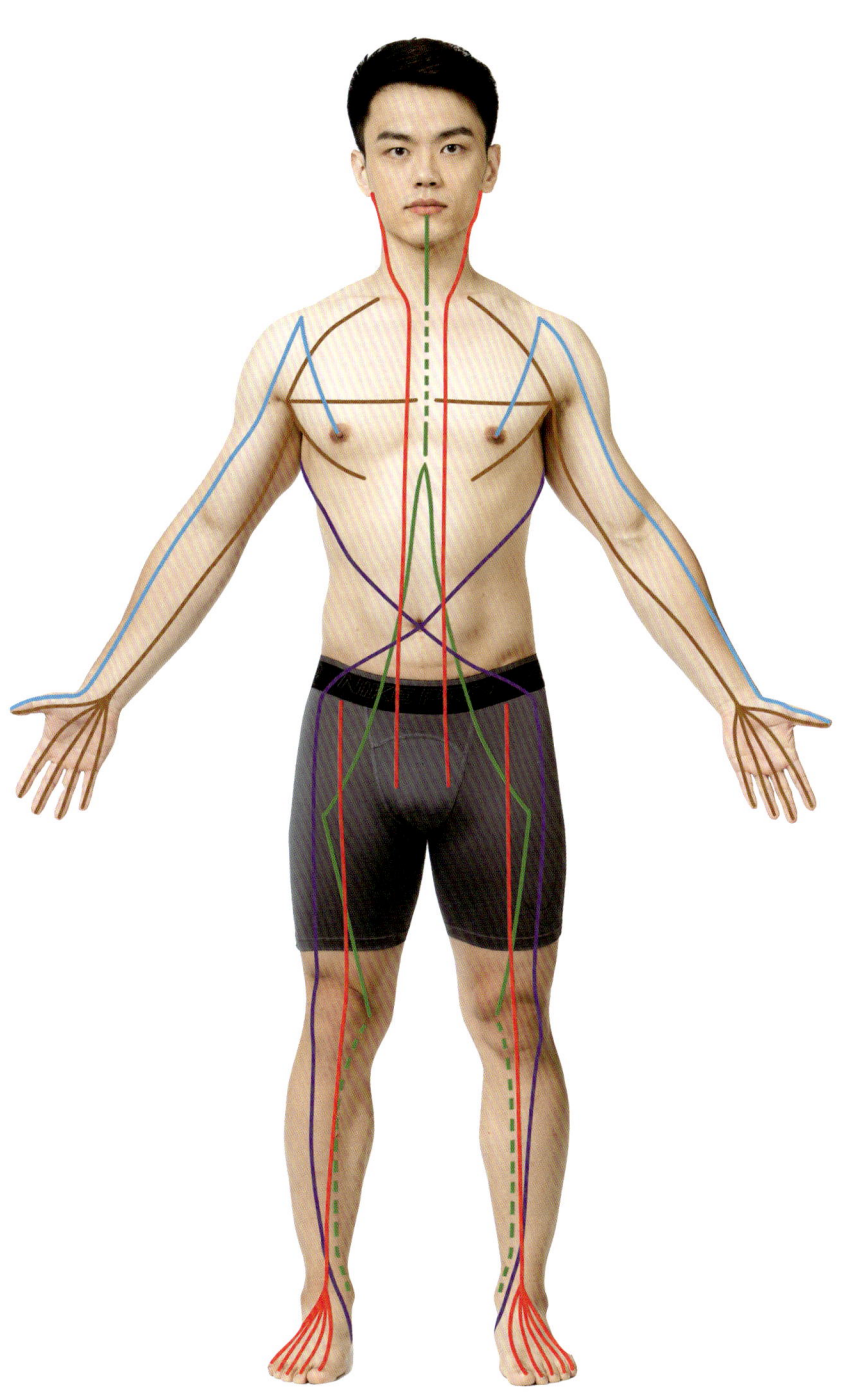

淺前線

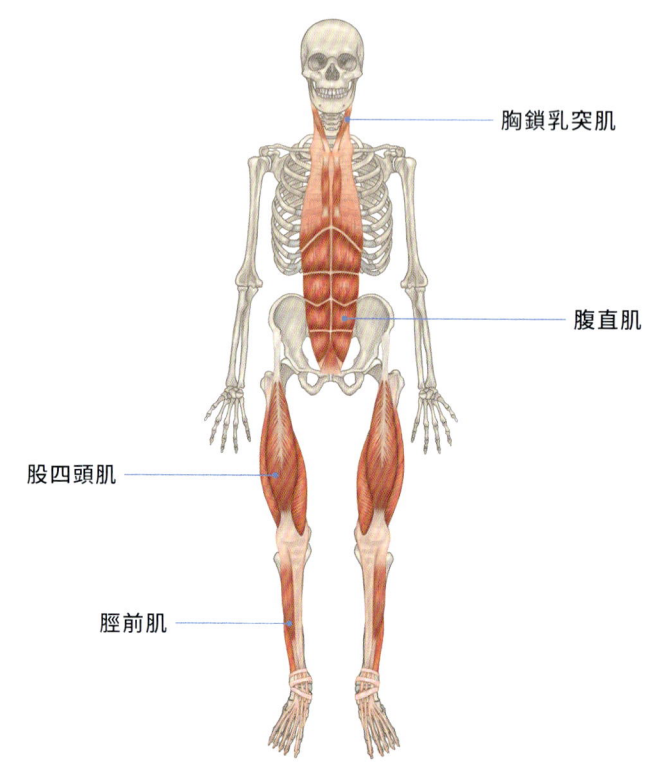

肌筋膜特徵

淺前線位於身體前側,這條肌筋膜力線連結範圍是從腳背、腿前側、腹部前側連結至脖子前側,主要協助身體彎曲,並與淺背線一同維持人體前後方向的姿勢,生活中常見電腦工作者因長時間久坐,而造成淺前線上許多肌筋膜部位緊繃。

主要相連的肌筋膜部位:脛前肌、股四頭肌、腹直肌、胸鎖乳突肌
直接影響肩頸痠痛的肌肉力線:胸鎖乳突肌
直接影響腰痠背痛的肌肉力線:腹直肌、股四頭肌

PART 2

肌筋膜力線導覽

淺背線

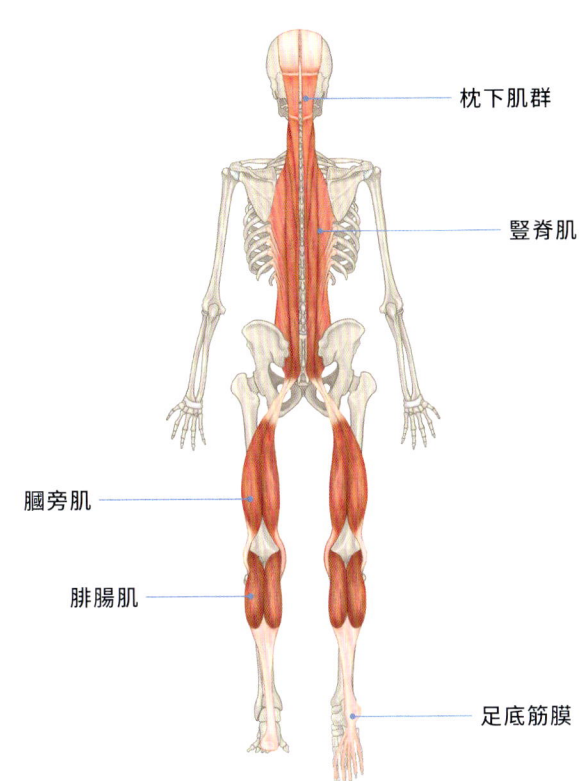

枕下肌群
豎脊肌
膕旁肌
腓腸肌
足底筋膜

肌筋膜特徵

淺背線主要位於身體後方,這條肌筋膜力線連結範圍從腳底、腿後側、腰背部連結至頭部,最遠可連到前方額頭,這條肌筋膜力線主要協助挺直身體,並與淺前線一起維持人體前後的姿勢,生活中常因為長時間久站容易造成淺背線上一些肌筋膜部位緊繃。

主要相連的肌筋膜部位:足底筋膜、腓腸肌、膕旁肌、腰部豎脊肌、
背部豎脊肌、頸部豎脊肌、枕下肌群
直接影響肩頸痠痛的肌肉力線:頸部豎脊肌
直接影響腰痠背痛的肌肉力線:膕旁肌、腰部豎脊肌、背部豎脊肌

肌筋膜力線導覽

深前線

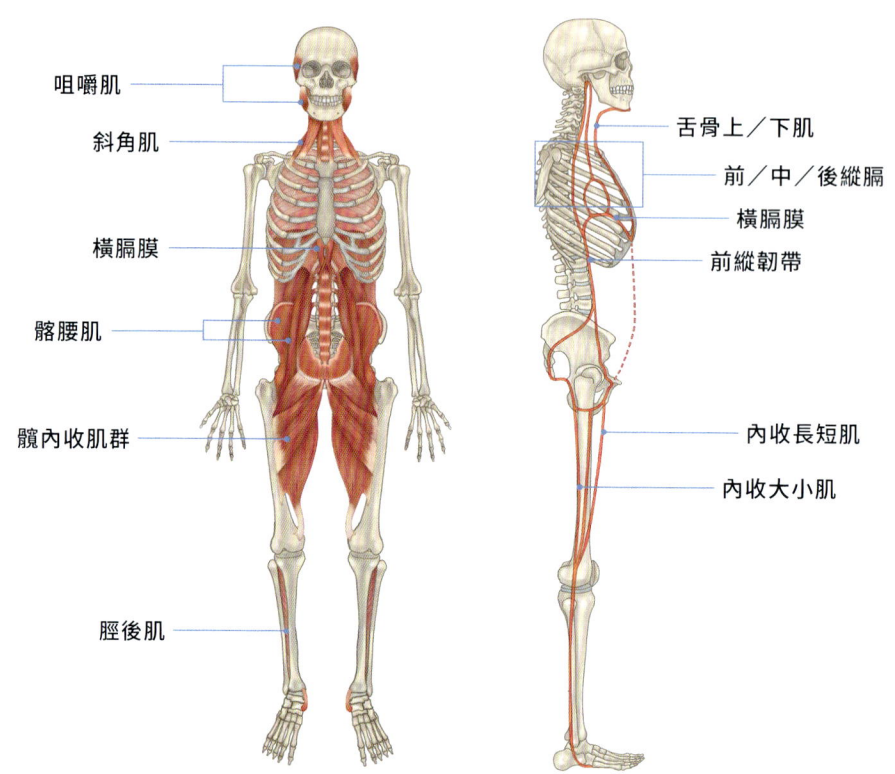

肌筋膜特徵

深前線主要位於身體內側，是所有肌筋膜力線中最深層的，其肌筋膜力線連結範圍從腿內側、骨盆腔、腹腔、胸腔、脖子，最後連結至臉頰與頭部兩側，這條肌筋膜主要協助身體各區域的核心穩定與支撐能力，並與側線一同維持腿部內外兩側的姿勢，生活中常因為呼吸方式錯誤、久坐造成深前線緊繃。

主要相連的肌筋膜部位：脛後肌、髖內收肌、髂腰肌、橫膈膜、斜角肌、咀嚼肌
直接影響肩頸痠痛的肌肉力線：斜角肌
直接影響腰痠背痛的肌肉力線：橫膈膜、髂腰肌、髖內收肌群

側線

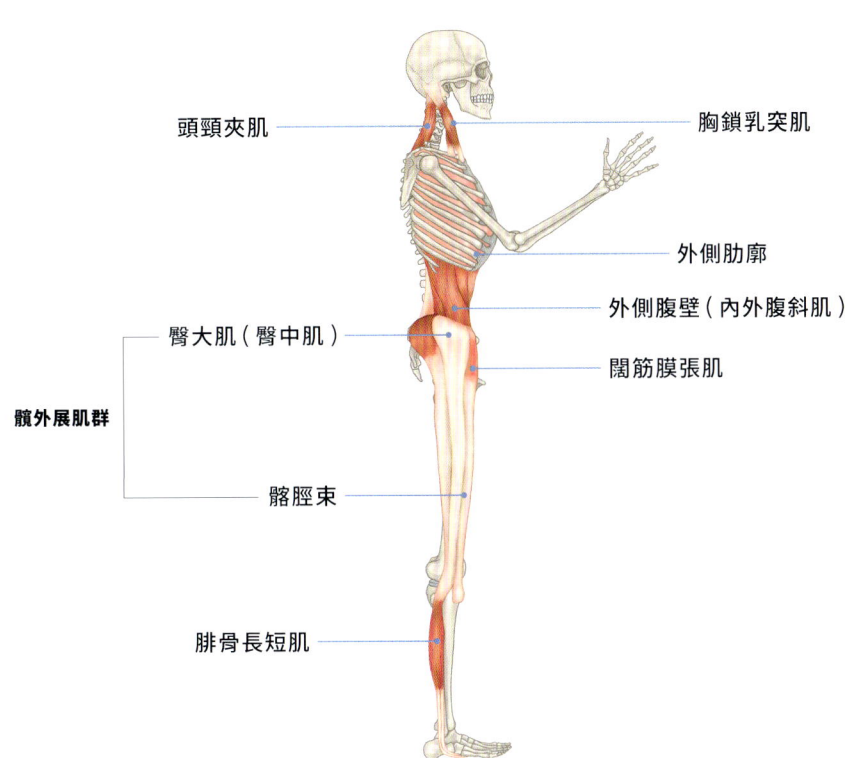

肌筋膜特徵

側線主要位於身體兩側，其肌筋膜力線連結範圍從腿外側、臀部外側、軀幹外側，最後連結脖子，這條肌筋膜力線主要協助側彎身體，並調控身體兩側的姿勢平衡，並與深前線一起維持腿部左右兩側的姿勢，生活中常因為長時間不對稱的不良坐姿或站姿（如站三七步、翹腳坐姿）而導致側線肌筋膜力線緊繃。

主要相連的肌筋膜部位：腓骨長肌、闊筋膜張肌、髂脛束、外側腹壁、
　　　　　　　　　　　外側肋廓、頭頸夾肌與胸鎖乳突肌
直接影響肩頸痠痛的肌肉力線：頭頸夾肌與胸鎖乳突肌
直接影響腰痠背痛的肌肉力線：闊筋膜張肌髂脛束、外側腹壁

肌筋膜力線導覽

淺前臂線

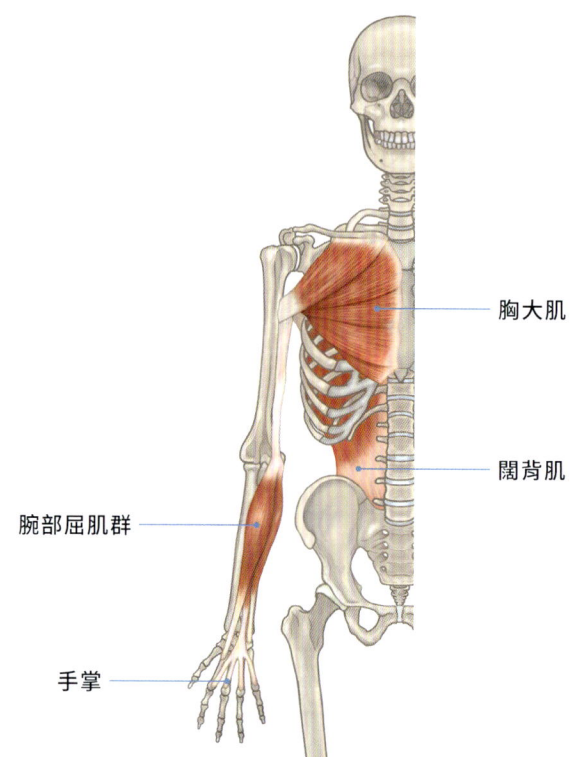

胸大肌

闊背肌

腕部屈肌群

手掌

肌筋膜特徵

淺前臂線主要位於手臂上，其肌筋膜力線連結範圍從前臂前側連結至前胸與下背部，這條肌筋膜力線主要幫助手部完成動作，生活中會因為長期頻繁的抓握或抬重物，造成這條肌筋膜力線緊繃。

主要相連的肌筋膜部位：腕部屈肌群、胸大肌與闊背肌
直接影響肩頸痠痛的肌肉力線：無
直接影響腰痠背痛的肌肉力線：闊背肌

PART
2

肌筋膜力線導覽

淺背臂線

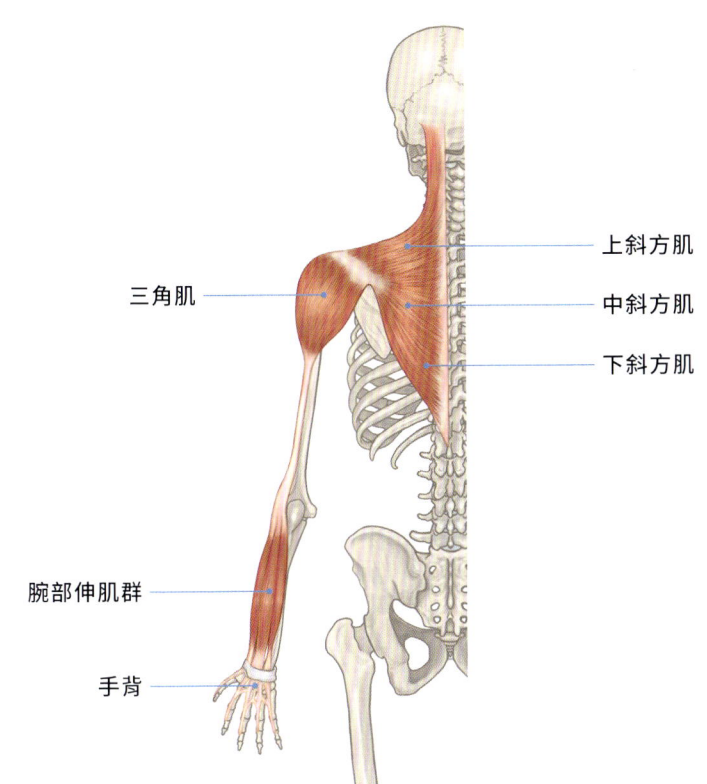

上斜方肌
中斜方肌
下斜方肌
三角肌
腕部伸肌群
手背

肌筋膜特徵

淺背臂線主要位於手臂上,其肌筋膜力線連結範圍從前臂背側連結至肩膀,這條肌筋膜力線主要幫助抬手與手指伸直,生活中會因為長期頻繁的手部動作,造成這條肌筋膜緊繃。

主要相連的肌筋膜部位:腕部伸肌群、三角肌、上中下斜方肌
直接影響肩頸痠痛的肌肉力線:上斜方肌
直接影響腰痠背痛的肌肉力線:無

肌筋膜力線導覽

深背臂線

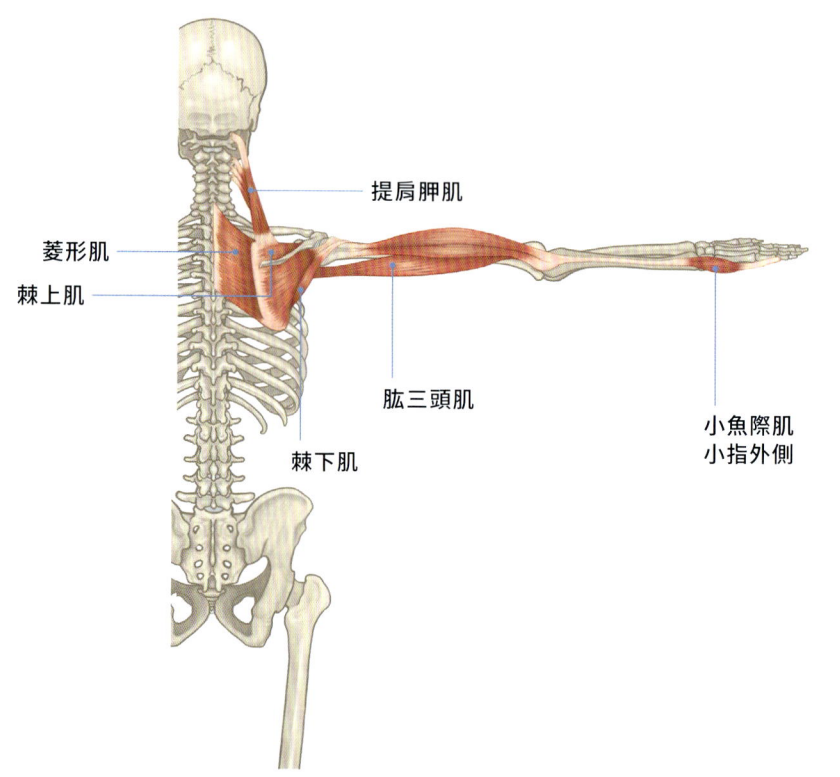

肌筋膜特徵

深背臂線主要位於手臂上，其肌筋膜力線連結範圍從小拇指、手臂背側、肩胛骨，最後附著在頸胸椎上，這條肌筋膜力線主要協助穩定肩關節，生活中會因為長期姿勢不良，造成這條肌筋膜緊繃。

主要相連的肌筋膜部位：小魚際肌、肱三頭肌、提肩胛肌與菱形肌
直接影響肩頸痠痛的肌肉力線：提肩胛肌與菱形肌
直接影響腰痠背痛的肌肉力線：無

PART
2

肌筋膜力線導覽

螺旋線

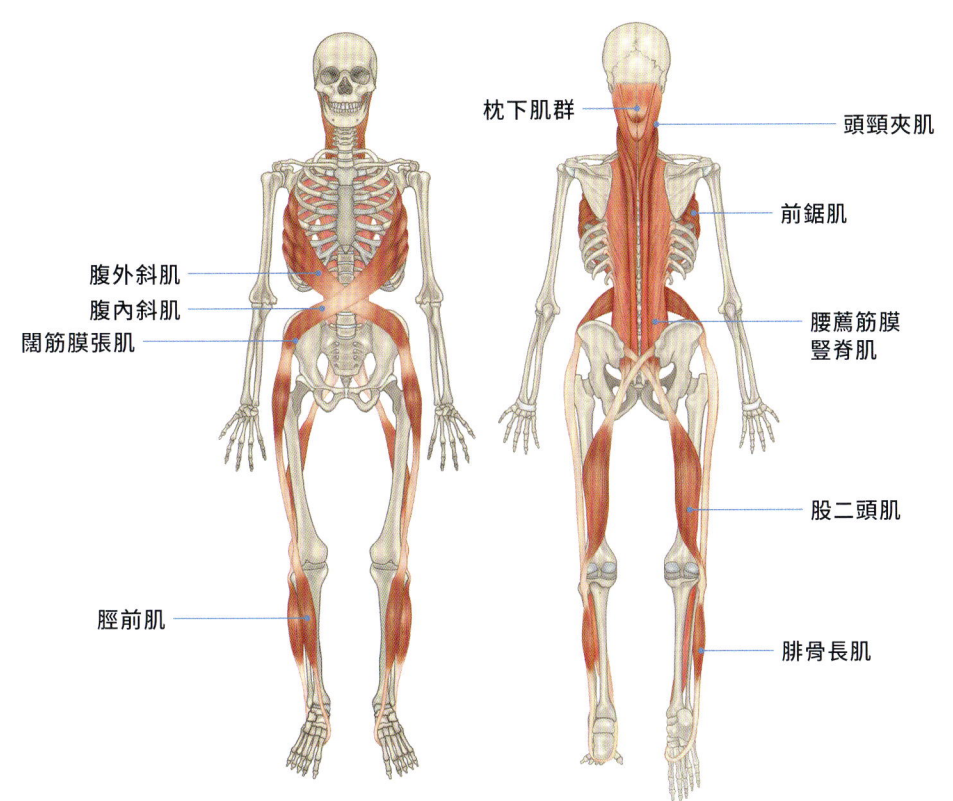

肌筋膜特徵

螺旋線主要以螺旋方式纏繞全身,其肌筋膜力線連結範圍從頭部後外側、軀幹周圍、下肢周圍,最後再繞回頭部,這條線上的肌筋膜部位會同時與淺背線、淺前線、側線以及深背臂線上的肌筋膜部位重疊,主要協助調控身體的旋轉動作(例如走路)。

主要相連的肌筋膜部位:頭頸夾肌、菱形肌、前鋸肌、
　　　　　　　　　　　　腹斜肌(腹外斜肌與腹內斜肌)、闊筋膜張肌與髂脛束、
　　　　　　　　　　　　脛前肌、腓骨長肌、股二頭肌、豎脊肌
直接影響肩頸痠痛的肌肉力線:頸部豎脊肌、頭頸夾肌、菱形肌
直接影響腰痠背痛的肌肉力線:股二頭肌、豎脊肌

肌筋膜力線導覽

功能線（後功能線）

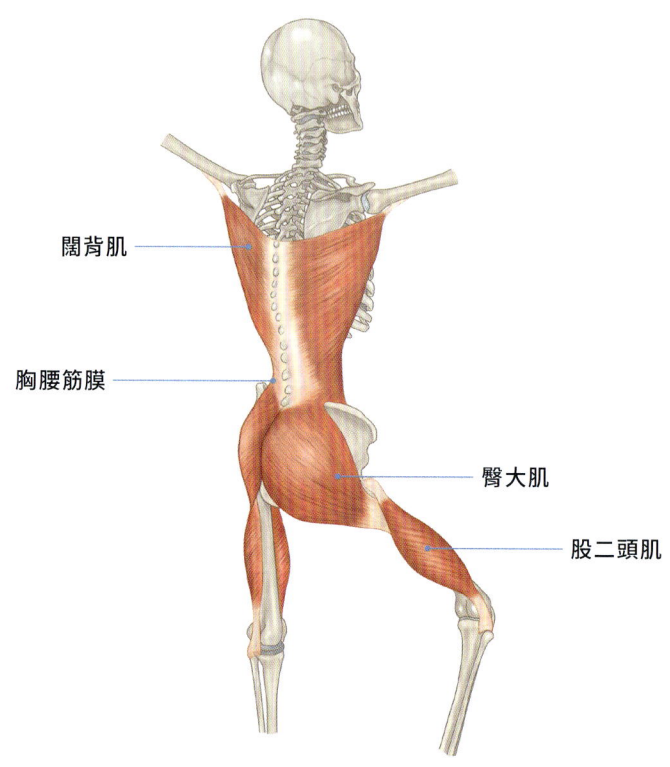

肌筋膜特徵

功能線可分為前功能線與後功能線，本書主要聚焦於後功能線的介紹，其肌筋膜力線連結範圍是從一側的闊背肌，連結至另一側的臀部與大腿，主要協助串聯上半身與下半身的力量連結。

主要相連的肌筋膜部位：闊背肌與胸腰筋膜、臀大肌、股二頭肌
直接影響肩頸痠痛的肌肉力線：無
直接影響腰痠背痛的肌肉力線：闊背肌與胸腰筋膜、臀大肌、股二頭肌

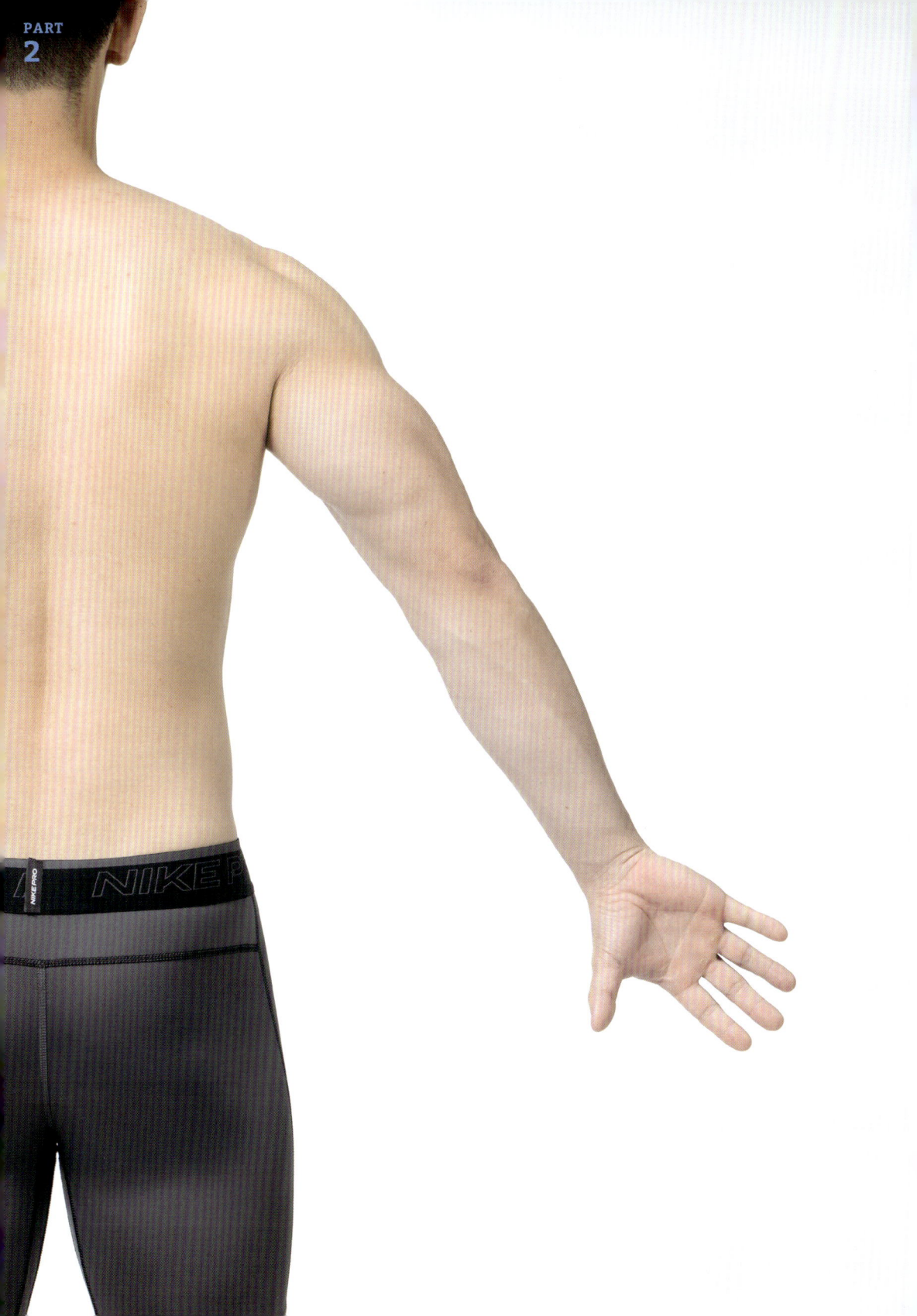

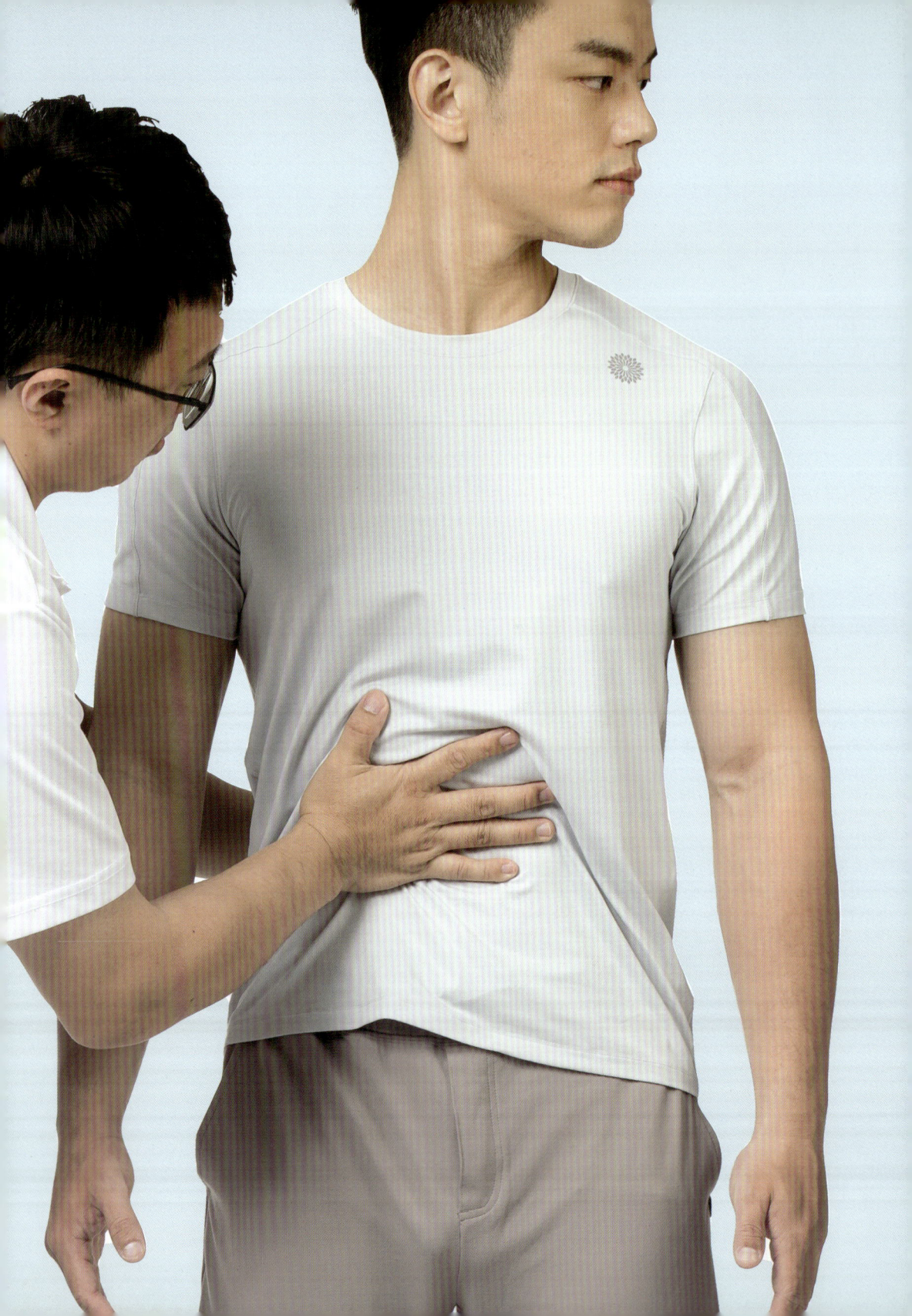

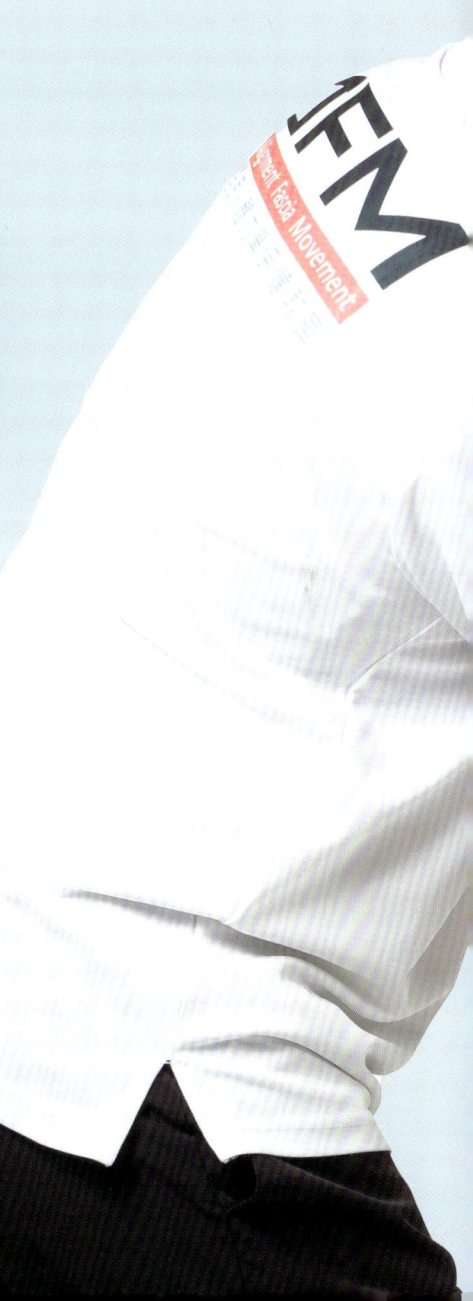

3

什麼是肌筋膜力線篩檢療法?
MLS method

找出關鍵緊繃肌筋膜比選擇放鬆方法更重要！

多數肌筋膜相關書籍中，大多會把重心著重在放鬆方式或工具上，這樣的思維反而容易讓民眾在放鬆肌筋膜時，過度專注在疼痛部位上，迷失真正應該放鬆的位置，例如：肩膀疼痛時，會想找尋放鬆肩膀區域的手法，總想嘗試所有可放鬆腰部的伸展運動。

實際上，有非常高比例疼痛的區域並非真正壓力源所在，我們常會形容真正的兇手（造成疼痛的緊繃來源）是沉默安靜的，如果不特別去按壓它，多數人平常都是察覺不到它有任何異樣的！

由於疼痛是一種力學壓力失衡的現象，因此找出力學壓力的來源將是鬆解疼痛關鍵的第一步，只有找出真正壓力來源並進行鬆解紓壓，才能阻斷人體力學壓力的連鎖反應，讓疼痛真正獲得舒緩！

學會找出真正造成疼痛的來源再對其進行鬆解減壓，就是肌筋膜力線篩檢療法（MLS療法）所要傳遞的核心思維。

在第一章介紹了源於肌筋膜緊繃的疼痛類型，其疼痛原因和身體肌筋膜力線出現拉力不均有關，要解決這類型的疼痛壓力，就需要找出構成壓力的關鍵緊繃肌筋膜。

肌筋膜力線篩檢療法主要是篩檢究竟哪一條肌筋膜是造成疼痛的主要阻力來源，並且針對篩檢出的元兇肌筋膜進行放鬆。

運用「MLS療法」找出關鍵緊繃肌筋膜：

力學原理介紹

肌筋膜力線篩檢療法會透過「力線縮短技巧」逐一篩檢人體各肌筋膜力線，在進行力線縮短過程中，能明顯讓疼痛緩解的肌筋膜部位，即為關鍵緊繃筋膜。

何謂「力線縮短技巧」？把拉扯身體的肌肉或肌筋膜視為一種力線，為了確認疼痛是否源自該力線，可用徒手方式改變肌筋膜力線的拉力方向，力線縮短即是將肌肉或肌筋膜力線朝原拉扯痛源的方向進行反向回縮（請參見左頁上圖），用以觀察疼痛感增加或減少的變化。

MLS療法「力線縮短技巧」示範

以脖子朝左轉會引起脖子疼痛為例，可以手指輕扣住脖子左側前方的胸鎖乳突肌，扣住的力道需穩固但不可過於大力引起壓痛感，進一步把左側胸鎖乳突肌朝耳朵方向回縮，再嘗試將頭轉向左側，觀察脖子疼痛是否會緩解（請參見左頁下圖），如能因而緩解疼痛，則代表左側胸鎖乳突肌即為造成脖子疼痛的關鍵緊繃肌肉力線。

38

PART
3

力線縮短力學解說圖

頭後仰時脖子痠痛，
徒手扣住脖子前側的胸鎖乳突肌，來判斷脖子痠痛是否改善。

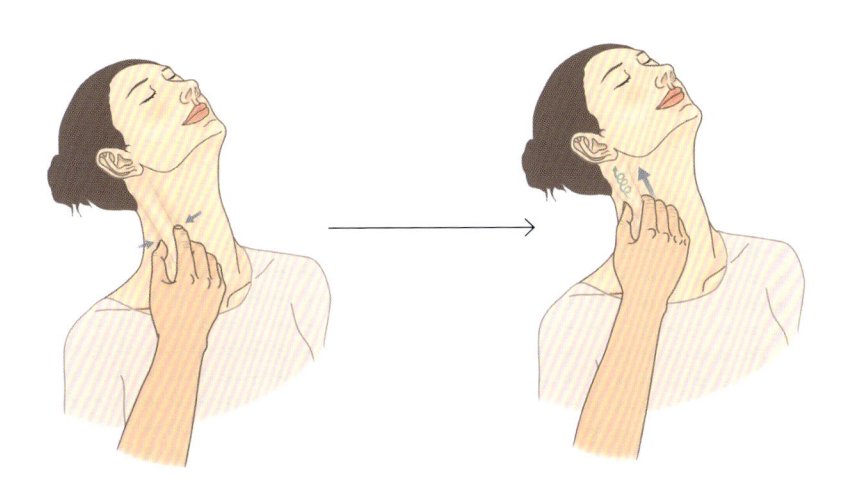

力線縮短示範圖

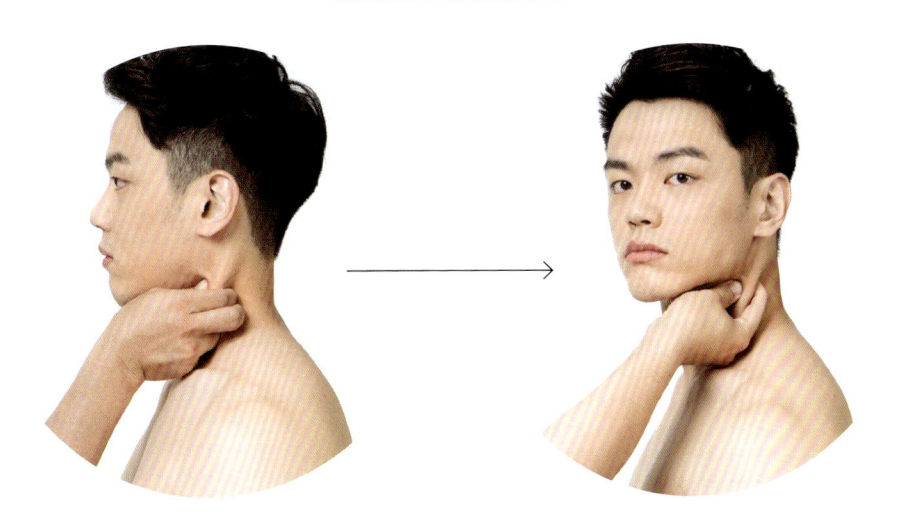

以手指輕扣住脖子左側前方的胸鎖乳突肌，力道需穩固但不可過於大力引起壓痛感。

把左側胸鎖乳突肌朝向耳朵方向回縮，再嘗試頭向左轉，觀察脖子痠痛是否緩解。

如何透過MLS療法判斷痠痛訊號來源

MLS療法主要是針對「源於肌筋膜緊繃所致的痠痛類型」，這也是大多數痠痛最常見的類型，因此在使用MLS療法來鬆解痠痛時，需要確認是否屬於「肌筋膜緊繃」的痠痛類型，而我們能透過MLS療法中的「力線縮短技巧」來判斷痠痛是否屬於源於「肌筋膜緊繃」的痠痛訊號。

以脖子後仰為例，在脖子後仰過程中，我們可以針對所有可能限制脖子後仰的肌肉群，進行「力線縮短技巧」，觀察其疼痛反應。

類型一

力線縮短後，原痠痛感消失

如果經過力線縮短篩檢技巧，原痠痛感能完全消失，這意味著該痠痛類型完全屬於「源於肌筋膜緊繃」所致的痠痛類型，同時也是本書MLS療法所致的痠痛最佳能鬆解痠痛的對象。

類型二

力線縮短後，原痠痛感有改善但未完全消失

如果經過力線縮短篩檢技巧，原痠痛感雖有改善卻不能使其完全消失，這意味著該痠痛只有部分來自於「肌筋膜緊繃所致」，另有一部分痠痛來自於肌筋膜緊繃以外的原因，而使用MLS療法的策略來鬆解這類痠痛族群預期能緩解部分痠痛，另一部分痠痛來源可能需要尋求其它方法。

類型三

力線縮短後，原痠痛感完全沒變化

如果經過力線縮短篩檢技巧，原痠痛感完全沒有變化，這意味著該痠痛與「肌筋膜緊繃」無關，其痠痛應來自於肌筋膜緊繃以外的原因（例如：脊椎關節受限、椎間盤突出），非MLS療法所能鬆解的痠痛類型。

如果使用MLS療法的「力線縮短技巧」時，找不到任何一條肌肉線能立即讓痠痛暫時緩解，代表該痠痛類型不屬於「肌筋膜緊繃」的痠痛類型，也意味著該痠痛問題不是MLS療法所要鬆解的族群，需要進一步尋求專業人士進行評估。

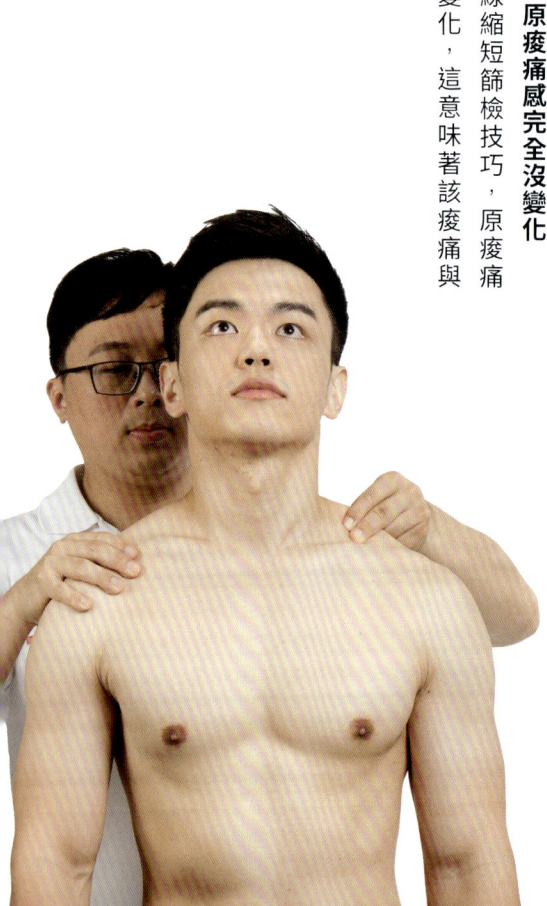

PART
3

確認誘發痠痛的類型與來源

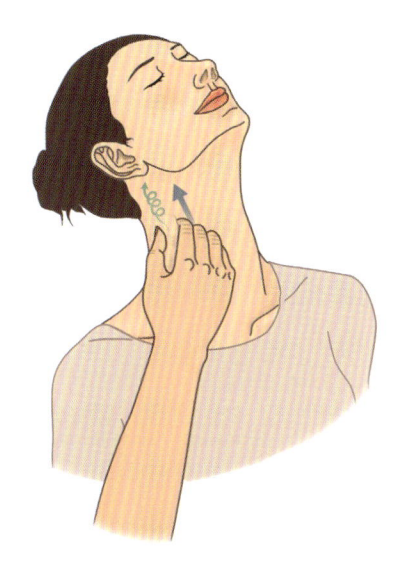

剖析頭後仰感到痠痛，
進行徒手肌肉力線縮短時，
分別顯示三種疼痛變化。

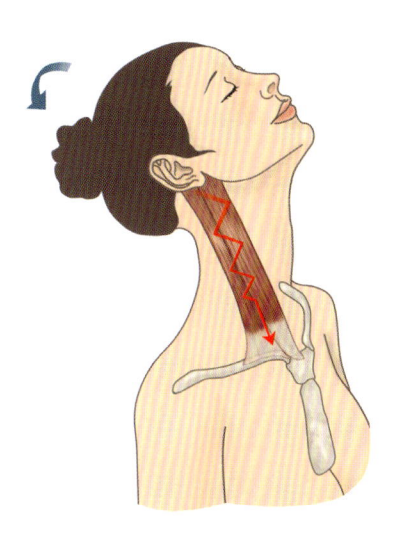

類型一
力線縮短後，原疼痛感完全消失，
意味著該痠痛類型完全屬於
「源於肌筋膜緊繃所致的痠痛類型」。

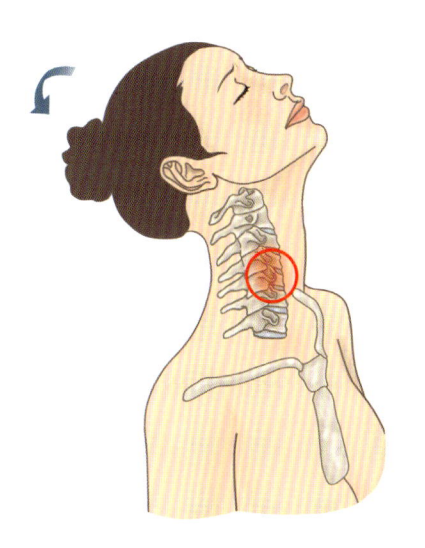

類型三
力線縮短後，原痠痛感完全沒有變化，
這意味著該痠痛與「肌筋膜緊繃」無關。

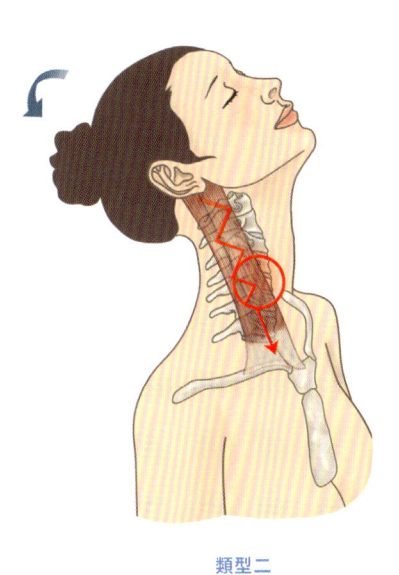

類型二
力線縮短後，原痠痛感雖有改善但未完全消失，
意味著該痠痛只有部分來自於「肌筋膜緊繃所致」，
另有一部分痠痛來自其它原因。

MLS療法執行步驟

步驟1 確認誘痛動作或姿勢

進行MLS療法的篩檢程序，需先確認你是在什麼狀況下會誘發痠痛感，然後在引起痠痛的狀態下進行肌肉力線篩檢，找出造成痠痛的關鍵緊繃肌肉力線。

一般引發痠痛的情境主要可分為靜態痠痛與動態痠痛兩大類。

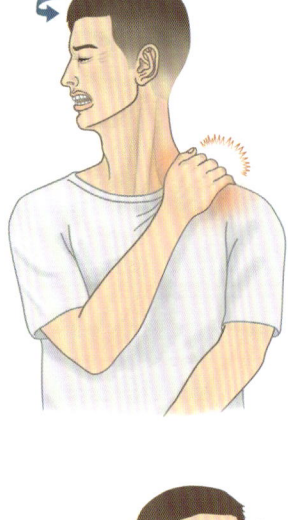

1 靜態痠痛
靜止不做任何動作就會引起痠痛

2 動態痠痛
需要做特定動作才會誘發痠痛

後續的MLS療法篩檢步驟，會依以上兩種誘發痠痛情境進行不同的篩檢流程。

步驟2 找出關鍵緊繃肌肉力線

確認何種姿勢或動作會誘發痠痛後，接著就請受檢測者暴露在會誘發痠痛的特定姿勢與動作下，仔細感受痠痛的變化，再進一步施行「肌肉力線縮短」的篩檢程序，觀察痠痛增減的改變，找出潛在會限制活動或拉扯姿勢的關鍵緊繃肌肉力線。

在進入此步驟的篩檢程序時，需要知道每個部位會限制活動的肌肉力線有哪些，並徒手對各肌肉力線進行「肌肉力線縮短」篩檢，當該肌肉力線為主要造成痠痛的緊繃來源時，受檢測者會立即感受到「痠痛感減輕」，該肌肉力線即為「關鍵緊繃肌肉力線」。

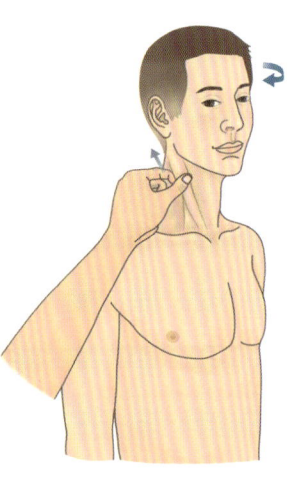

步驟3 找出關鍵緊繃肌筋膜

經過前一步驟找出造成痠痛來源的「關鍵緊繃肌肉力線」後，接著進一步透過第三章的肌筋膜力線地圖導覽核對與其相連的肌筋膜力線有哪幾條，接下來的步驟即要在這些肌筋膜力線上，篩檢出主要影響痠痛的肌筋膜部位。

42

PART 3

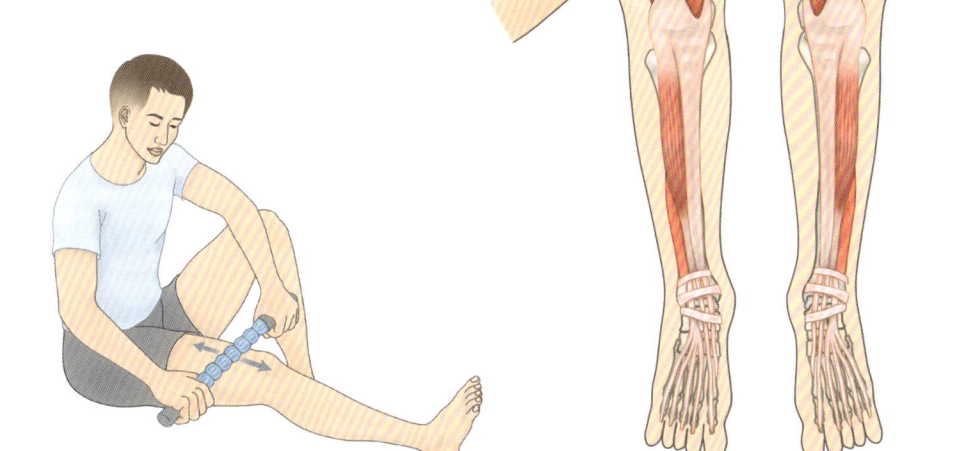

步驟 3 是在「關鍵緊繃肌肉力線」所連結的肌筋膜力線上，進行「肌筋膜力線縮短」篩檢程序，首先會從最遠處的肌筋膜部位慢慢篩檢至近端肌筋膜部位，觀察哪一段肌筋膜部位能在「肌筋膜力線縮短」時最先明顯減輕痠痛，則該肌筋膜部位為「關鍵緊繃肌筋膜」。

步驟 4 放鬆關鍵緊繃肌筋膜

經由 步驟 3 找出的關鍵緊繃肌筋膜即為主要需放鬆的部位，可以選擇使用徒手按摩、伸展或任何放鬆工具逐步將其放鬆，你將會發現原本痠痛區域獲得顯著改善。

43

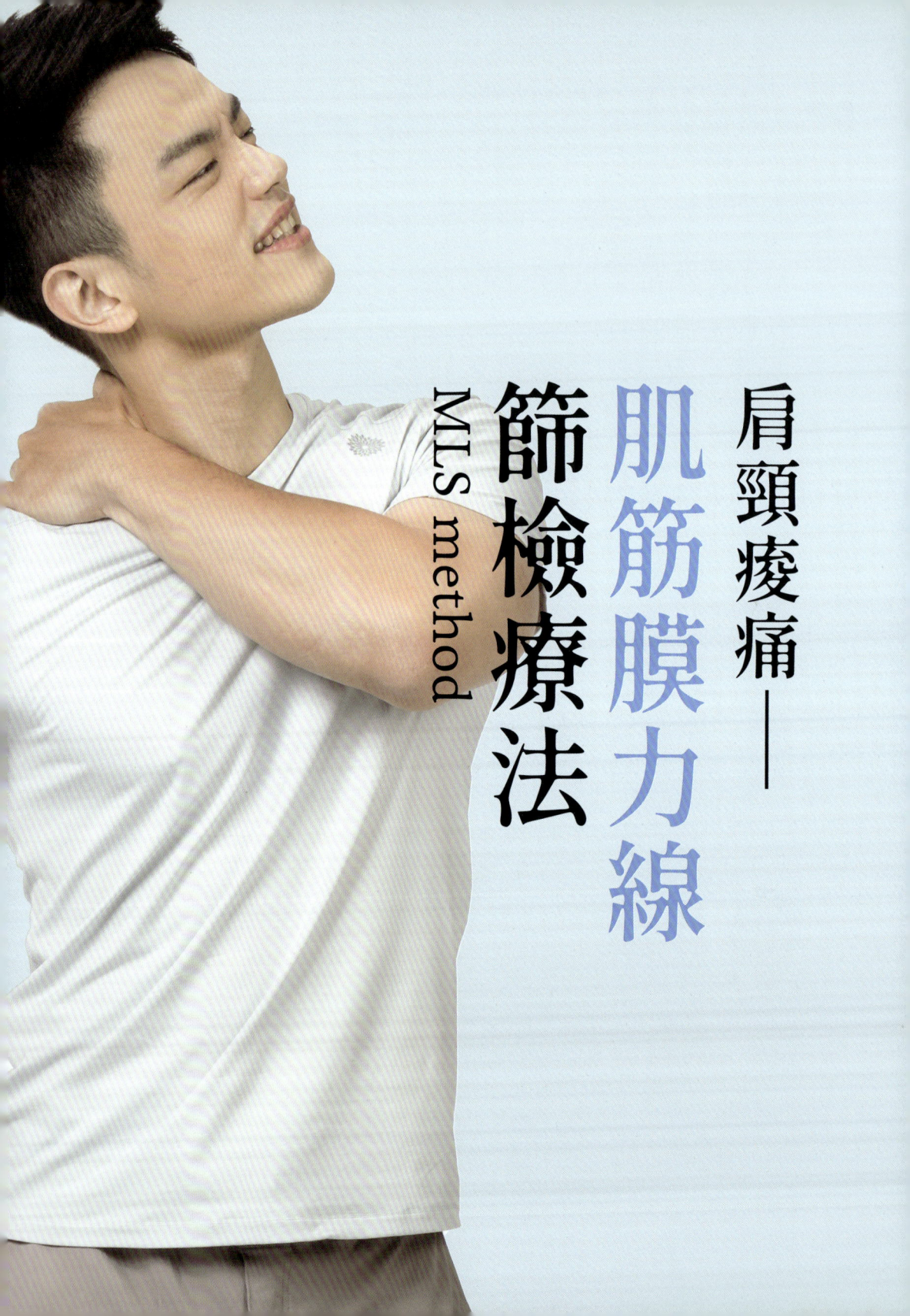

肩頸痠痛——
肌筋膜力線篩檢療法
MLS method

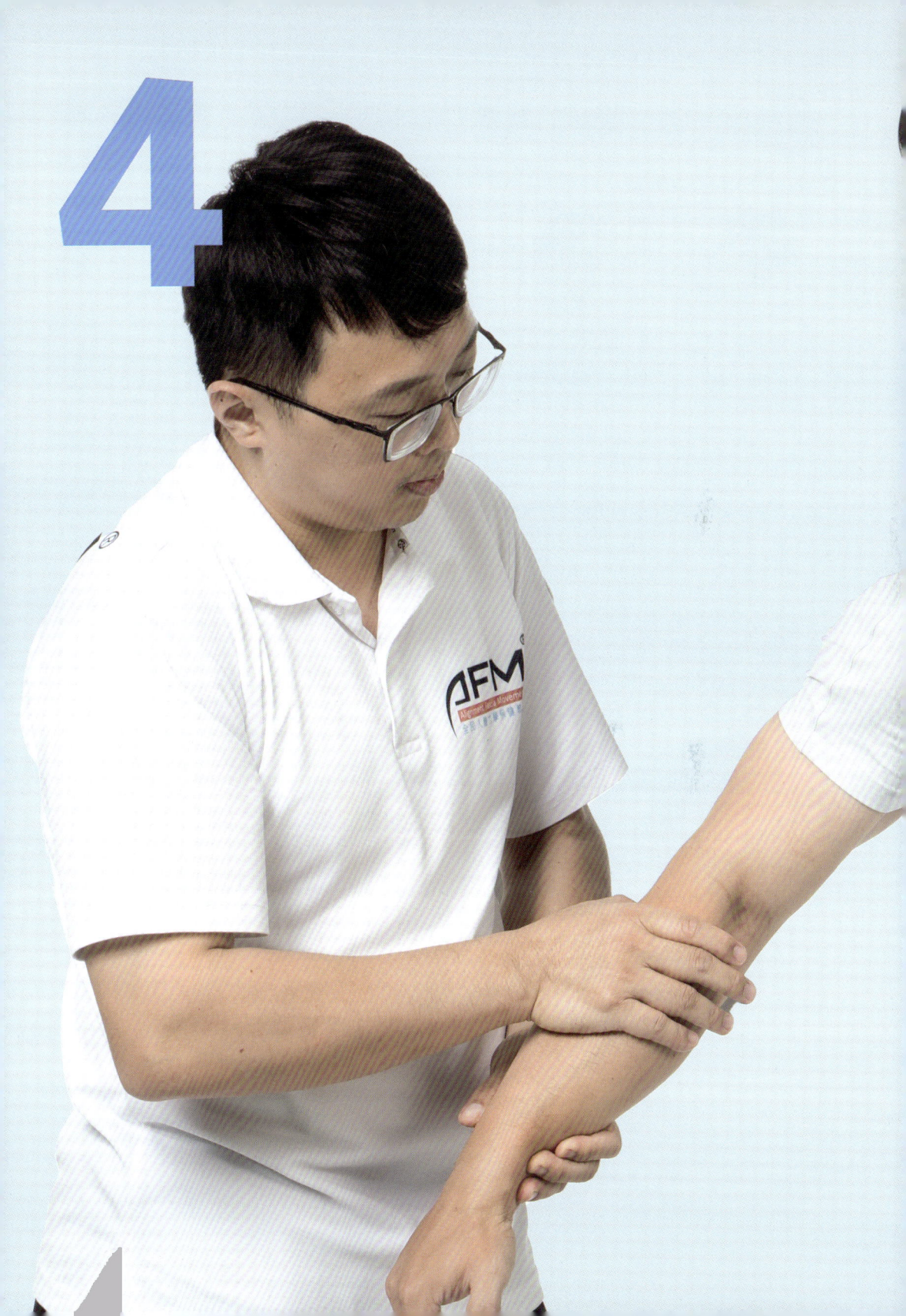

4

肩頸痠痛MLS療法流程提要

要透過MLS療法鬆解生活中的肩頸痠痛，首先須釐清肩頸痠痛屬於哪種類型，大體上依據引起痠痛的時機，可分為靜態姿勢下的肩頸痠痛與動態動作下的頸痠痛。確認自己或要篩檢的對象是屬於以上哪一類型的肩頸痠痛後，就可以進行以下MLS療法的執行步驟。

1 確認誘發痠痛的時機
P.50-51

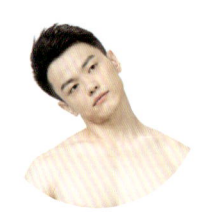

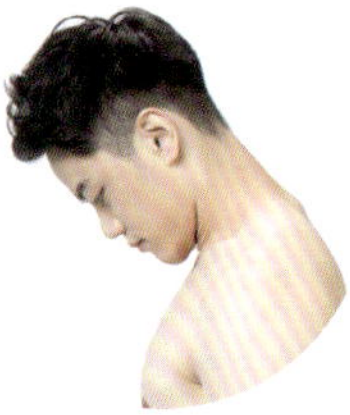

頭前傾 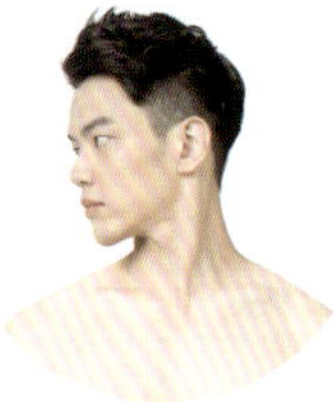　　頭轉右側　　頭傾向右側

確認什麼姿勢或動作會引起肩頸痠痛。觀察是哪個動作能明顯感受到平時的肩頸痠痛，後續篩檢程序則以該動作方向為主，例如：頭後仰時會感到痠痛，接續的肌肉力線與肌筋膜力線篩檢皆要在頭後仰動作期間進行，關注篩檢過程中頭後仰時的痠痛變化。

2 找出關鍵緊繃肌肉力線
P.51-60

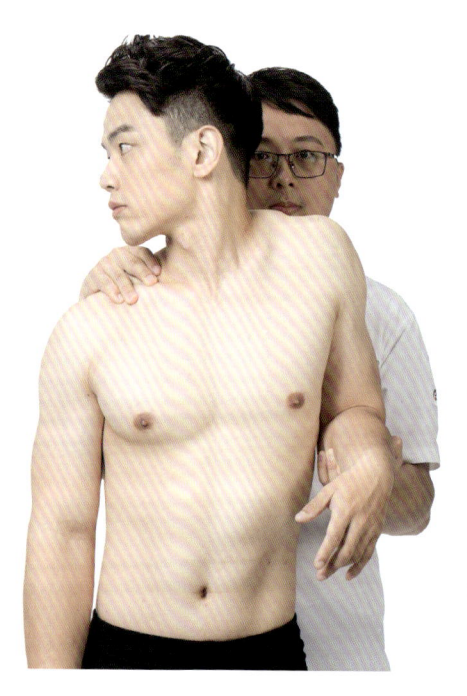

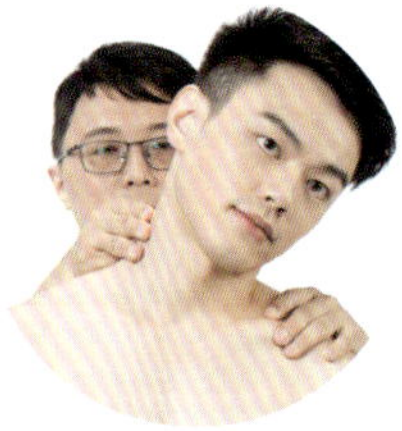

在誘痛姿勢或動作下，篩檢出是哪一條「靠近肩頸的肌肉力線」能讓肩頸痠痛暫時緩解。本步驟需在維持誘痛姿勢或動作的狀態下，分別進行「肩帶區域肌肉力線縮短技巧」與「非肩帶區域肌肉力線縮短技巧」。逐一個別篩檢肌肉力線，確認關鍵緊繃肌肉是哪一條。

46

PART 4

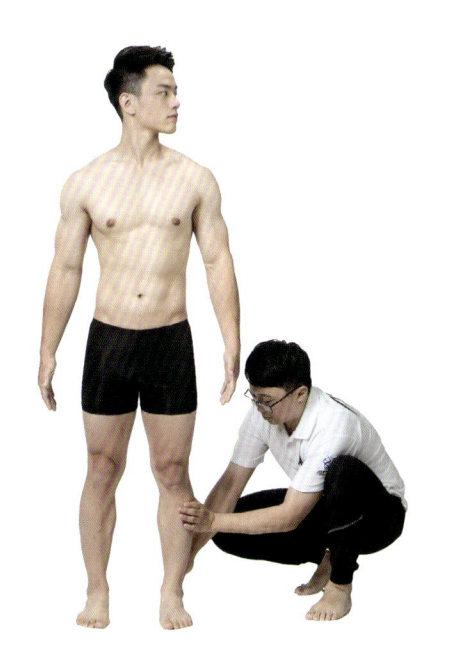

③ 找出關鍵緊繃肌筋膜
P.61-97

針對已篩檢出的「關鍵緊繃肌肉力線」，進一步沿著與之相連的「肌筋膜力線」，依序在肌筋膜力線的各部位進行「肌筋膜力線縮短」篩檢程序，找出主要影響肩頸痠痛的肌筋膜元凶——關鍵緊繃肌筋膜。

④ 放鬆關鍵緊繃肌筋膜
P.196-219

針對篩檢出的「關鍵緊繃肌筋膜」進行按摩與放鬆。只要能找到真正需要放鬆的區域，即使只是簡單的按摩或伸展，都能達到一定的舒緩痠痛成效。

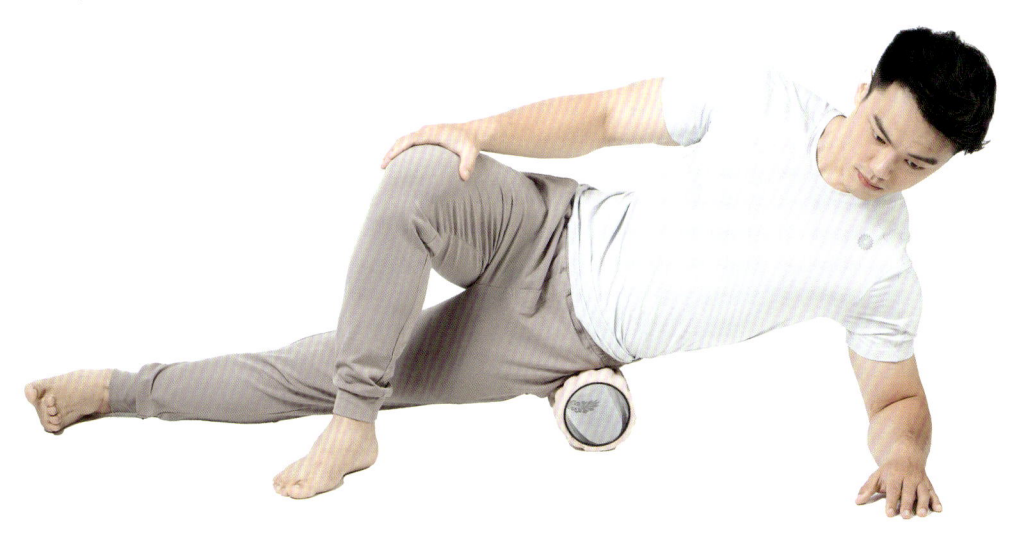

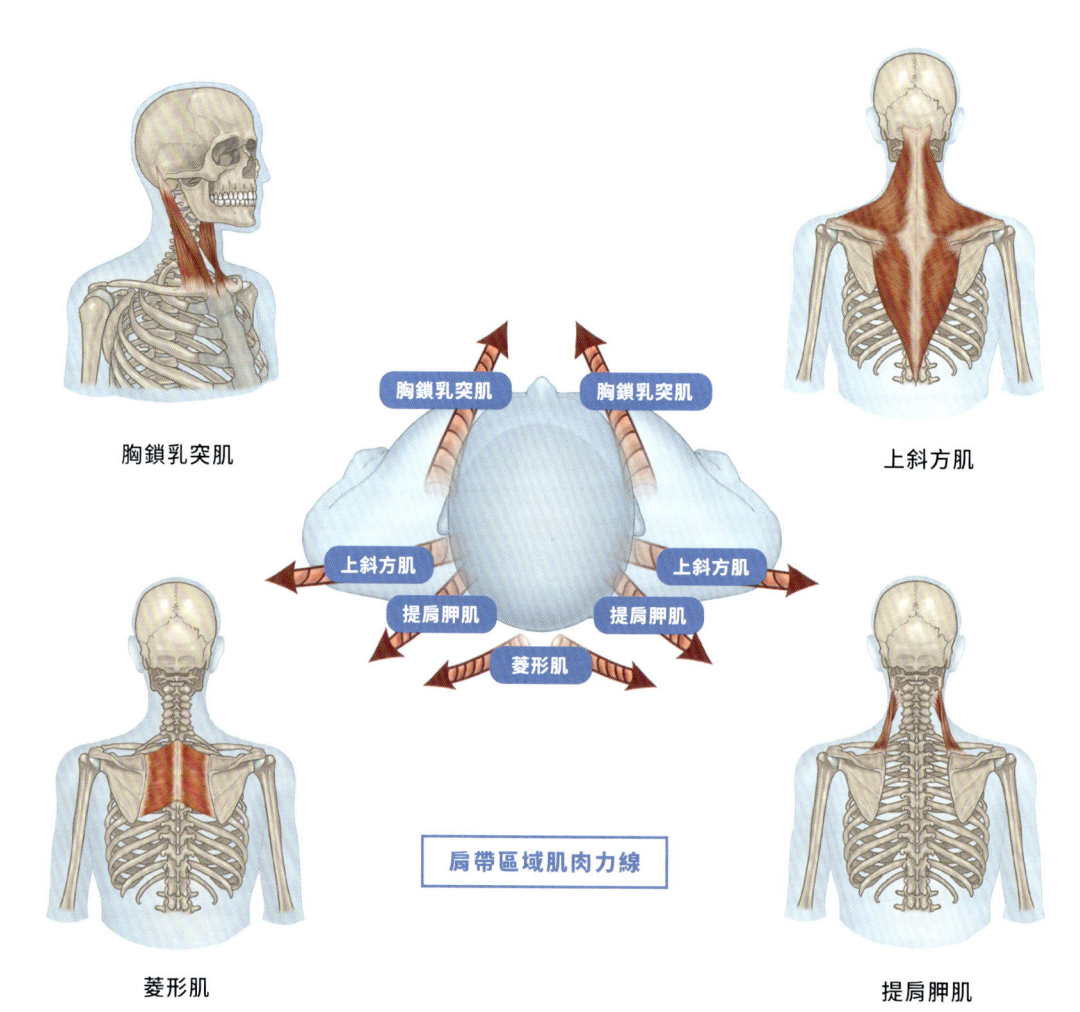

頸部周圍有相當多肌群，過往我們只專注於這些肌群如何出力產生各種活動，其實每條脖子上的肌肉，就像是來自不同方向拉扯脖子上的力線，在此皆統稱為「肌肉力線」。

這些頸部周圍的肌肉力線，理應保有適當彈性與延展性，當某幾條肌肉力線較為緊繃時，可能限制其活動，進而使脖子活動時充滿阻力，這時頸部其它區域的肌群可能便需要異常過度出力來抵抗這股限制脖子的力量，出力過程可能就會伴隨痠痛產生，值得一提的是這些緊繃的肌肉力線往往是源於肌筋膜力線中其它緊繃肌筋膜部位一路牽扯而來，只有準確找出這關鍵牽扯的肌筋膜並對其進行放鬆，才能有效鬆解肩頸痠痛。

MLS療法就是要透過獨特的篩檢方法找出主要限制頸部的緊繃肌肉力線（統稱：關鍵緊繃肌肉力線），進一步從肌筋膜力線上，篩檢出構成緊繃來源的肌筋膜部位（統稱：關鍵緊繃肌筋膜），直接放鬆關鍵緊繃肌筋膜以有效鬆解肩頸痠痛。

胸鎖乳突肌

胸鎖乳突肌　胸鎖乳突肌

上斜方肌

上斜方肌　上斜方肌

提肩胛肌　提肩胛肌

菱形肌

肩帶區域肌肉力線

菱形肌

提肩胛肌

48

限制頸部的肌肉力線

運用MLS療法放鬆肩頸痠痛前，需先認識可能會限制脖子活動的肌肉力線有哪些？可依據其另一端是否同時也附著在肩帶[註1]上，進一步區分為「肩帶區域肌肉力線」以及「非肩帶區域肌肉力線」。

肩帶區域肌肉力線

指附著在脖子周圍的肌肉力線中，其另一端同時有附著於肩帶區域的肌肉力線。包含：胸鎖乳突肌、上斜方肌、提肩胛肌、菱形肌。

非肩帶區域肌肉力線

指附著在脖子上的肌肉力線，其另一端沒有附著在肩帶區域的其它頸部肌肉力線。包含：斜角肌、頭頸夾肌、豎脊肌。

註1 「肩帶」是指身體後方的肩胛骨連結至身體前方的鎖骨所形成的環狀區域，就是俗稱的「肩膀」。

斜角肌

非肩帶區域肌肉力線

豎脊肌

頭頸夾肌

49

肩頸痠痛 MLS 療法篩檢流程

要透過MLS療法鬆解生活中的肩頸痠痛時，首先要釐清你的肩頸痠痛屬於哪一類型，大體上依據引起痠痛的時機，可分為以下兩大類型：

1 靜態姿勢下的肩頸痠痛：
是指引起肩頸痠痛的時機主要發生在身體靜止不動，維持特定姿勢期間。

2 動態動作下的肩頸痠痛
是指引起肩頸痠痛的時機主要發生在脖子做某些特定動作期間。

如果已經確認自己或要篩檢的對象是屬於以上哪一類型的肩頸痠痛後，就可以進行以下MLS療法篩檢的執行步驟。

步驟 1　確認誘發痠痛的時機

誘痛時機為：靜態姿勢下的肩頸痠痛

進行MLS療法時，首先要確認引起肩頸痠痛的時機為何，如果是靜止不動狀態下就會引起肩頸痠痛，則要確定在哪一種靜態姿勢會明顯誘發肩頸痠痛？受檢測者須維持在誘痛姿勢下進行肌肉力線與肌筋膜力線篩檢。

誘痛時機為：動態動作下的肩頸痠痛

如果引起肩頸痠痛的時機是在頸部活動時才會產生肩頸痠痛，則要確定是在脖子做哪些動作或朝什麼方向活動時會明顯引發肩頸痠痛？後續要在該誘發疼痛動作進行痠痛變化的篩檢。

步驟 2
找出關鍵緊繃肌肉力線

假如不確定是在什麼動作下會誘發痠痛，可讓脖子依序做頭後仰、頭前傾、頭轉左側、頭轉右側、頭傾向左側以及頭傾向右側等幾個單一平面動作，觀察是哪一個動作能明顯感受到平時的肩頸痠痛，後續篩檢程序則以該動作方向為主，例如：頭後仰時會感到痠痛，接續的肌肉力線與肌筋膜力線篩檢皆要在頭後仰動作期間進行，關注篩檢過程中頭後仰時的肩頸痠痛變化。

確認誘痛姿勢或動作後，要在該誘痛時機進行肌肉力線篩檢程序，協助我們初步找出肩頸痠痛的壓力來源，究竟是哪一條關鍵肌肉力線緊繃所致。

本步驟需在維持誘痛姿勢或動作的狀態下，分別進行「肩帶區域肌肉力線縮短技巧」與「非肩帶區域肌肉力線縮短技巧」。

脖子單一平面誘痛動作

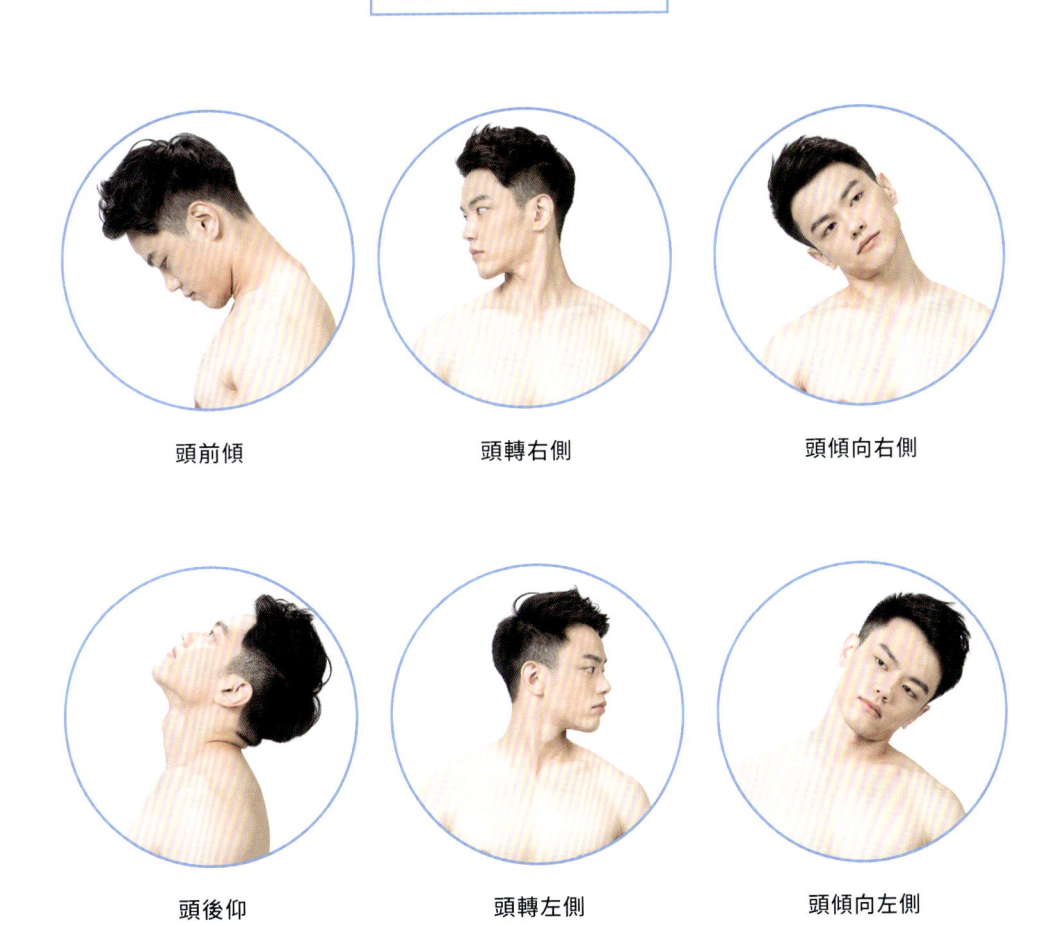

頭前傾	頭轉右側	頭傾向右側
頭後仰	頭轉左側	頭傾向左側

肩頸痠痛 MLS 療法篩檢流程 步驟 2

肩帶區域肌肉力線縮短技巧

肩帶區域的肌肉力線附著在肩帶上，可透過「向上被動聳肩方式」全面性讓肩帶區域肌肉力線暫時鬆弛，如果肩頸痠痛的症狀因而獲得緩解，代表肩頸痠痛的來源和「肩帶區域肌肉力線」有關聯，反之，如果痠痛症狀無法經由「向上被動聳肩方式」獲得暫時緩解，代表肩帶區域肌肉力線並非構成肩頸痠痛的關鍵緊繃肌群，需進一步篩檢其它非肩帶區域肌肉力線。

執行順序 1

將兩側肩膀被動聳肩：
確認肩帶區域肌肉力線
是否影響痠痛

在誘痛姿勢或動作下，執行兩側肩膀被動聳肩後，可能會有以下結果：

1 無法明顯讓肩頸痠痛緩解

代表肩帶區域肌肉力線並未影響肩頸痠痛，可直接接續篩檢非肩帶區域肌肉力線。

2 肩頸痠痛可暫時完全消失

這代表肩帶區域的肌肉力線為主要影響肩頸痠痛的元兇，下一步驟就是找出哪一條肩帶區域肌肉力線為關鍵緊繃肌肉力線。

3 肩頸痠痛僅部分獲得緩解

代表肩帶區域肌肉力線只是造成肩頸痠痛的部分來源，可能還有其它造成肩頸痠痛的關鍵緊繃肌肉力線，如：非肩帶區域肌肉力線緊繃，或其它與肌筋膜緊繃無關的原因（脊椎關節受限、頸椎椎間盤突出等）。

執行順序 2

輪流進行單邊肩膀被動聳肩：
確認影響痠痛的元凶
是在左側或右側

在誘痛姿勢或動作下，執行兩側肩膀被動聳肩後，確定可緩解肩頸痠痛，這已確定肩帶區域肌肉力線中應有影響痠痛的關鍵緊繃肌肉力線，緊接著要尋找關鍵緊繃肌肉力線究竟存在於右側還是左側的肩帶區域肌肉群？

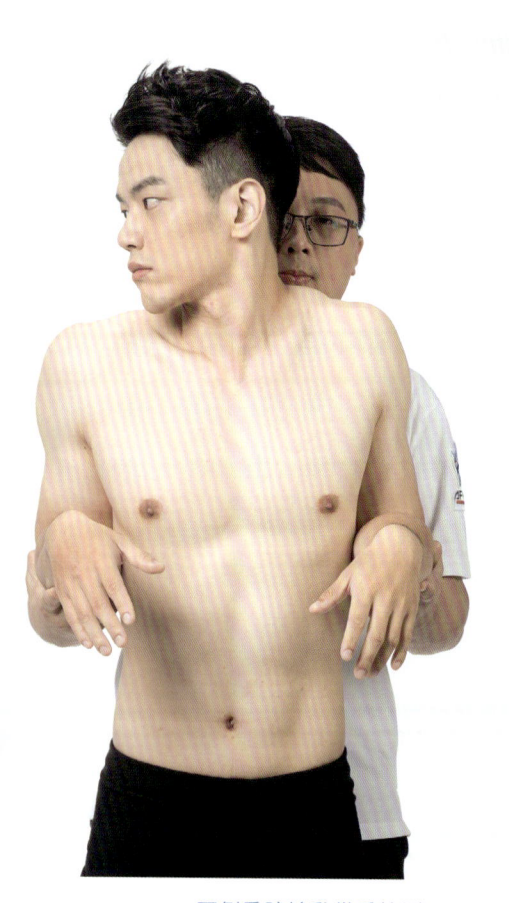

兩側肩膀被動聳肩檢測

將兩側肩膀被動聳肩，確認肩帶區域肌肉力線是否影響痠痛。

52

PART 4

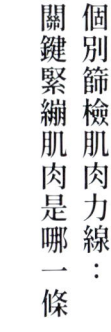

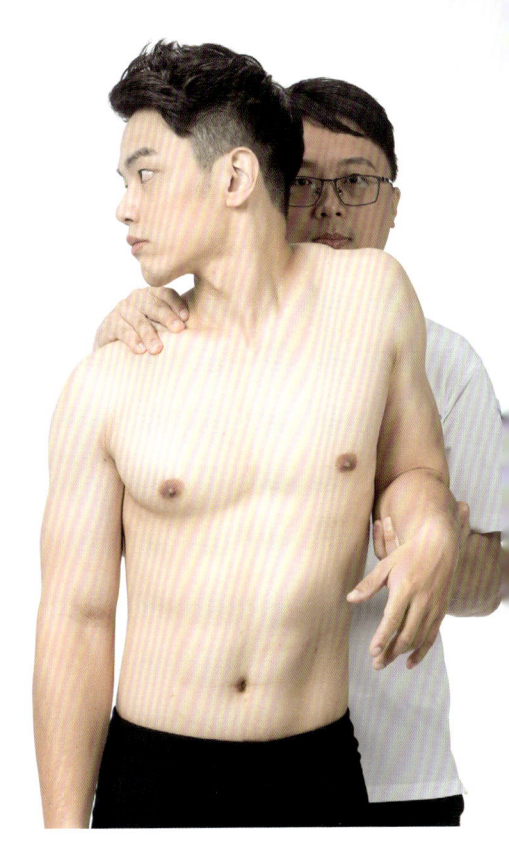

肩頸痠痛MLS療法篩檢流程 步驟2

此刻，可藉由輪流進行單邊肩膀被動聳肩，觀察哪一側的肩膀被動聳肩時，能明顯緩解痠痛，該程序可能獲得以下幾種結果：

1 只有一側肩膀被動聳肩可緩解痠痛

這代表只有一側的肩帶區域肌肉力線有影響痠痛的關鍵緊繃肌肉力線，後續只要逐一對該側的每一條肩帶區域肌肉力線進行個別篩檢，即可找出影響痠痛的關鍵緊繃肌肉力線。

2 兩側肩膀輪流被動聳肩時皆能緩解痠痛

這代表兩側的肩帶區域肌肉力線都有影響痠痛的關鍵緊繃肌肉力線，後續要對兩側逐一個別篩檢每一條肩帶區域肌肉力線，找出兩側影響痠痛的關鍵緊繃肌肉力線。

執行順序 3

逐一個別篩檢肌肉力線：確認關鍵緊繃肌肉是哪一條

輪流進行單邊肩膀被動聳肩時，只要該側能明顯緩解痠痛，就要針對該側的肩帶區域肌肉力線進行個別的關鍵緊繃肌肉力線縮短。

單邊肩膀被動聳肩檢測
輪流進行單邊肩膀被動聳肩，確認影響痠痛的元凶是在左側或右側。

非肩帶區域肌肉力線縮短技巧

進行兩側肩膀被動聳肩時，無法讓肩頸痠痛完全消失，表示非肩帶區域的肌肉力線亦有可能存在影響肩頸痠痛的關鍵緊繃肌肉力線，需針對兩側肩頸進行非肩帶區域肌肉力線縮短技巧。

! 貼心小提醒

如果誘痛時機發生在脖子或頸部做某些動作時，執行以下個別肌肉力線篩檢的過程中，可能會不小心讓頸部偏離原本誘痛動作，使痠痛無法被確實誘發，故須順著脖子動作軌跡回縮肌肉力線，避免干擾脖子的動作，誤判篩檢結果。

53

胸鎖乳突肌

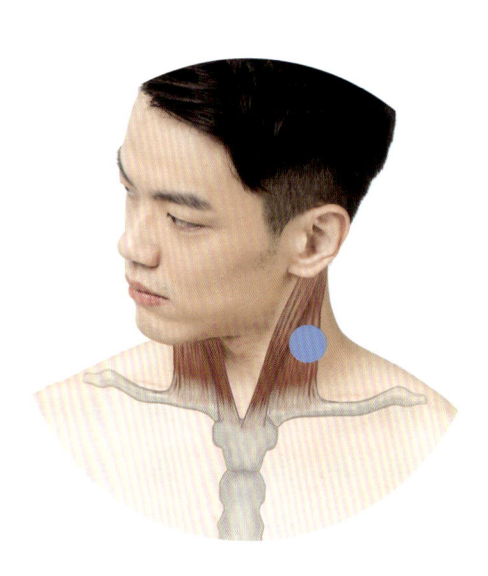

肌肉力線定位

胸鎖乳突肌在脖子前外側區域，是頸部最大條的肌肉，如果要尋找左側胸鎖乳突肌，可先將頭轉向右側，再將左側耳朵貼向胸口，此刻脖子左前方明顯浮起的肌肉即為左側胸鎖乳突肌，可依相同規則找尋右側胸鎖乳突肌。

肌肉力線篩檢

以手指輕扣住胸鎖乳突肌（扣住的力道避免引起壓痛）。再將胸鎖乳突肌朝耳朵方向回縮筋膜，如果原肩頸痠痛因而暫時獲得緩解，代表胸鎖乳突肌為關鍵緊繃肌肉力線。

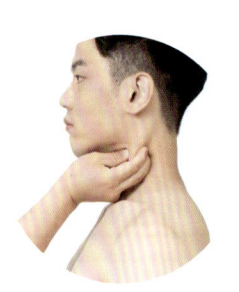

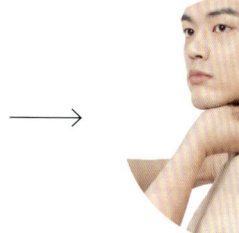

圖例為頭轉向左側會引起痠痛。

上斜方肌

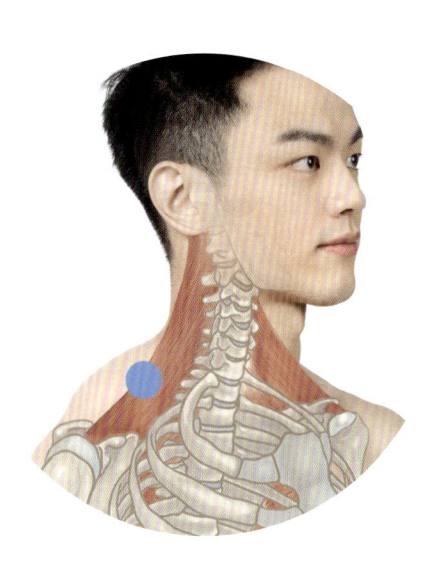

肩帶區域肌肉力線縮短篩檢

肌肉力線定位

斜方肌在兩側肩膀的位置,從脖子至肩膀整個範圍,是頸部面積最大的肌肉,主要篩檢位置在肩膀中間段。

肌肉力線篩檢

以手指輕扣住上斜方肌(扣住的力道避免引起壓痛),再將上斜方肌朝後腦勺方向回縮筋膜,如果原肩頸痠痛能因而暫時獲得緩解,代表上斜方肌為關鍵緊繃肌肉力線。

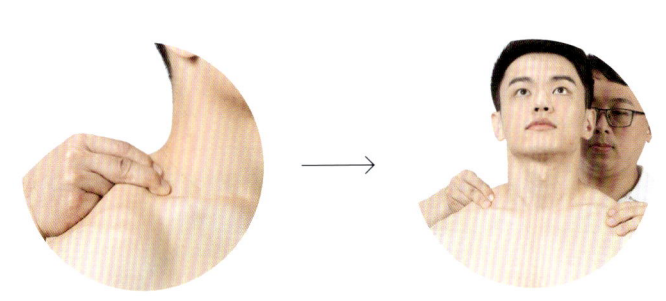

圖例為假設頭向後仰會誘發痠痛。

肩帶區域肌肉力線縮短篩檢

提肩胛肌

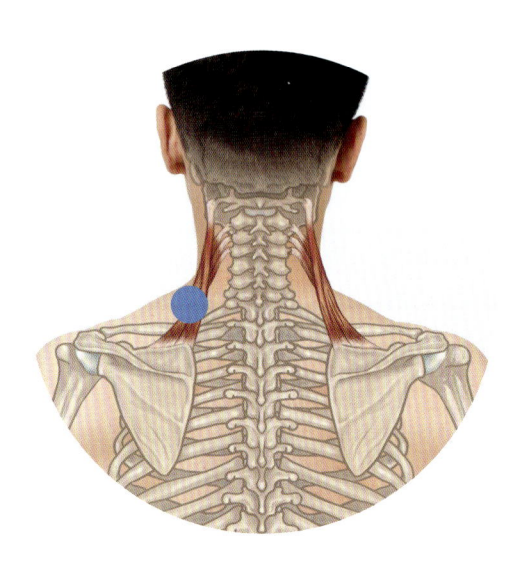

肌肉力線定位

提肩胛肌是從肩胛骨內上角連結到頭部的位置，篩檢時主要鎖定在肩胛骨內上角區域。

肌肉力線篩檢

以手指輕扣住靠近肩胛骨內上角的提肩胛肌（扣住的力道避免引起壓痛），再將提肩胛肌朝耳朵後方回縮筋膜。如果原肩頸痠痛能因而暫時獲得緩解，則代表提肩胛肌為關鍵緊繃肌肉力線。

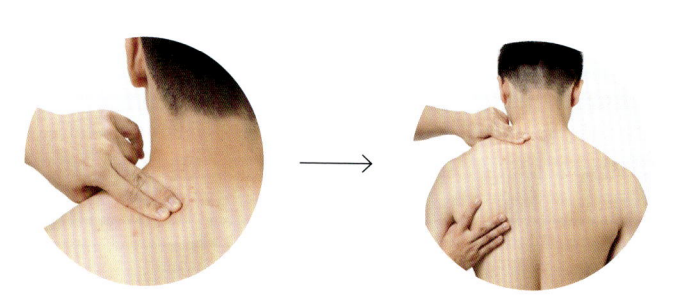

圖例為頭向前傾會引起痠痛。

肩帶區域肌肉力線縮短篩檢

菱形肌

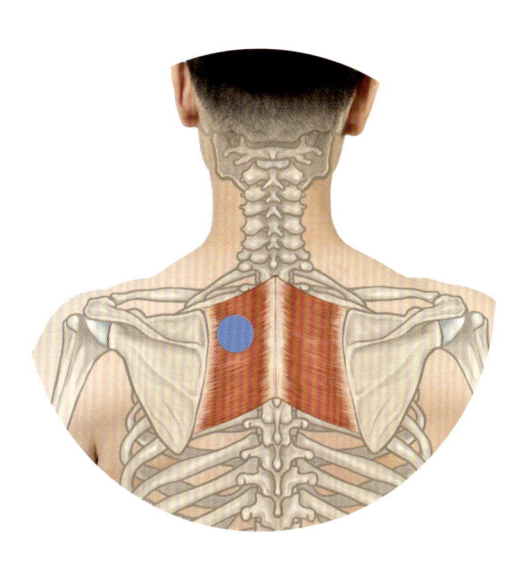

肌肉力線定位

菱形肌位於肩胛骨內緣至脊椎的位置,覆蓋於上中斜方肌底下,篩檢時主要鎖定在肩胛骨內緣至脊椎區域中間段。

肌肉力線篩檢

以手掌或兩根手指輕扣住菱形肌(扣住的力道避免引起壓痛),再將菱形肌往頸椎下半部方向朝斜上方回縮筋膜,如果原肩頸痠痛因而暫時獲得緩解,代表菱形肌為關鍵緊繃肌肉力線。

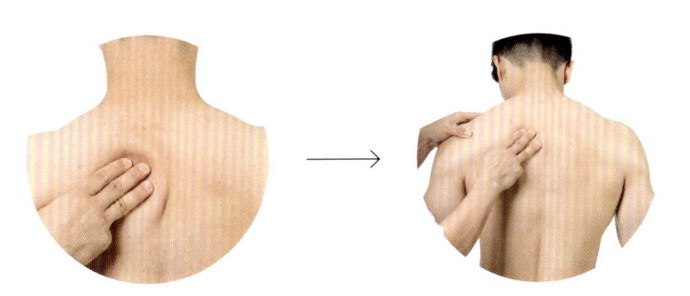

圖例為頭向前傾會引起痠痛。

非肩帶區域肌肉力線縮短篩檢

斜角肌

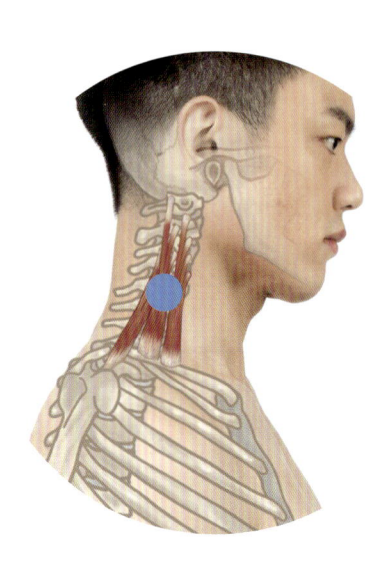

肌肉力線定位

選擇較容易定位且較常影響肩頸痠痛的中斜角肌為主要篩檢的肌肉力線。中斜角肌位在脖子外側，大約中間方位。

肌肉力線篩檢

以 2-3 根手指輕扣住中斜角肌（扣住的力道避免引起壓痛）。再將斜角肌朝頭部方向往上方回縮筋膜，如果原肩頸痠痛因而暫時獲得緩解，代表斜角肌為關鍵緊繃肌肉力線。

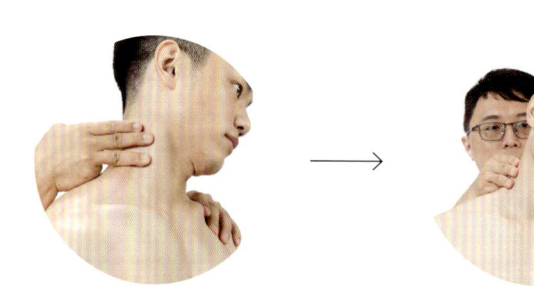

圖例為頭傾向左側會引起痠痛。

非肩帶區域肌肉力線縮短篩檢

頭頸夾肌

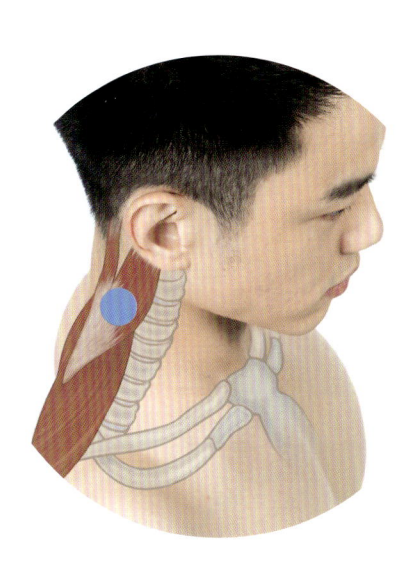

肌肉力線定位

頭頸夾肌在肩頸區域肌群中屬於較不易定位的肌群,一般比較容易觸摸到的位置在脖子與肩膀交界區,位於上斜方肌底下;可以在脖子與肩膀交界區域將上斜方肌向後撥開,再以手指往斜下方45度深入定位到頭頸夾肌。

肌肉力線篩檢

依據上述方式以手指輕扣頭頸夾肌(扣住的力道避免引起壓痛)。再將頭頸夾肌朝脖子方向往上方回縮筋膜,如果原肩頸痠痛因而暫時獲得緩解,代表頭頸夾肌為關鍵緊繃肌肉力線。

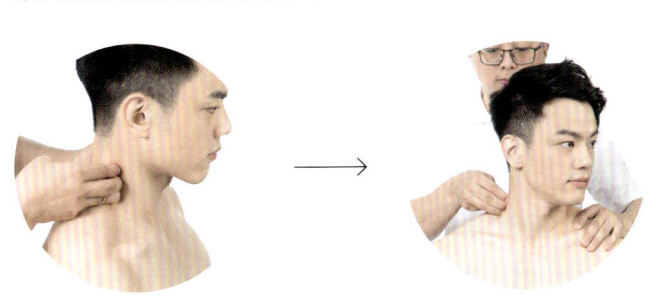

圖例為頭轉向左側會引起痠痛。

非肩帶區域肌肉力線縮短篩檢

頸部豎脊肌

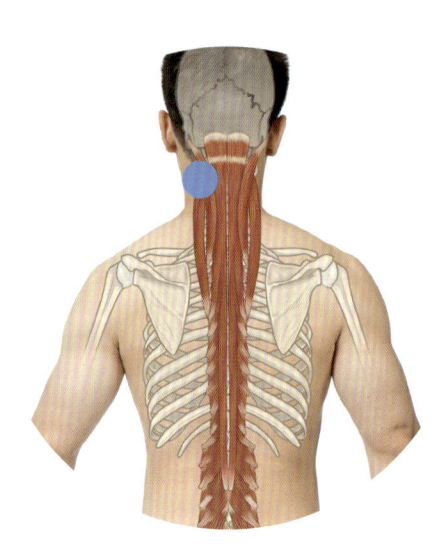

肌肉力線定位

此處指頸部區域的豎脊肌,位於脖子正後方兩旁。

肌肉力線篩檢

以手指輕扣頸部豎脊肌(扣住的力道避免引起壓痛),再將頸部豎脊肌朝頭部方向往上方回縮筋膜,如果原肩頸痠痛因而暫時獲得緩解,代表頸部豎脊肌為關鍵緊繃肌肉力線。

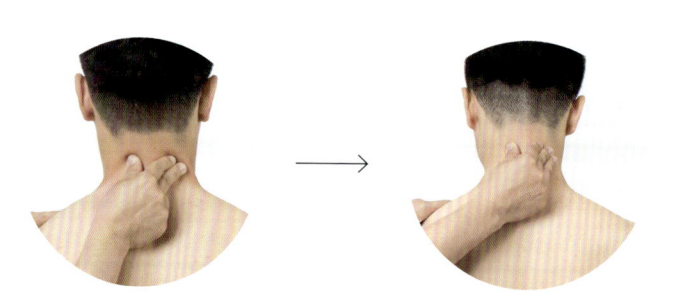

圖例為頭向前傾會引起痠痛。

PART 4

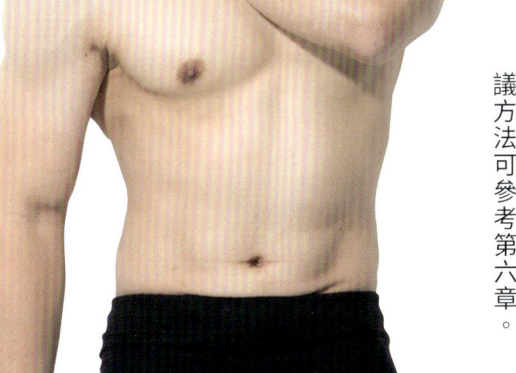

步驟 3 找出關鍵緊繃肌筋膜

透過上一個步驟找出限制脖子姿勢或活動，使肩頸產生痠痛的「關鍵緊繃肌肉力線」後，接著需從肌筋膜力線的脈絡進一步篩檢出主要影響肩頸痠痛的肌筋膜元凶「關鍵緊繃肌筋膜」。

透過第二章「肌筋膜力線地圖導覽」核對與其相連的肌筋膜力線有哪幾條，在這些肌筋膜力線上，篩檢出主要影響痠痛的肌筋膜部位。

1 對照「肌筋膜力線地圖導覽」，確認篩檢出的「關鍵緊繃肌肉力線」屬於哪一條肌筋膜力線，該肌筋膜力線為步驟3的篩檢目標。

2 鎖定是哪一條肌筋膜力線後，依序在肌筋膜力線的各部位進行「肌筋膜力線縮短」篩檢程序。

首先從最遠端的肌筋膜部位，觀察哪一段肌筋膜近端肌筋膜部位，篩檢至部位在「肌筋膜力線縮短」時能最先明顯緩解痠痛，該肌筋膜部位即為「關鍵緊繃肌筋膜」。

當篩檢最遠的肌筋膜部位就發現能明顯緩解痠痛時，便無須再篩檢第二遠的肌筋膜部位，例如：針對淺前線篩檢最遠肌筋膜部位「脛前肌」時，就已明顯讓肩頸痠痛緩解，此刻「脛前肌」即為關鍵緊繃肌筋膜，無須再篩檢次遠肌筋膜部位「股四頭肌或腹肌」。

步驟 4 放鬆關鍵緊繃肌筋膜

當從步驟3篩檢出影響肩頸痠痛的關鍵緊繃肌筋膜後，就可直接放鬆它，依據筆者經驗，只要找出關鍵緊繃肌筋膜，無論使用徒手按摩、使用滾筒按摩、按摩槍按摩或其它任何放鬆方法，皆能放鬆關鍵緊繃肌筋膜並且有效鬆解肩頸痠痛，相關肌筋膜放鬆建議方法可參考第六章。

肩頸痠痛MLS療法機篩流程 步驟3

61

胸鎖乳突肌・肩帶區域肌筋膜力線篩檢

脛前肌
（下方最遠段肌筋膜部位）

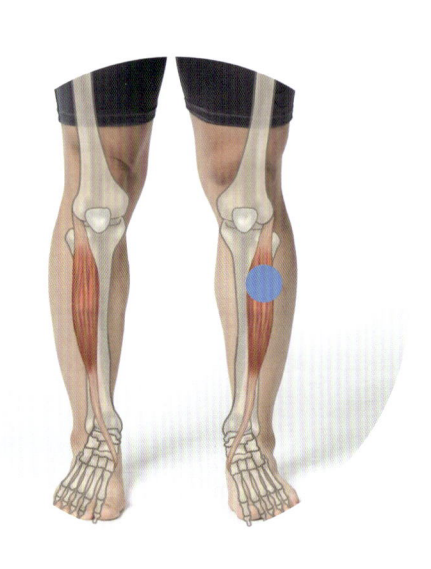

淺前線

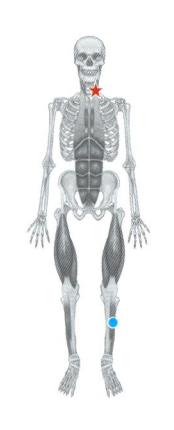

肩頸痠痛MLS療法篩檢流程 步驟3

肌筋膜定位

位於小腿前外側，從小腿正前方的骨頭突起區域（脛骨）向外3-4指幅的小腿範圍。

肌筋膜力線篩檢

以手指輕扣脛前肌（扣住的力道避免引起壓痛），再將脛前肌朝頭部方向往上方回縮筋膜，如果原肩頸痠痛因而明顯暫時獲得緩解，代表脛前肌為關鍵緊繃肌筋膜。

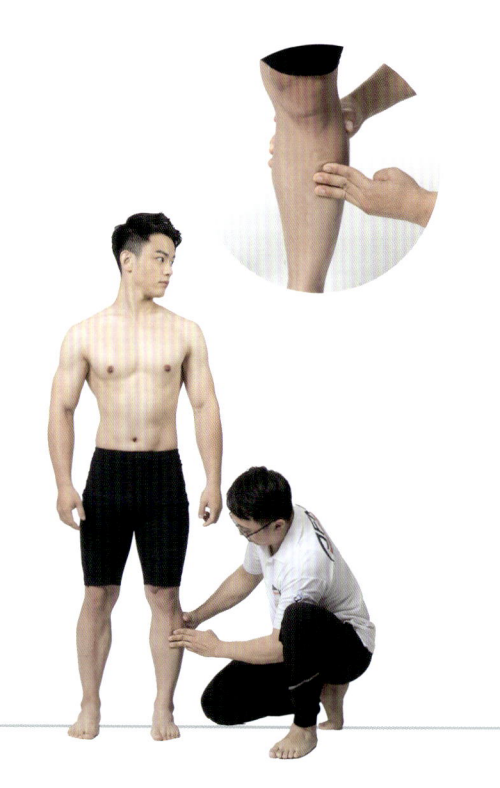

圖例為頭轉向左側會引起痠痛。

62

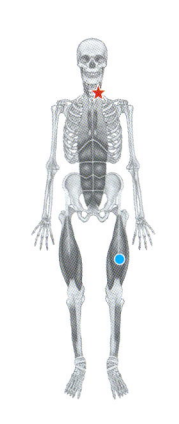

PART 4

胸鎖乳突肌・肩帶區域肌筋膜力線篩檢

股四頭肌
（下方次遠段肌筋膜部位）

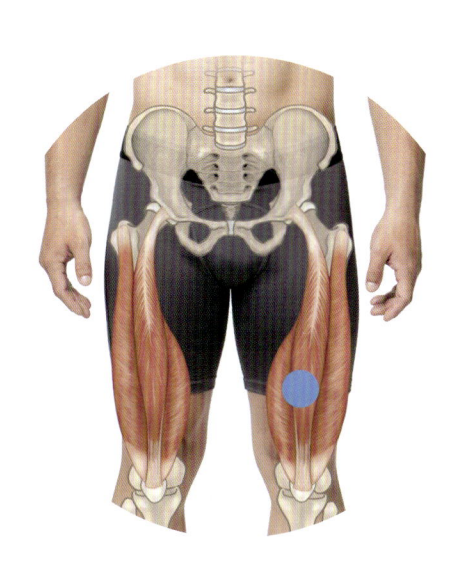

淺前線

肩頸痠痛MLS療法檢篩流程 步驟3

肌筋膜定位

位於大腿正前方，從前髖到膝蓋上方的大腿範圍。

肌筋膜力線篩檢

以手掌輕扣股四頭肌（扣住的力道避免引起壓痛），再將股四頭肌朝頭部方向往上方回縮筋膜，如果原肩頸痠痛因而明顯暫時獲得緩解，代表股四頭肌為關鍵緊繃肌筋膜。

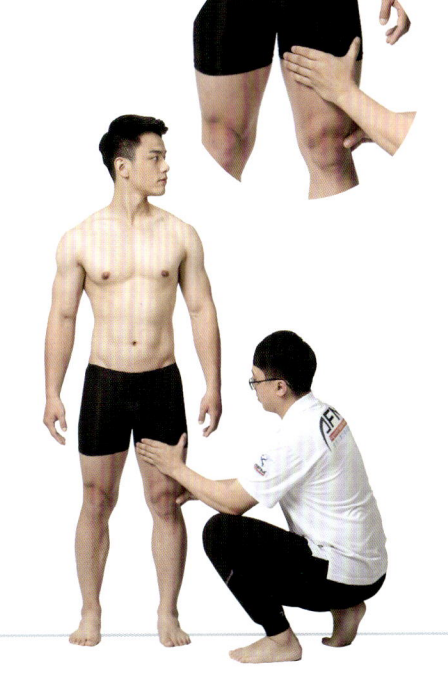

圖例為頭轉左側會引起痠痛。

胸鎖乳突肌・肩帶區域肌筋膜力線篩檢

腹直肌
(下方第三遠段肌筋膜部位)

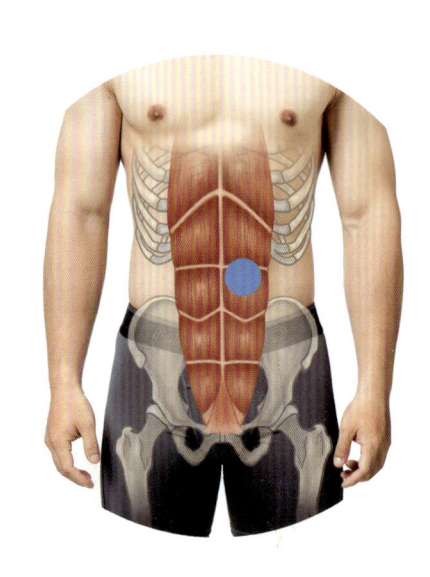

淺前線

肩頸痠痛MLS療法篩檢流程 步驟3

肌筋膜定位

位於腹部，以肚臍為中線兩側約一個手掌範圍。

肌筋膜力線篩檢

以手掌輕扣腹直肌（扣住的力道避免引起壓痛），再將腹直肌朝頭部方向往上方回縮筋膜，如果原肩頸痠痛因而明顯暫時獲得緩解，代表腹直肌為關鍵緊繃肌筋膜。

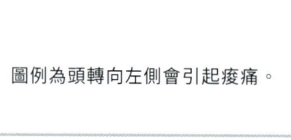

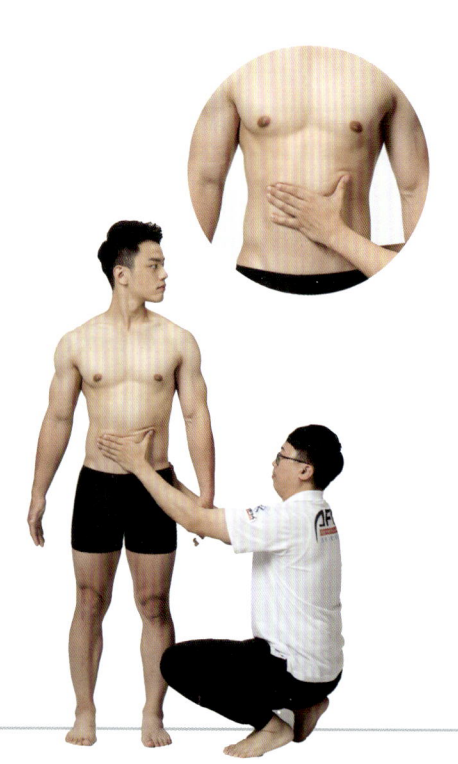

圖例為頭轉向左側會引起痠痛。

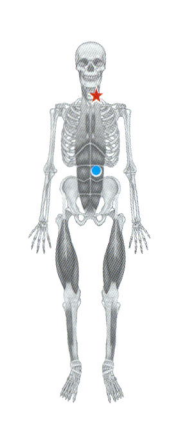

胸鎖乳突肌・肩帶區域肌筋膜力線篩檢

胸鎖乳突肌

淺前線

篩檢完淺前線上的其它肌筋膜部位後，都未發現能明顯緩解肩頸痠痛的關鍵緊繃肌筋膜，代表該肩頸痠痛單純只受胸鎖乳突肌這條「關鍵緊繃肌肉力線」的影響，無受淺前線上其它肌筋膜緊繃的牽扯，後續將鎖定胸鎖乳突肌作為鬆解的部位。

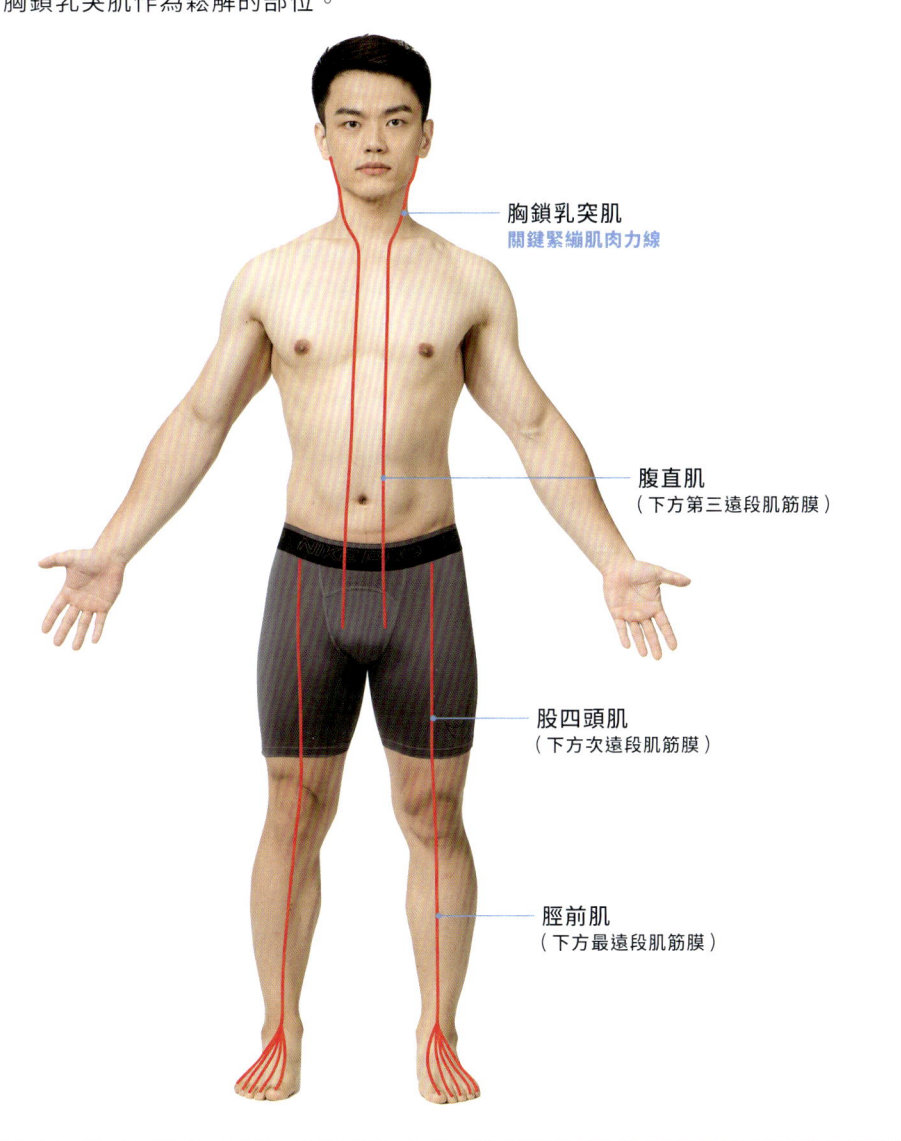

胸鎖乳突肌
關鍵緊繃肌肉力線

腹直肌
（下方第三遠段肌筋膜）

股四頭肌
（下方次遠段肌筋膜）

脛前肌
（下方最遠段肌筋膜）

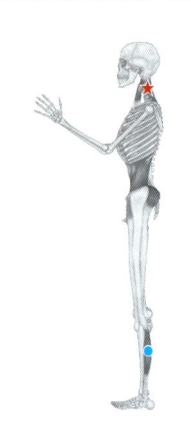

胸鎖乳突肌・肩帶區域肌筋膜力線篩檢

腓骨長肌
（下方最遠段肌筋膜部位）

側線

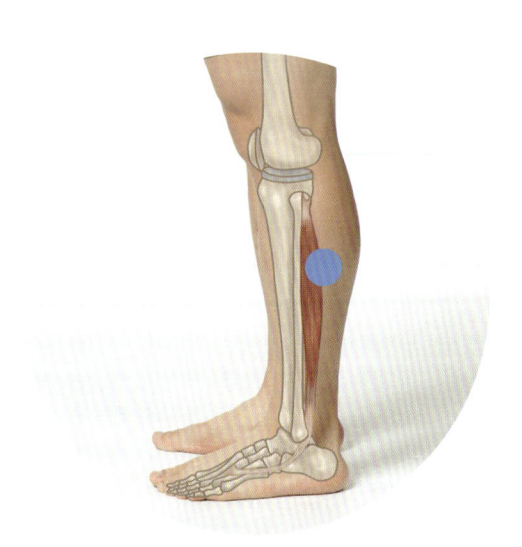

肌筋膜定位

位於小腿外側，沿著小腿外側中線區域。

肌筋膜力線篩檢

以手掌輕扣腓骨長肌（扣住的力道避免引起壓痛），再將腓骨長肌朝頭部方向往上方回縮筋膜，如果原肩頸痠痛因而明顯暫時獲得緩解，代表腓骨長肌為關鍵緊繃肌筋膜。

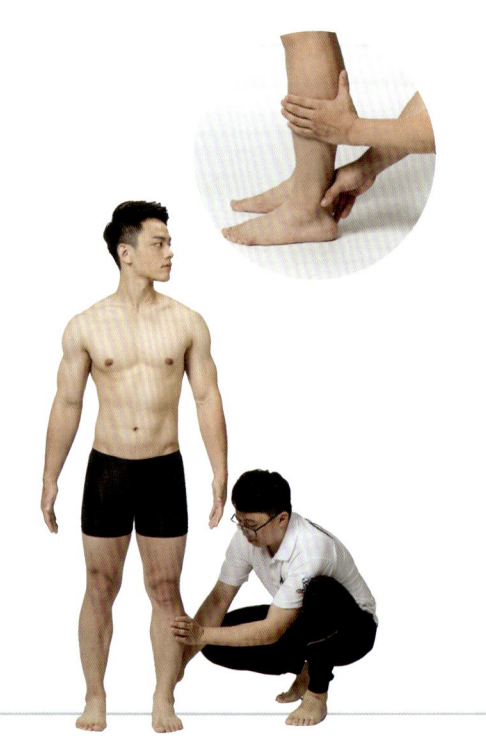

圖例為頭轉向左側會引起痠痛。

胸鎖乳突肌・肩帶區域肌筋膜力線篩檢

闊筋膜張肌與髂脛束
(下方次遠段肌筋膜部位)

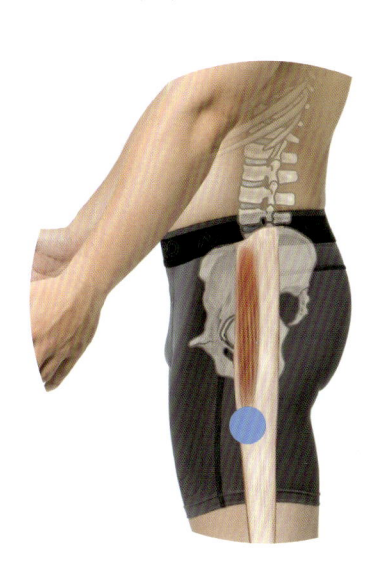

側線

肌筋膜定位

位於大腿外側，沿著大腿外側中間約3-4指幅的寬距。

肌筋膜力線篩檢

以手掌穩固扣住髂脛束（扣住的力道避免引起壓痛）上，再將髂脛束朝頭部方向往上方回縮筋膜，如果原肩頸痠痛能因而明顯暫時獲得緩解，則代表闊筋膜張肌與髂脛束為關鍵緊繃肌筋膜。

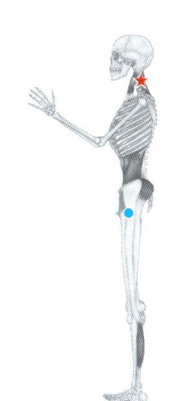

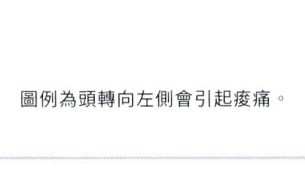

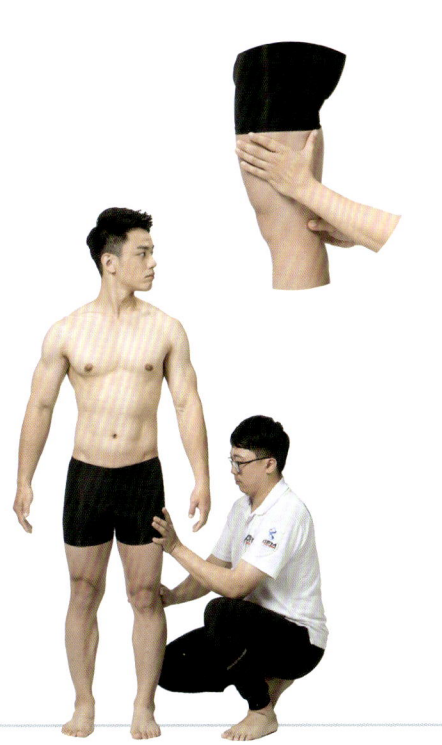

圖例為頭轉向左側會引起痠痛。

胸鎖乳突肌・肩帶區域肌筋膜力線篩檢

外側軀幹筋膜
（下方第三遠段肌筋膜部位）

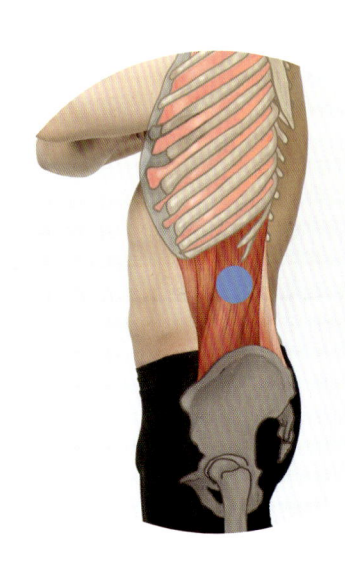

側線

肩頸痠痛MLS療法篩檢流程 步驟3

肌筋膜定位

位於軀幹外側，包含外側肋廓與腹壁筋膜，沿著身體外側中間約3-4指幅範圍。

肌筋膜力線篩檢

以手掌輕扣住外側軀幹筋膜（扣住的力道避免引起壓痛），再將外側軀幹筋膜朝頭部方向往上方回縮筋膜，如果原肩頸痠痛能因而明顯暫時獲得緩解，則代表外側軀幹筋膜為關鍵緊繃肌筋膜。

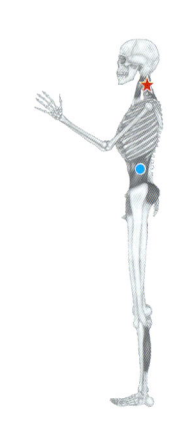

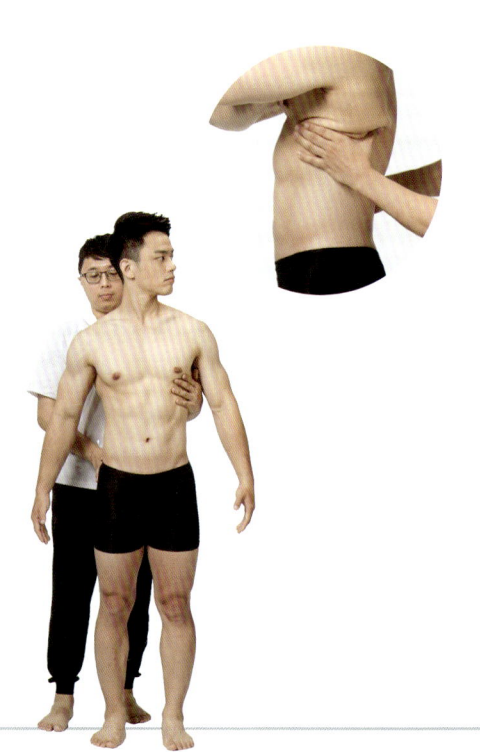

圖例為頭轉向左側會引起痠痛。

68

胸鎖乳突肌 · 肩帶區域肌筋膜力線篩檢

胸鎖乳突肌

側線

當篩檢完側線上的其它肌筋膜部位，都未發現能明顯緩解肩頸痠痛的關鍵緊繃肌筋膜時，則代表該肩頸痠痛只單純受胸鎖乳突肌這條「關鍵緊繃肌肉力線」的影響，無受側線上其它肌筋膜緊繃的牽扯，後續將鎖定胸鎖乳突肌作為鬆解的部位。

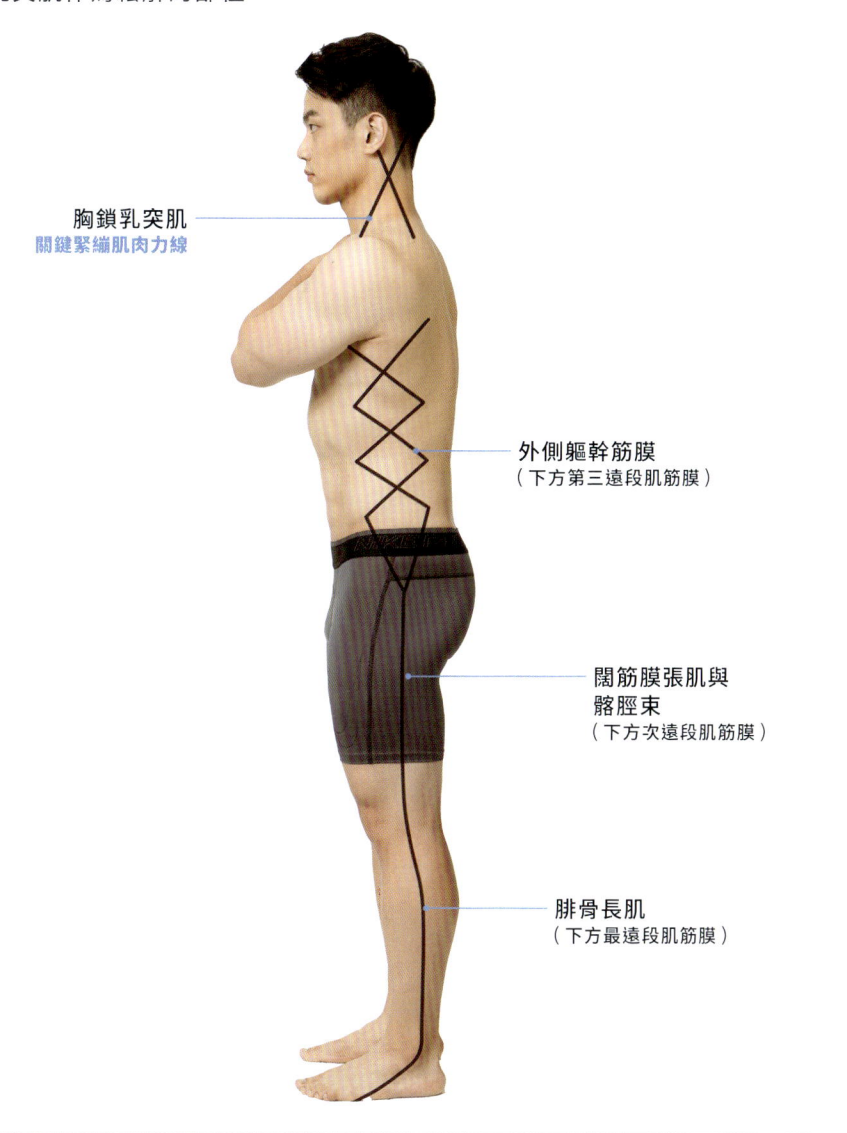

胸鎖乳突肌
關鍵緊繃肌肉力線

外側軀幹筋膜
（下方第三遠段肌筋膜）

闊筋膜張肌與髂脛束
（下方次遠段肌筋膜）

腓骨長肌
（下方最遠段肌筋膜）

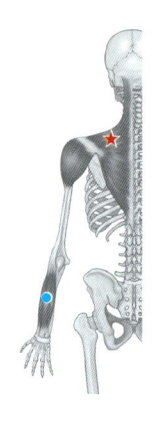

上斜方肌 · 肩帶區域肌筋膜力線篩檢

腕部伸肌群
（下方最遠段肌筋膜部位）

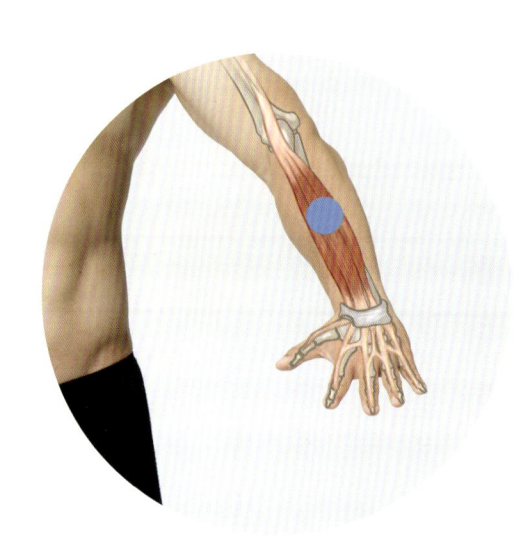

淺背臂線

肌筋膜定位

位於前臂背側，從手肘外側（拇指側）至手腕的前臂背側範圍。

肌筋膜力線篩檢

以手掌輕扣住腕部伸肌群（扣住的力道避免引起壓痛），再將腕部伸肌群朝肩膀方向往上方回縮筋膜，如果原肩頸痠痛能因而明顯暫時獲得緩解，則代表腕部伸肌群為關鍵緊繃肌筋膜。

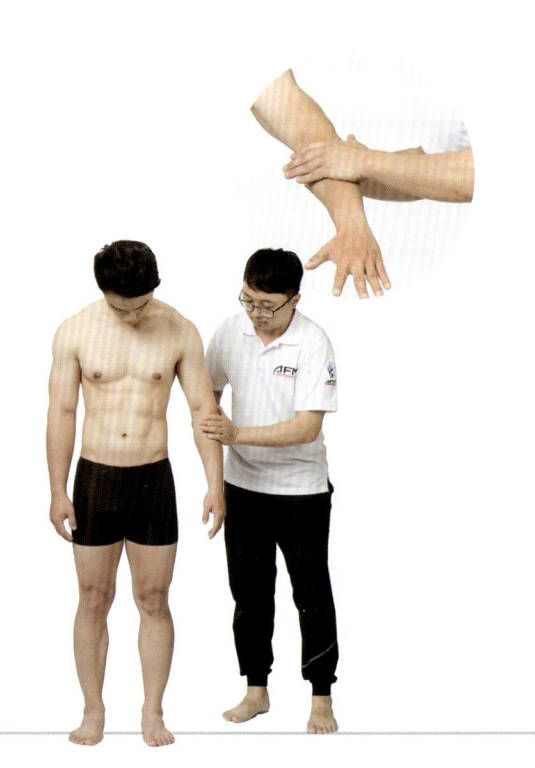

圖例為頭向前傾會引起痠痛。

上斜方肌・肩帶區域肌筋膜力線篩檢

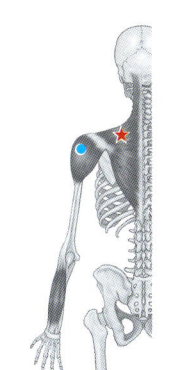

三角肌
（下方次遠段肌筋膜部位）

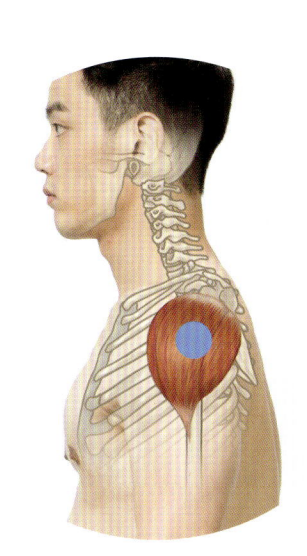

淺背臂線

肌筋膜定位

位於肩膀外側的上手臂，上方手臂前、外及後側範圍。

肌筋膜力線篩檢

以手掌輕扣住三角肌（扣住的力道避免引起壓痛），再將三角肌朝肩膀方向往上方回縮筋膜，如果原肩頸痠痛能因而明顯暫時獲得緩解，則代表三角肌為關鍵緊繃肌筋膜。

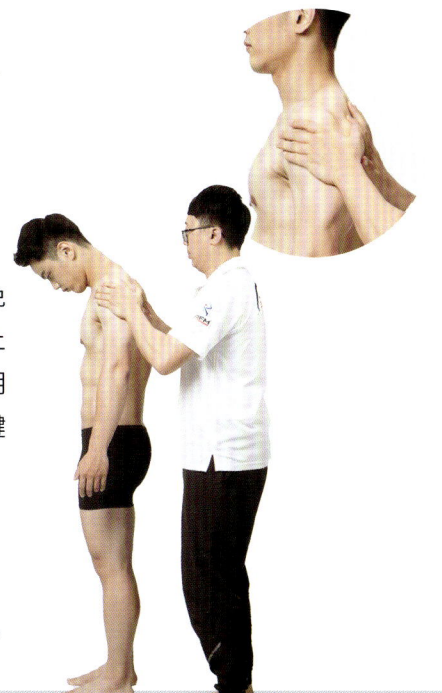

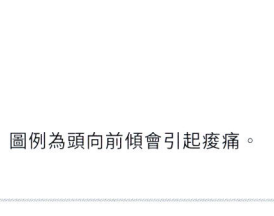

圖例為頭向前傾會引起痠痛。

上斜方肌・肩帶區域肌筋膜力線篩檢

上斜方肌

淺背臂線

當篩檢完淺背臂線上的其它肌筋膜部位，都未發現能明顯緩解肩頸痠痛的關鍵緊繃肌筋膜時，則代表該肩頸痠痛只單純受上斜方肌這條「關鍵緊繃肌肉力線」的影響，無受淺背臂線上其它肌筋膜緊繃的牽扯，後續將鎖定上斜方肌作為鬆解的部位。

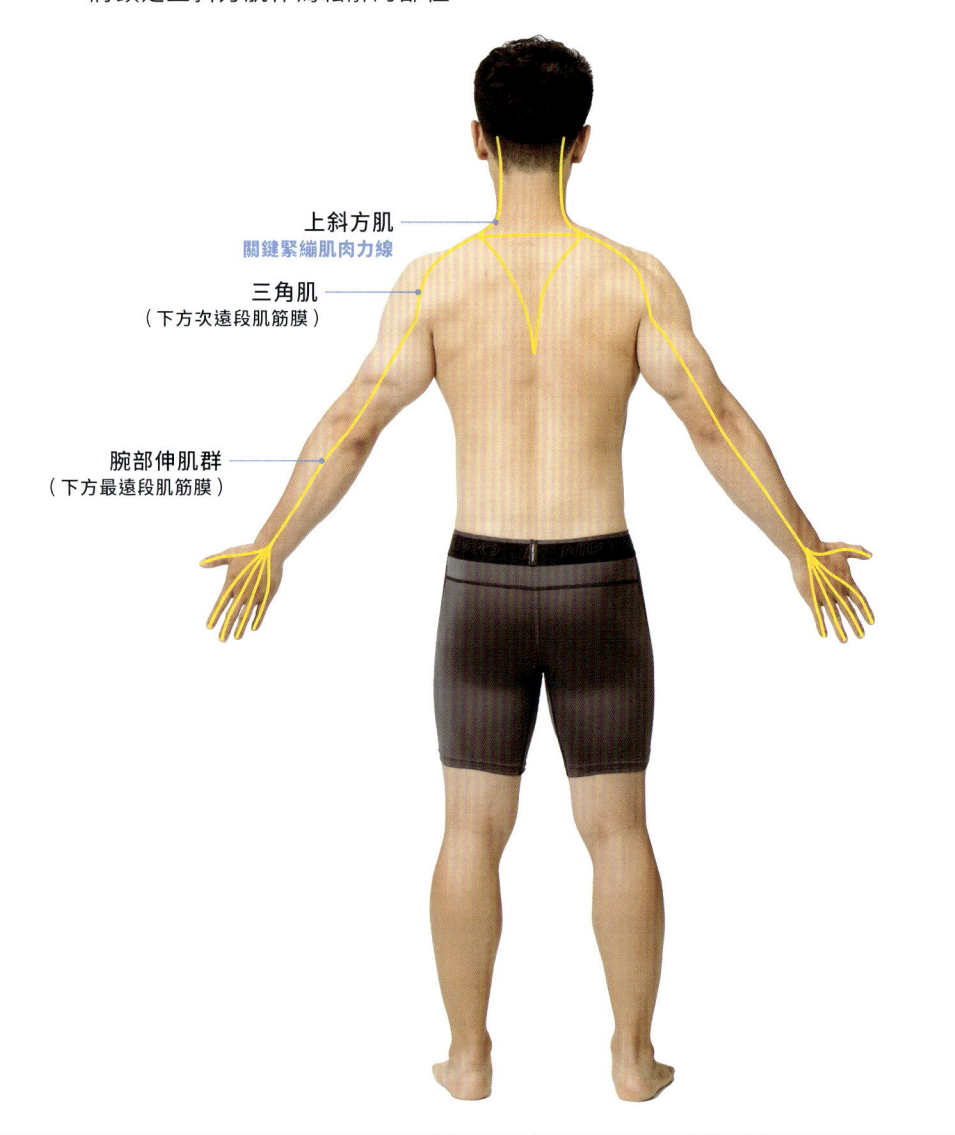

肩頸痠痛MLS療法篩檢流程 步驟3

上斜方肌
關鍵緊繃肌肉力線

三角肌
（下方次遠段肌筋膜）

腕部伸肌群
（下方最遠段肌筋膜）

72

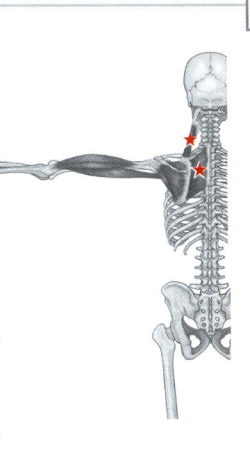

提肩胛肌與菱形肌・肩帶區域肌筋膜力線篩檢

小魚際肌
（下方最遠段肌筋膜部位）

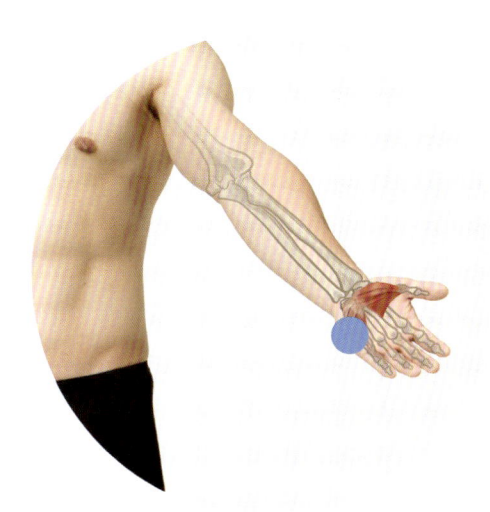

深背臂線

肌筋膜定位

位於小指掌面，小指頭下方的掌面範圍。

肌筋膜力線篩檢

以手指輕扣住小魚際肌（扣住的力道避免引起壓痛），再將小魚際肌朝肩膀方向往上方回縮筋膜，如果原肩頸痠痛能因而明顯暫時獲得緩解，則代表小魚際肌為關鍵緊繃肌筋膜。

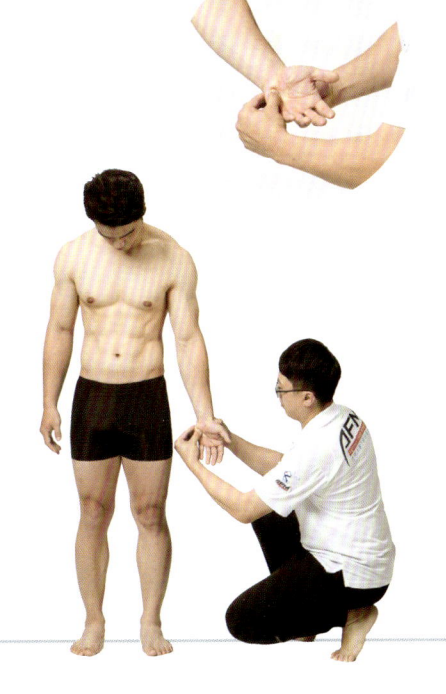

圖例為頭向前傾會引起痠痛。

提肩胛肌與菱形肌・肩帶區域肌筋膜力線篩檢

肱三頭肌
（下方次遠段肌筋膜部位）

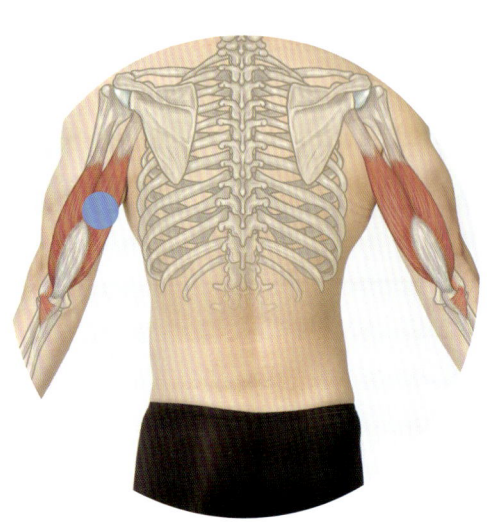

深背臂線

肩頸痠痛MLS療法篩檢流程 步驟3

肌筋膜定位

位於手臂背側，我們俗稱的蝴蝶袖範圍。

肌筋膜力線篩檢

以手掌輕抓扣住肱三頭肌（扣住的力道避免引起壓痛），再將肱三頭肌群朝肩膀方向往上方回縮筋膜，如果原肩頸痠痛能因而明顯暫時獲得緩解，則代表肱三頭肌為關鍵緊繃肌筋膜。

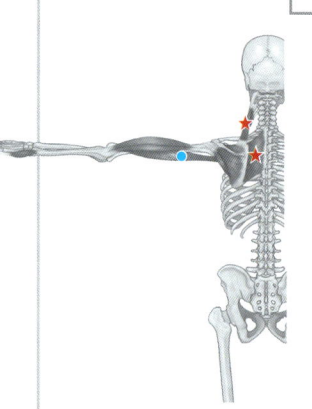

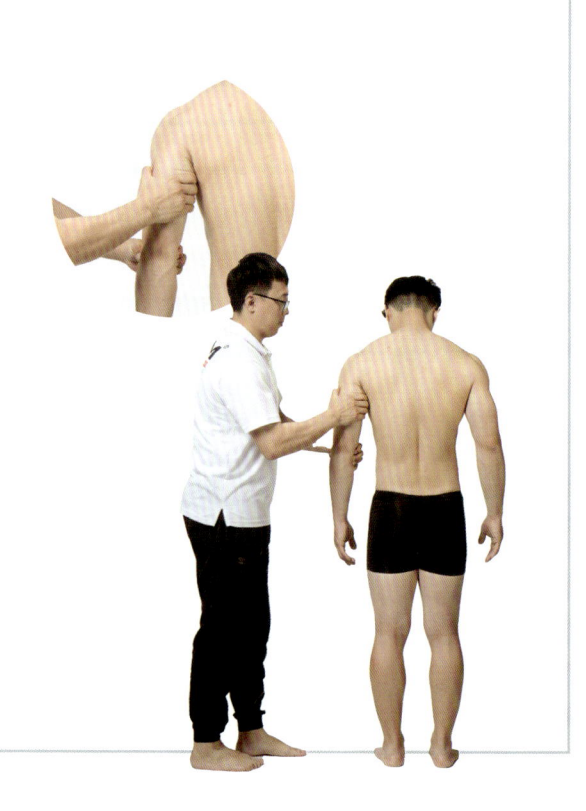

圖例為頭向前傾會引起痠痛。

74

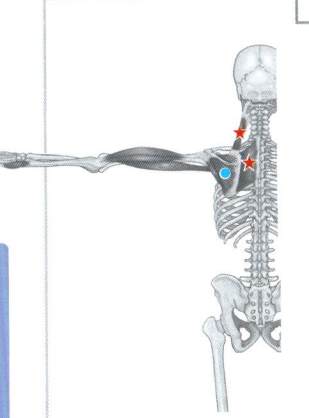

提肩胛肌與菱形肌・肩帶區域肌筋膜力線篩檢

棘上肌與棘下肌
（下方第三遠段肌筋膜部位）

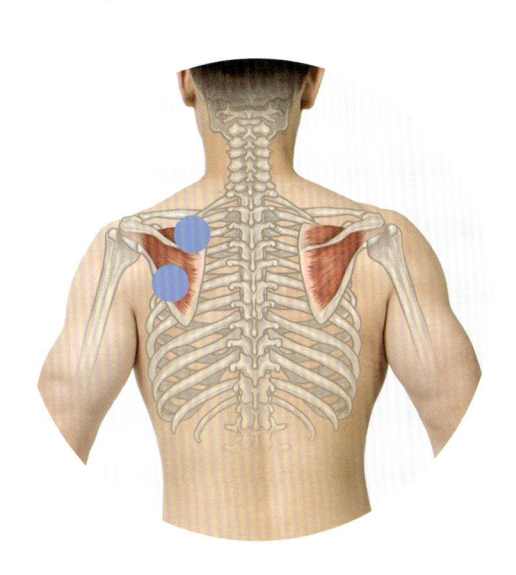

深背臂線

肌筋膜定位

棘上肌位於肩胛骨上緣。在肩胛骨上緣處有明顯骨頭突起（此為肩胛骨棘），而棘上肌就在肩胛骨棘上方的凹槽內；棘下肌則是位於肩胛骨中下區域，在肩胛骨棘下方。

肌筋膜力線篩檢

分別以手指輕扣住棘上肌與棘下肌（扣住的力道避免引起壓痛），再將棘上肌與棘下肌朝內往胸椎方向回縮筋膜，如果原肩頸痠痛能因而明顯暫時獲得緩解，代表棘上肌與棘下肌為關鍵緊繃肌筋膜。

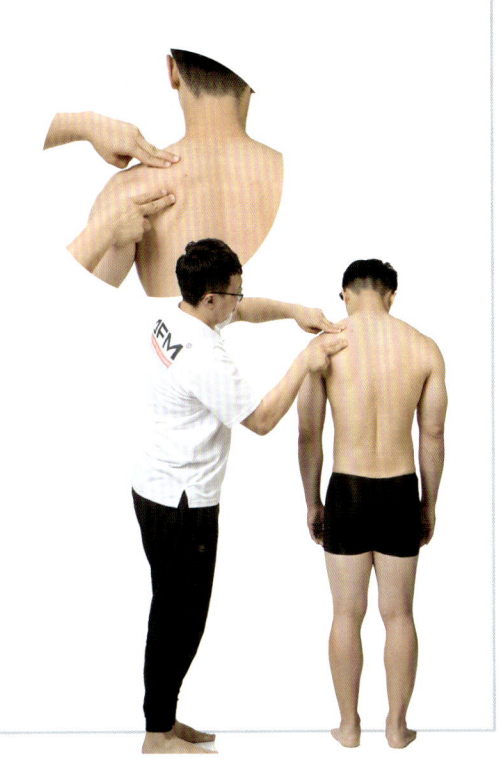

圖例為頭向前傾會引起痠痛。

提肩胛肌與菱形肌・肩帶區域肌筋膜力線篩檢

提肩胛肌與菱形肌

深背臂線

當篩檢完深背臂線上的其它肌筋膜部位後，都未發現能明顯緩解肩頸痠痛的關鍵緊繃肌筋膜時，代表該肩頸痠痛只單純受提肩胛肌與菱形肌這兩條「關鍵緊繃肌肉力線」的影響，無受深背臂線上其它肌筋膜緊繃的牽扯，後續將鎖定提肩胛肌與菱形肌作為鬆解的部位。

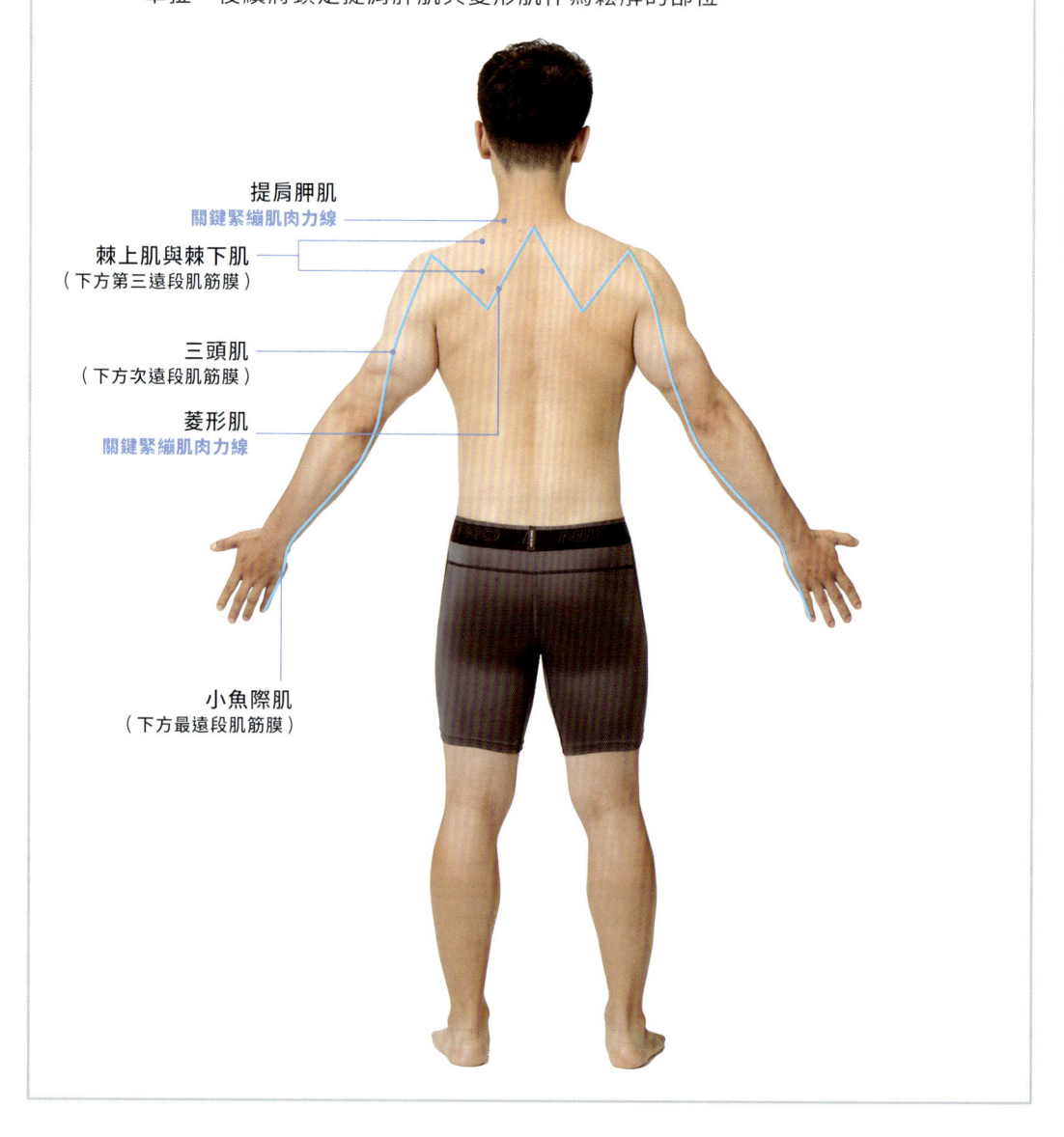

肩頸痠痛 MLS 療法篩檢流程 步驟 3

提肩胛肌
關鍵緊繃肌肉力線

棘上肌與棘下肌
（下方第三遠段肌筋膜）

三頭肌
（下方次遠段肌筋膜）

菱形肌
關鍵緊繃肌肉力線

小魚際肌
（下方最遠段肌筋膜）

PART 4

斜角肌・非肩帶區域肌筋膜力線篩檢

脛後肌
(下方最遠段肌筋膜部位)

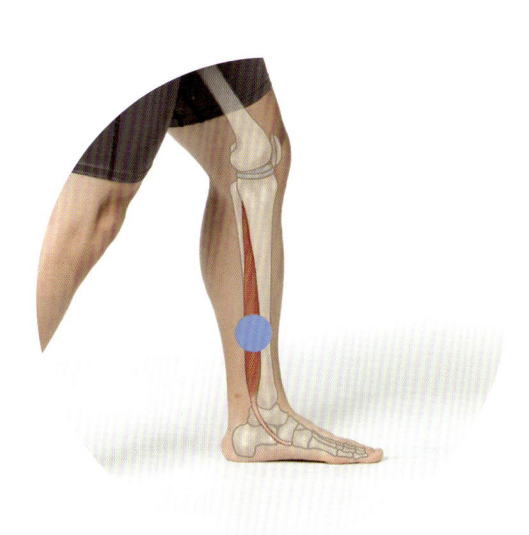

深前線

肩頸痠痛MLS療法檢篩流程 步驟3

肌筋膜定位

位於小腿前內側的脛骨與小腿肚交界深處，從小腿正前方的骨頭突起處(此即為脛骨)向內深入的區域，需要以手指稍微插入探索到肌肉鼓起處。

肌筋膜力線篩檢

以手指深入扣住脛後肌(扣住的力道避免引起壓痛)，再將脛後肌朝頭部方向往上方回縮筋膜，如果原肩頸痠痛能因而明顯暫時獲得緩解，代表脛後肌即為關鍵緊繃肌筋膜。

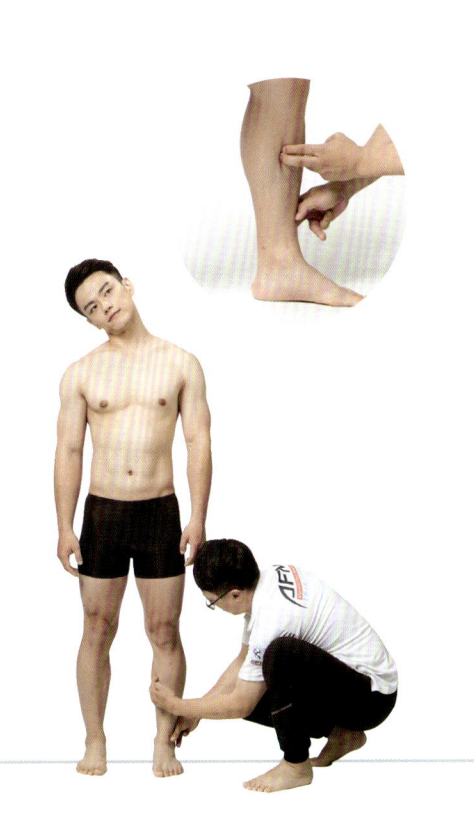

圖例為頭傾向右側會引起痠痛。

77

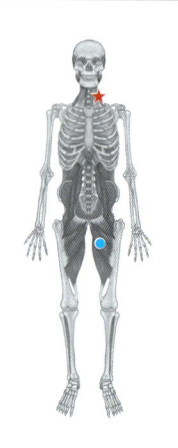

斜角肌 · 非肩帶區域肌筋膜力線篩檢

髖內收肌
（下方次遠段肌筋膜部位）

深前線

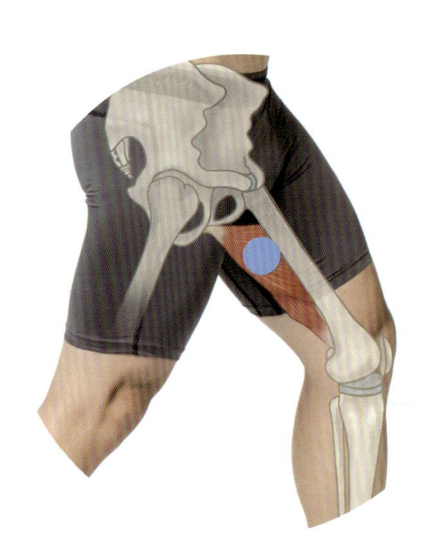

肌筋膜定位

位於大腿內側，以掌面能掌握的範圍。

肌筋膜力線篩檢

以手掌環扣住髖內收肌（扣住的力道避免引起壓痛），再將髖內收肌朝頭部方向往上方回縮筋膜，如果原肩頸痠痛能因而明顯暫時獲得緩解，代表髖內收肌為關鍵緊繃肌筋膜。

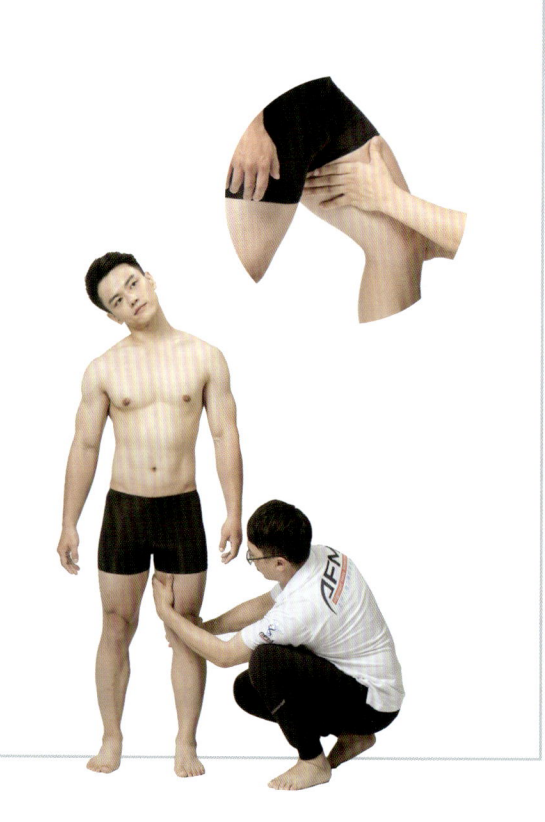

圖例為頭傾向右側會引起痠痛。

肩頸痠痛ＭＬＳ療法篩檢流程 步驟3

78

斜角肌・非肩帶區域肌筋膜力線篩檢

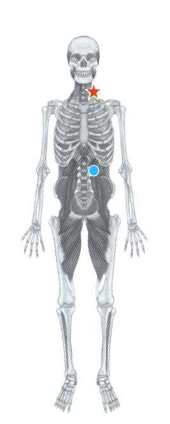

髂腰肌
（下方第三遠段肌筋膜部位）

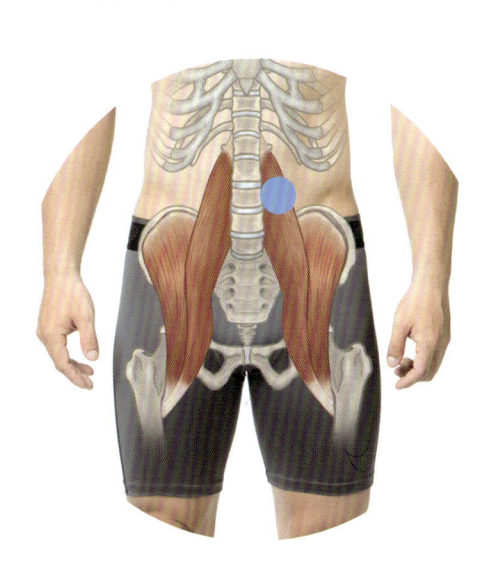

深前線

肌筋膜定位

位於鼠蹊部內側，在骨盆前外側區域有明顯骨凸點（此為髂前上棘，簡稱ASIS），髂腰肌位於ASIS內側深處區域，須以手指深入探索該肌肉鼓起處。

肌筋膜力線篩檢

以手指深入扣住髂腰肌（扣住的力道避免引起壓痛）上，再將髂腰肌朝頭部方向往上方回縮筋膜，如果原肩頸痠痛能因而明顯暫時獲得緩解，則代表髂腰肌為關鍵緊繃肌筋膜。

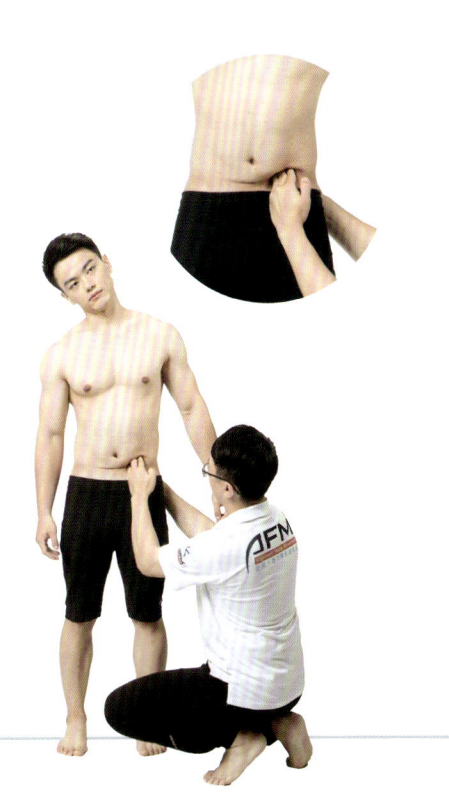

圖例為頭傾向右側會引起痠痛。

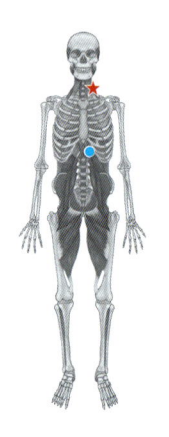

斜角肌・非肩帶區域肌筋膜力線篩檢

橫膈膜
（下方第四遠段肌筋膜部位）

深前線

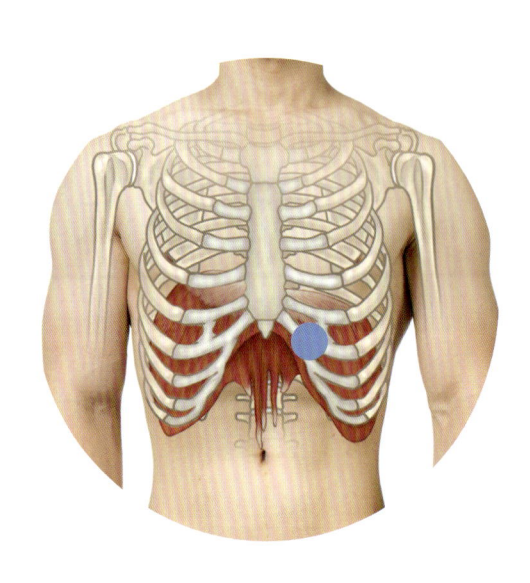

肌筋膜定位

橫膈膜位於腹腔上方與兩側下肋骨裡面，這肌肉群較深層不易觸摸到，篩檢時主要可鎖定在兩側前方肋骨下緣區域，需由前側肋骨下緣的腹部深入後，從上腹腔中向上朝頭側往下肋骨裡面更深入探索。

肌筋膜力線篩檢

以3至4根手指從前側肋骨下緣的腹部向上深扣入橫膈膜（可於吐氣時深入，扣住的力道避免引起壓痛），再將橫膈膜向上回縮筋膜，如果原肩頸痠痛能因而暫時獲得緩解，代表橫膈膜為關鍵緊繃肌筋膜。

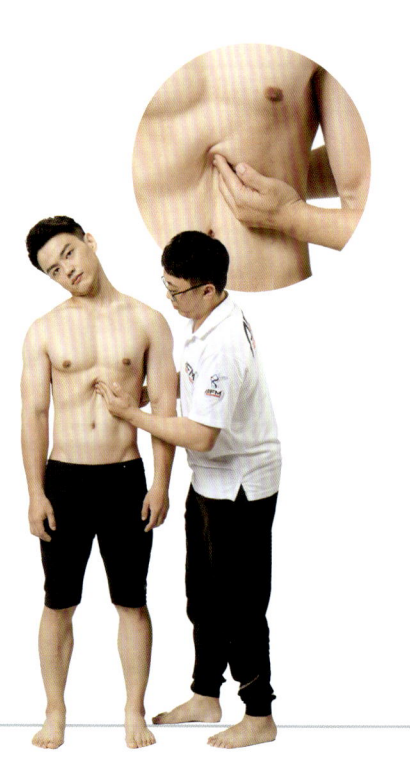

圖例為頭傾向右側會引起痠痛。

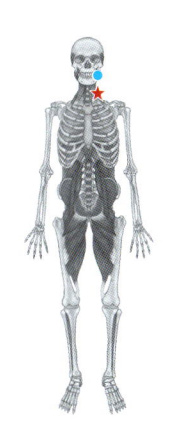

斜角肌・非肩帶區域肌筋膜力線篩檢

咀嚼肌
(上方最遠段肌筋膜部位)

深前線

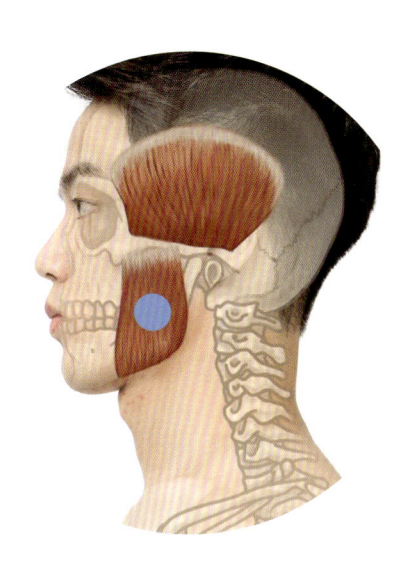

肌筋膜定位

位於兩頰旁，當我們用力咬緊牙關時，兩側臉頰鼓起的肌肉就是咀嚼肌。

肌筋膜力線篩檢

以兩根手指輕扣咀嚼肌（扣住的力道避免引起壓痛），再將咀嚼肌朝腳的方向往下方回縮筋膜，如果原肩頸痠痛能因而暫時獲得緩解，代表咀嚼肌為關鍵緊繃肌筋膜。

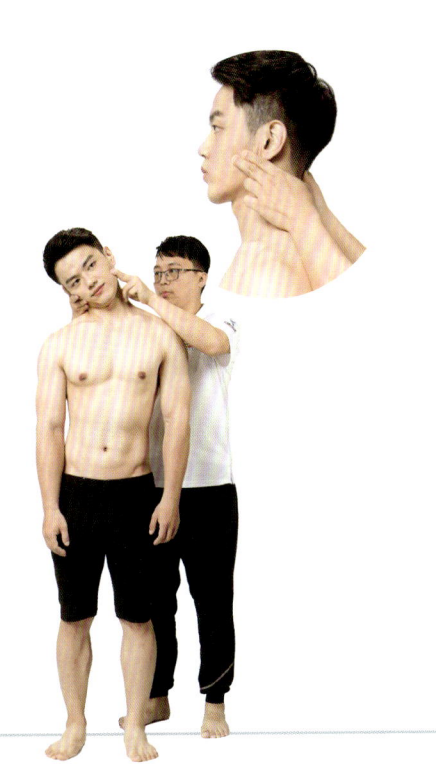

圖例為頭傾向右側會引起痠痛。

斜角肌・非肩帶區域肌筋膜力線篩檢

斜角肌

深前線

當篩檢完深前線上的其它肌筋膜部位，都未發現能明顯緩解肩頸痠痛的關鍵緊繃肌筋膜時，則代表該肩頸痠痛只單純受斜角肌這條「關鍵緊繃肌肉力線」的影響，無受深前線上其它肌筋膜緊繃的牽扯，後續將鎖定斜角肌作為鬆解的部位。

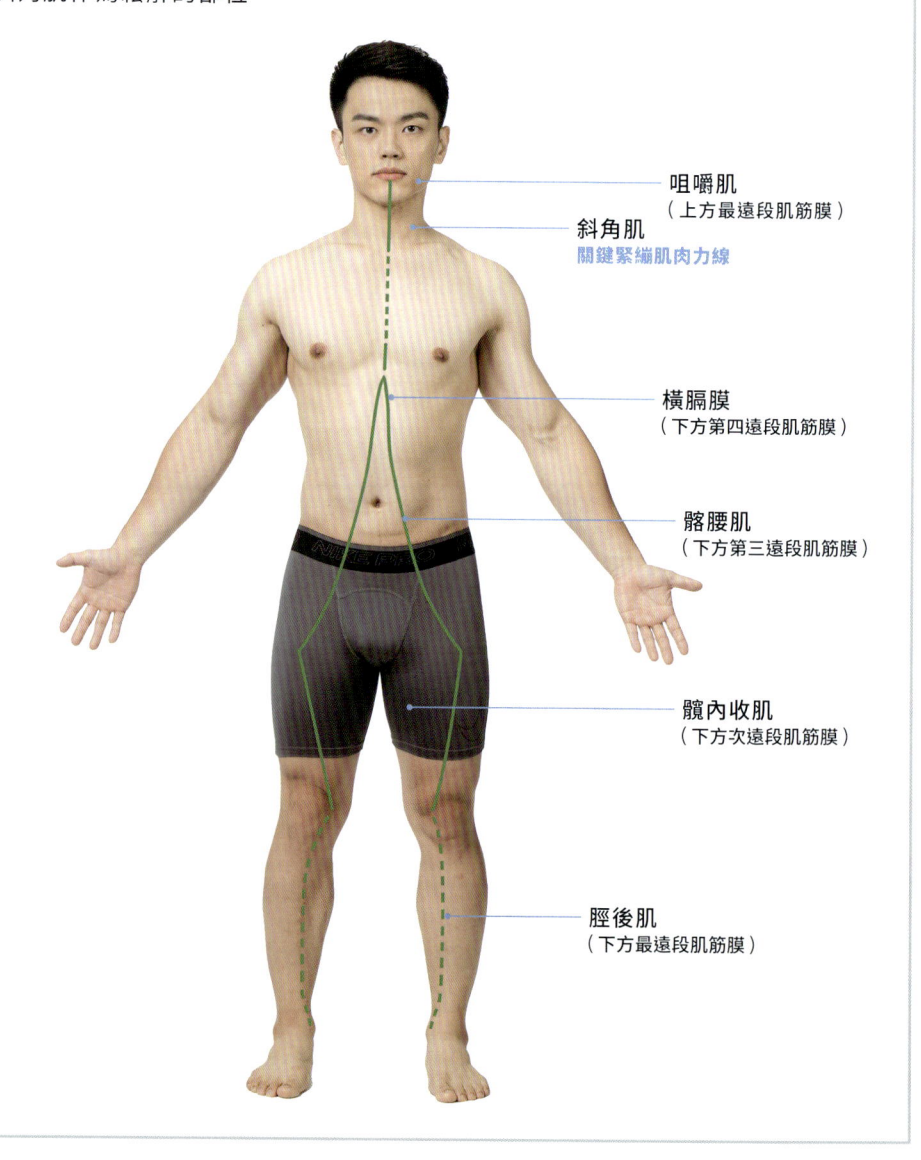

肩頸痠痛MLS療法篩檢流程 步驟3

咀嚼肌
（上方最遠段肌筋膜）

斜角肌
關鍵緊繃肌肉力線

橫膈膜
（下方第四遠段肌筋膜）

髂腰肌
（下方第三遠段肌筋膜）

髖內收肌
（下方次遠段肌筋膜）

脛後肌
（下方最遠段肌筋膜）

82

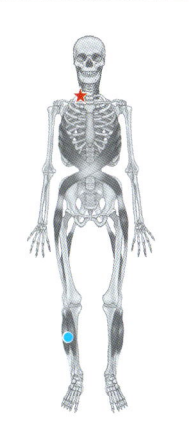

頭頸夾肌・非肩帶區域肌筋膜力線篩檢

同側脛前肌
（下方最遠段肌筋膜部位）

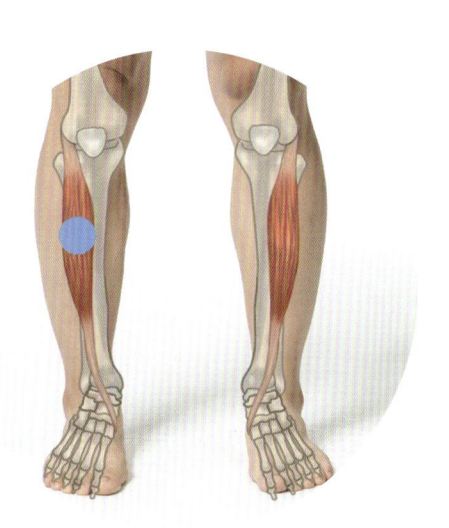

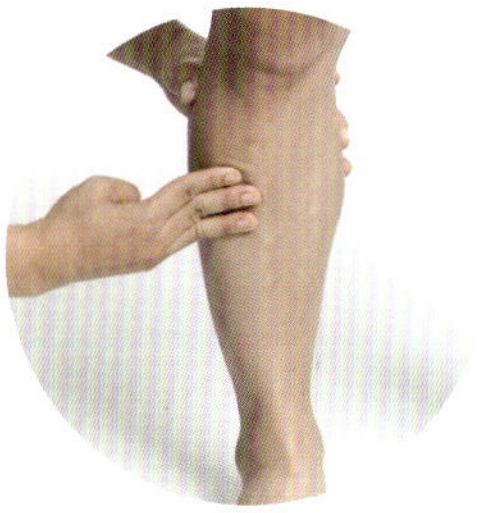

螺旋線

肌筋膜定位

位於小腿前外側，從小腿正前方的骨頭突起處（脛骨）往外3-4指幅的小腿範圍。

肌筋膜力線篩檢

以手指輕扣同側脛前肌（扣住的力道避免引起壓痛），再將同側脛前肌朝頭部方向往上方回縮筋膜，如果原肩頸痠痛能因而明顯暫時獲得緩解，代表同側脛前肌為關鍵緊繃肌筋膜。

※舉例來說，當右側頭頸夾肌為關鍵緊繃肌肉力線，其下方最遠段肌筋膜則為右側脛前肌（請參閱P.33第二章螺旋線圖片）。

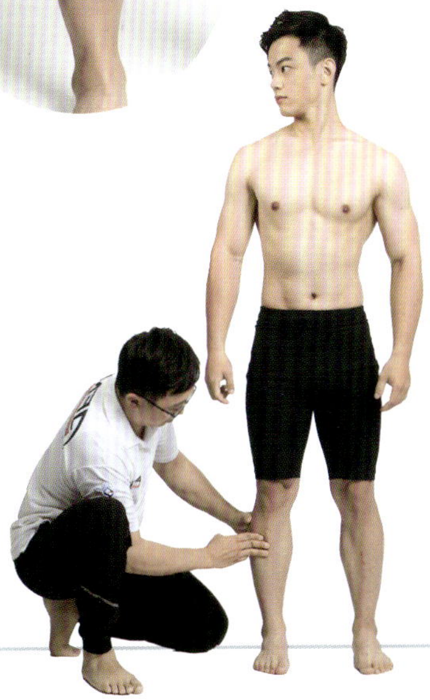

圖例為頭頸轉向左側會引起痠痛。

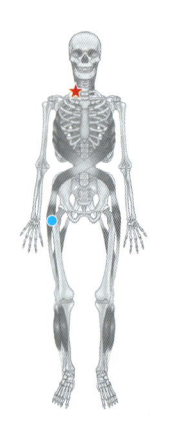

頭頸夾肌・非肩帶區域肌筋膜力線篩檢

同側闊筋膜張肌與髂脛束
(下方次遠段肌筋膜部位)

螺旋線

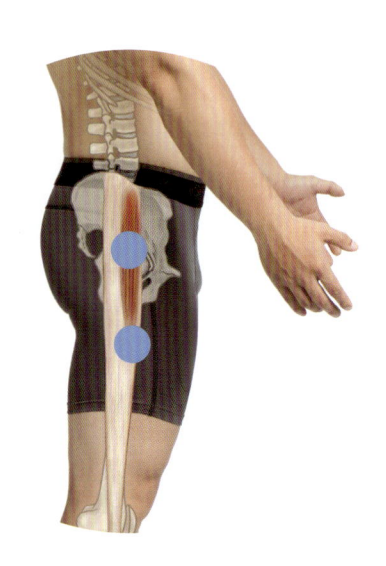

肩頸痠痛ＭＬＳ療法篩檢流程 步驟3

肌筋膜定位

闊筋膜張肌位於骨盆前外側緣，骨盆前緣的骨突點(髂前上棘)往外後方2-3指幅範圍，整個大腿外側即為髂脛束涵蓋的範圍。

肌筋膜力線篩檢

以2-3根手指或手掌深扣住同側闊筋膜張肌或以手掌輕扣住髂脛束(扣住的力道避免引起壓痛)，再將同側闊筋膜張肌或髂脛束向上朝髂骨上緣回縮筋膜，如果原肩頸痠痛能因而暫時獲得緩解，代表同側闊筋膜張肌為關鍵緊繃肌筋膜。

※舉例來說，當右側頭頸夾肌為關鍵緊繃肌肉力線，其下方次遠段肌筋膜則為右側闊筋膜張肌或髂脛束(請參閱P.33第二章螺旋線圖片)。

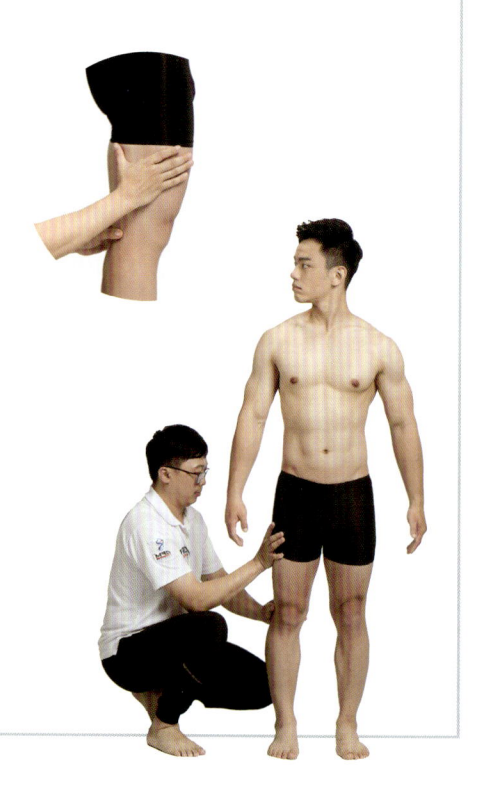

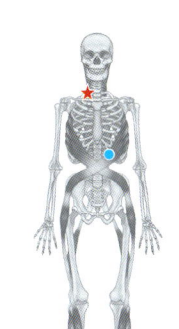

對側腹外斜肌
（下方第三遠段肌筋膜部位）

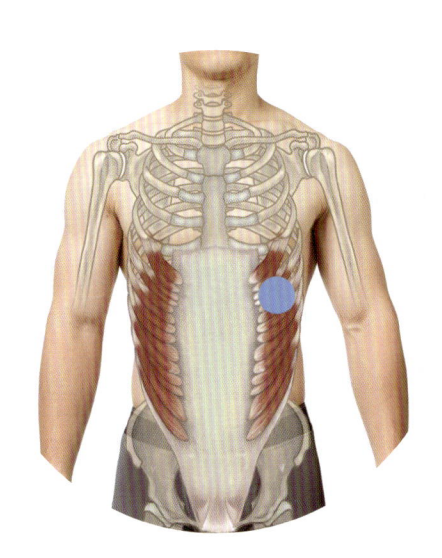

螺旋線

頭頸夾肌・非肩帶區域肌筋膜力線篩檢

肌筋膜定位

位於身體側邊下方肋骨至對側骨盆的腹部區域，篩檢時可直接定位在腹部正前方。

肌筋膜力線篩檢

以手掌扣住腹外斜肌（扣住的力道避免引起壓痛），再將腹外斜肌朝側邊肋骨方向往斜上方回縮筋膜，如果原肩頸痠痛能因而明顯暫時獲得緩解，代表腹外斜肌即為關鍵緊繃肌筋膜。

※舉例來說，當右側頭頸夾肌為關鍵緊繃肌肉力線，其下方第三遠段肌筋膜則為左側腹外斜肌（請參閱 P.33 第二章螺旋線圖片）。

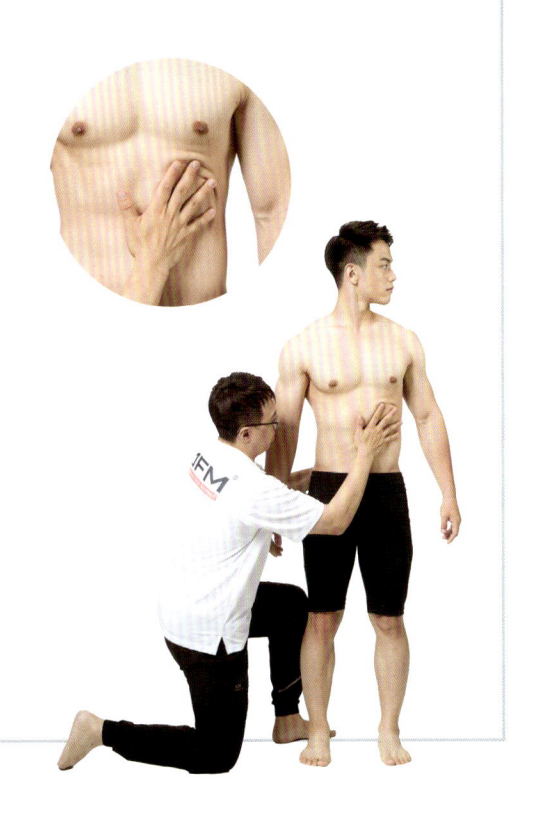

頭頸夾肌・非肩帶區域肌筋膜力線篩檢

對側前鋸肌
（下方第四遠段肌筋膜部位）

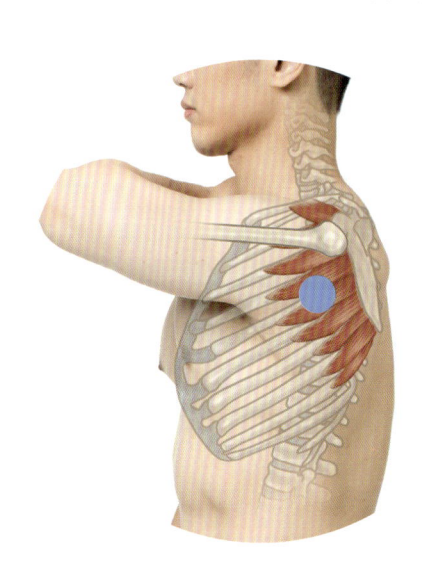

螺旋線

肩頸痠痛MLS療法篩檢流程 步驟3

肌筋膜定位

位於腋下下方的身體外側肋骨區域，大約一個手掌範圍。

肌筋膜力線篩檢

以手掌扣住前鋸肌（扣住的力道避免引起壓痛），再將前鋸肌朝腋下後側方向往斜上方回縮筋膜，如果原肩頸痠痛能因而明顯暫時獲得緩解，代表前鋸肌即為關鍵緊繃肌筋膜。

※舉例來說，當右側頭頸夾肌為關鍵緊繃肌肉力線，其下方第四遠段肌筋膜則為左側前鋸肌（請參閱第二章P.33螺旋線圖片）。

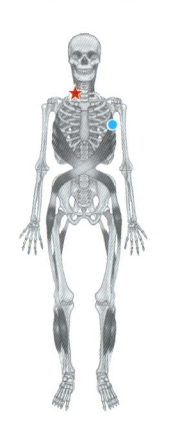

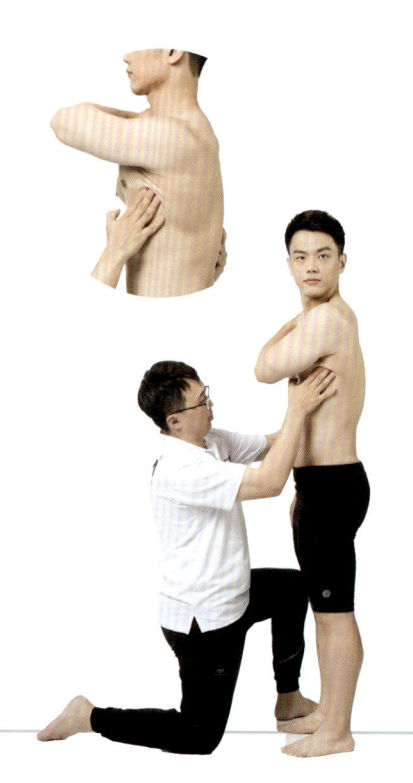

PART 4

頭頸夾肌 · 非肩帶區域肌筋膜力線篩檢

頭頸夾肌

螺旋線

當篩檢完螺旋線上的其它肌筋膜部位，都未發現能明顯緩解肩頸痠痛的關鍵緊繃肌筋膜時，則代表該肩頸痠痛只單純受頭頸夾肌這條「關鍵緊繃肌肉力線」的影響，無受螺旋線上其它肌筋膜緊繃的牽扯，後續將鎖定頭頸夾肌作為鬆解的部位，同時進一步篩檢側線是否存在關鍵緊繃肌筋膜。

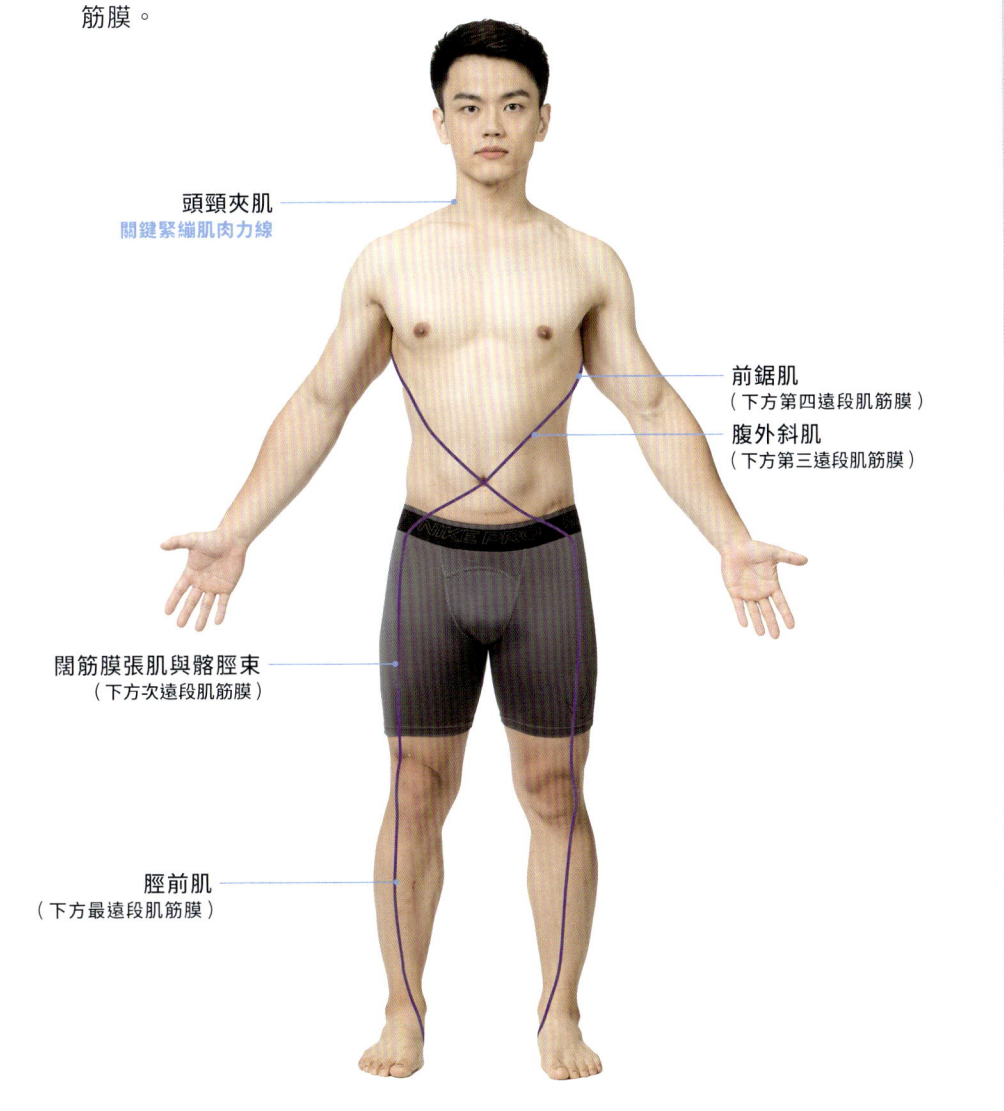

肩頸痠痛MLS療法檢篩流程 步驟3

頭頸夾肌
關鍵緊繃肌肉力線

前鋸肌
（下方第四遠段肌筋膜）

腹外斜肌
（下方第三遠段肌筋膜）

闊筋膜張肌與髂脛束
（下方次遠段肌筋膜）

脛前肌
（下方最遠段肌筋膜）

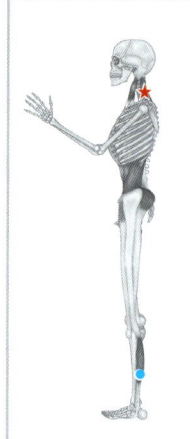

頭頸夾肌・非肩帶區域肌筋膜力線篩檢

腓骨長肌
（下方最遠段肌筋膜部位）

側線

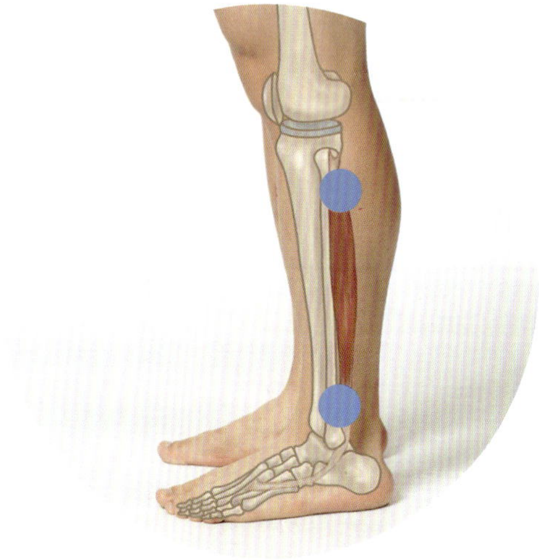

肌筋膜定位

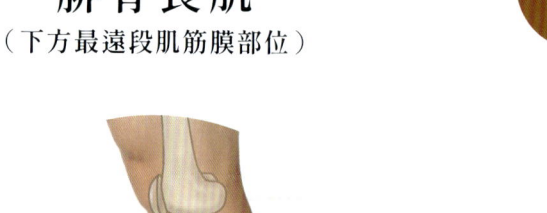

位於小腿外側，沿著小腿外側上的整個腓骨範圍。

肌筋膜力線篩檢

以手掌輕扣腓骨長肌（扣住的力道避免引起壓痛），再將腓骨長肌朝頭部方向往上方回縮筋膜，如果原肩頸痠痛因而明顯暫時獲得緩解，代表腓骨長肌為關鍵緊繃肌筋膜。

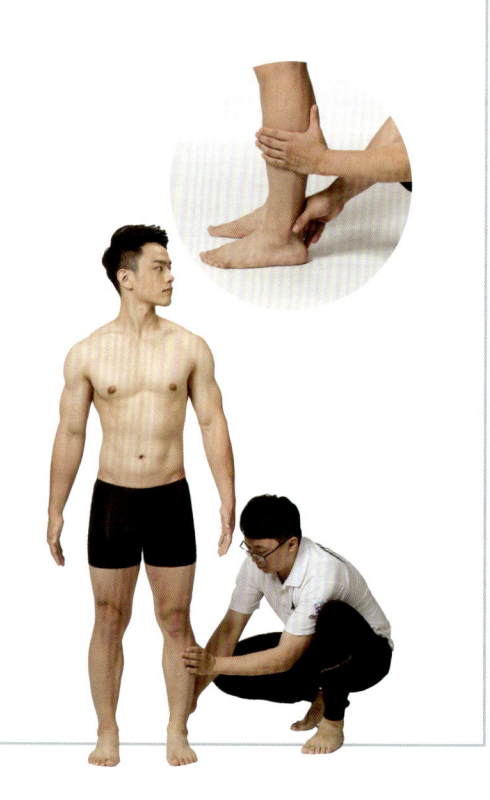

PART 4

頭頸夾肌・非肩帶區域肌筋膜力線篩檢

闊筋膜張肌與髂脛束
(下方次遠段肌筋膜部位)

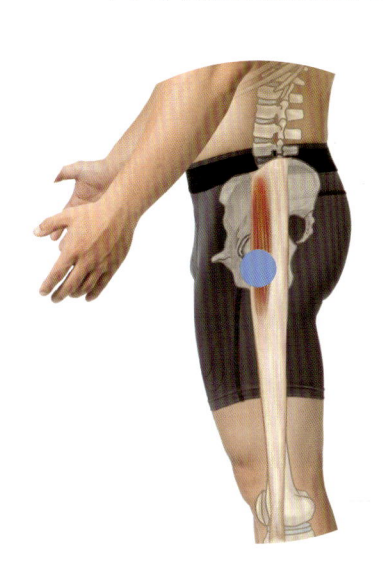

側線

肩頸痠痛MLS療法檢篩流程 步驟3

肌筋膜定位

位於大腿外側，沿著大腿外側中間約3-4指幅的寬距。

肌筋膜力線篩檢

以手掌穩固扣住髂脛束（扣住的力道避免引起壓痛）上，再將髂脛束朝頭部方向往上方回縮筋膜，如果原肩頸痠痛能因而明顯暫時獲得緩解，則代表闊筋膜張肌與髂脛束為關鍵緊繃肌筋膜。

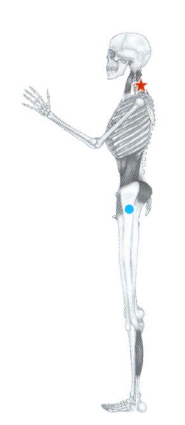

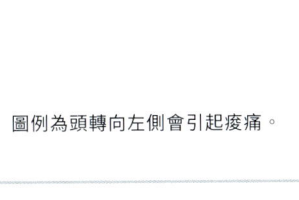

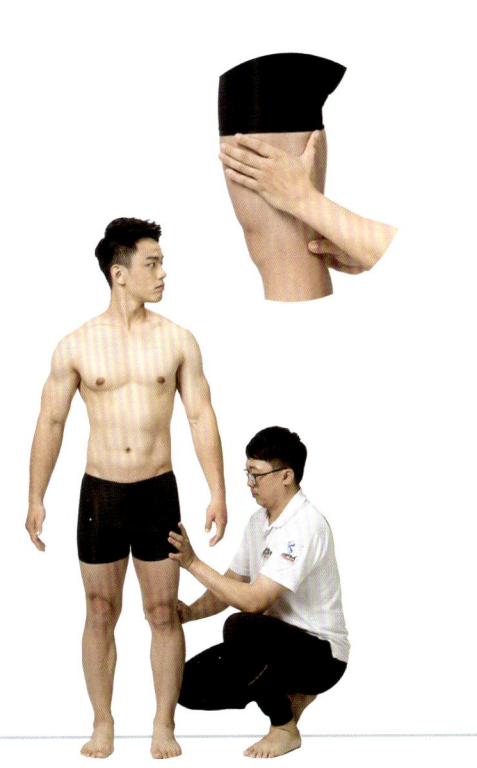

圖例為頭轉向左側會引起痠痛。

89

頭頸夾肌・非肩帶區域肌筋膜力線篩檢

外側腹壁筋膜
（下方第三遠段肌筋膜部位）

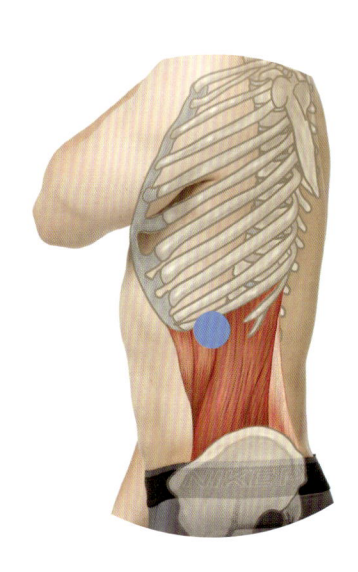

側線

肩頸痠痛MLS療法篩檢流程 步驟3

肌筋膜定位

位於軀幹外側，沿著身體外側中間約3-4指幅範圍。

肌筋膜力線篩檢

以手掌輕扣住腹外壁筋膜（扣住的力道避免引起壓痛），再將腹外壁筋膜朝頭部方向往上方回縮筋膜，如果原肩頸痠痛能因而明顯暫時獲得緩解，則代表腹外壁筋膜為關鍵緊繃肌筋膜。

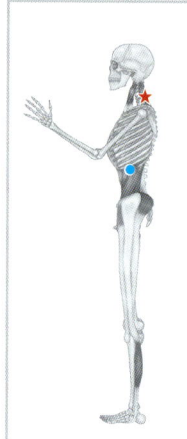

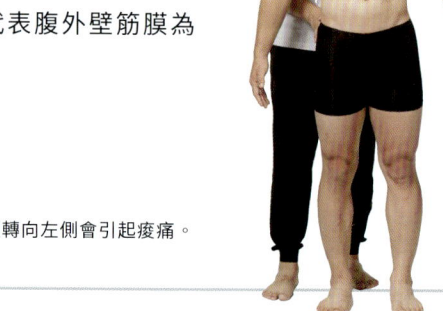

圖例為頭轉向左側會引起痠痛。

90

頭頸夾肌

頭頸夾肌・非肩帶區域肌筋膜力線篩檢

側線

當篩檢完側線上的其它肌筋膜部位後，都未發現能明顯緩解肩頸痠痛的關鍵緊繃肌筋膜時，則代表該肩頸痠痛單純只受頭頸夾肌這條「關鍵緊繃肌肉力線」的影響，無受側線上其它肌筋膜緊繃的牽扯，後續將鎖定頭頸夾肌作為鬆解的部位。

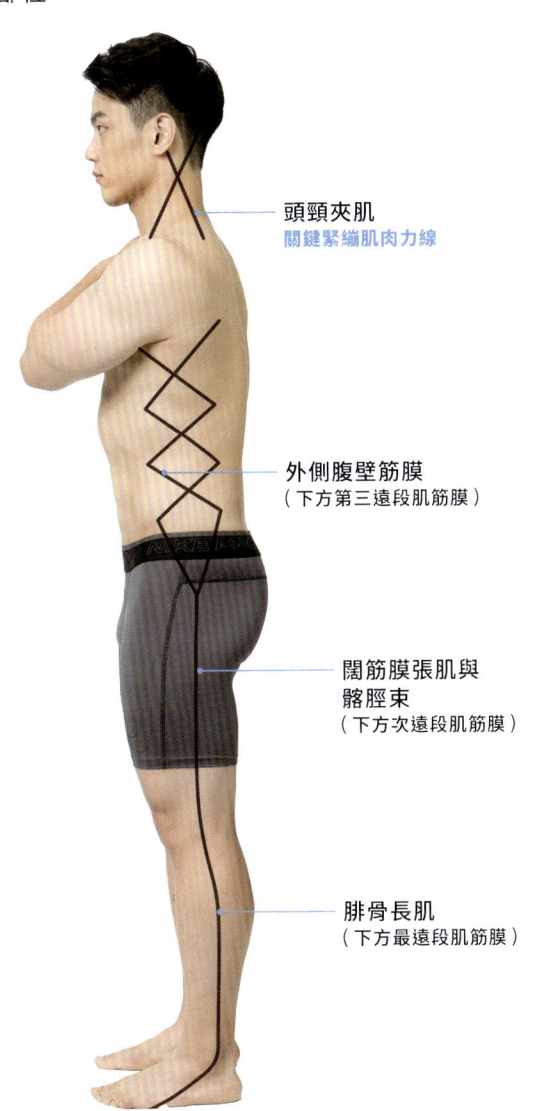

頭頸夾肌
關鍵緊繃肌肉力線

外側腹壁筋膜
（下方第三遠段肌筋膜）

闊筋膜張肌與髂脛束
（下方次遠段肌筋膜）

腓骨長肌
（下方最遠段肌筋膜）

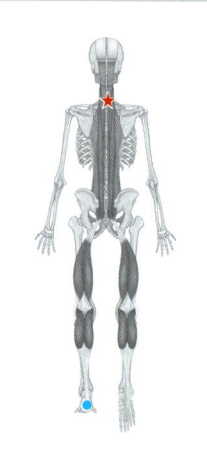

頸部豎脊肌・非肩帶區域肌筋膜力線篩檢

足底筋膜
（下方最遠段肌筋膜部位）

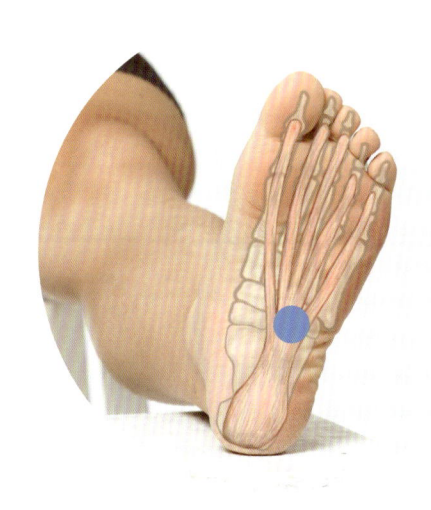

淺背線

肩頸痠痛MLS療法篩檢流程 步驟3

肌筋膜定位

位於腳底區域，從腳跟至腳尖之前的掌面範圍。

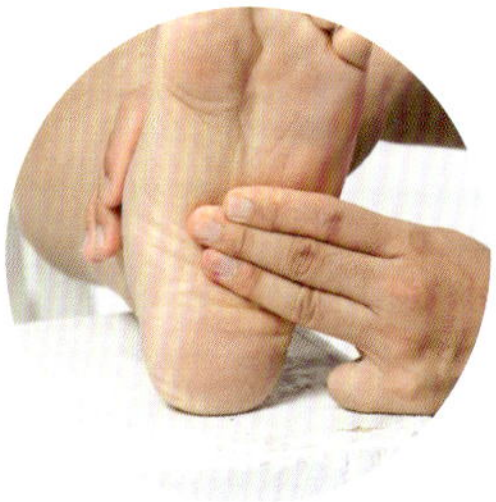

肌筋膜力線篩檢

以3根手指輕扣住足底筋膜（扣住的力道避免引起壓痛），再將足底筋膜朝腳跟方向回縮筋膜，如果原肩頸痠痛能因而明顯暫時獲得緩解，代表足底筋膜為關鍵緊繃肌筋膜。

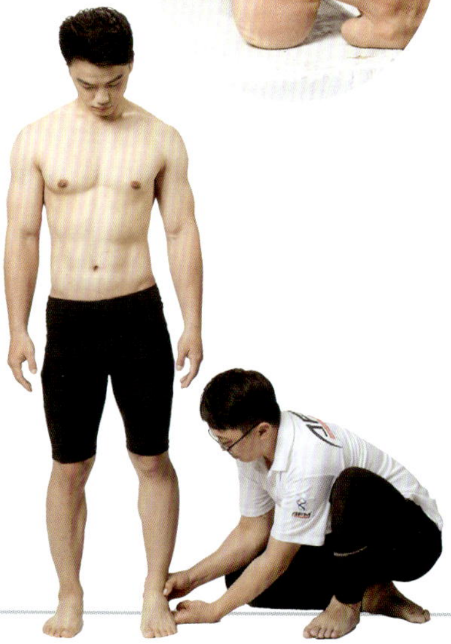

圖例為頭向前傾會引起痠痛。

92

頸部豎脊肌・非肩帶區域肌筋膜力線篩檢

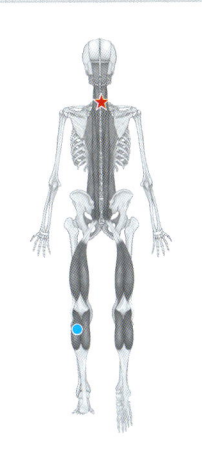

腓腸肌
（下方次遠段肌筋膜部位）

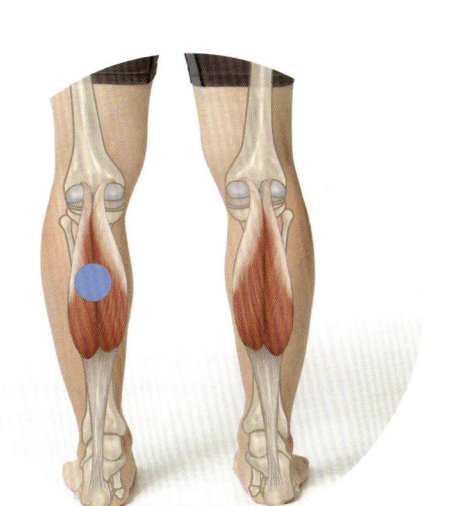

淺背線

肌筋膜定位

位於小腿後側。

肌筋膜力線篩檢

以手掌環扣住腓腸肌（扣住的力道避免引起壓痛），再將腓腸肌朝頭部方向往上方回縮筋膜，如果原肩頸痠痛能因而明顯暫時獲得緩解，代表腓腸肌則為關鍵緊繃肌筋膜。

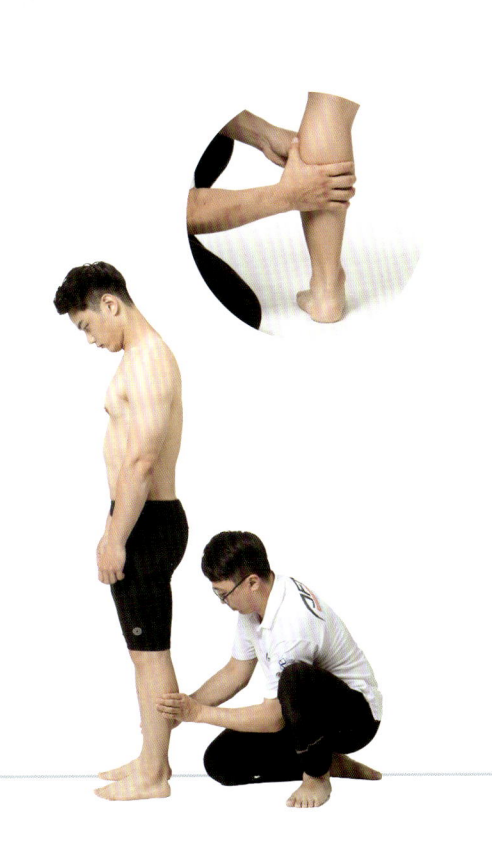

圖例為頭向前傾會引起痠痛。

頸部豎脊肌・非肩帶區域肌筋膜力線篩檢

膕旁肌
（下方第三遠段肌筋膜部位）

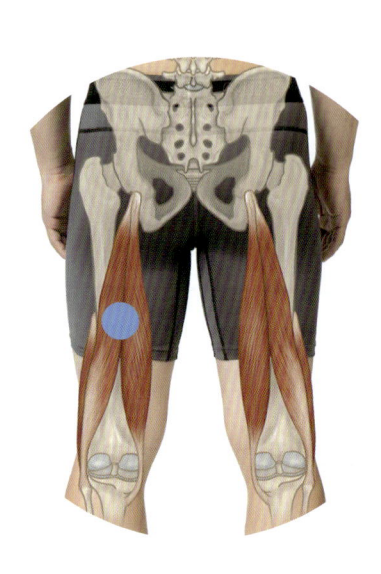

淺背線

肩頸痠痛MLS療法篩檢流程 步驟3

肌筋膜定位
位於大腿後側。

肌筋膜力線篩檢
以手掌環扣住膕旁肌（扣住的力道避免引起壓痛），再將膕旁肌朝頭部方向往上方回縮筋膜，如果原肩頸痠痛能因而明顯暫時獲得緩解，代表膕旁肌則為關鍵緊繃肌筋膜。

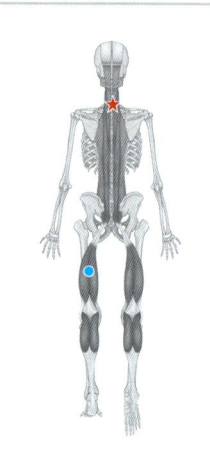

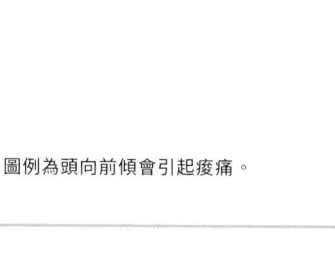

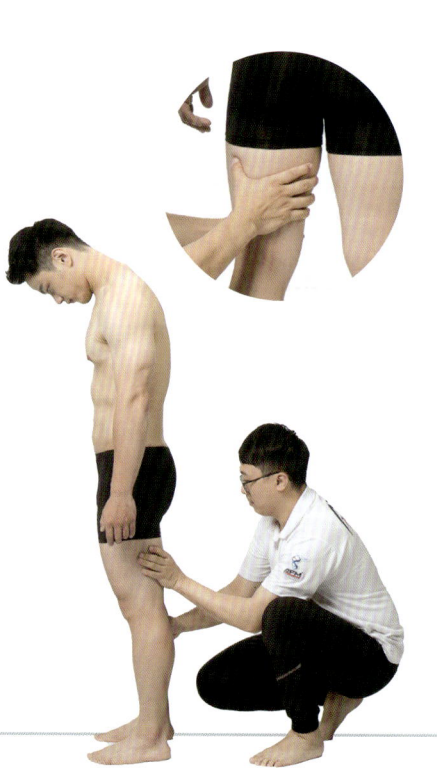

圖例為頭向前傾會引起痠痛。

94

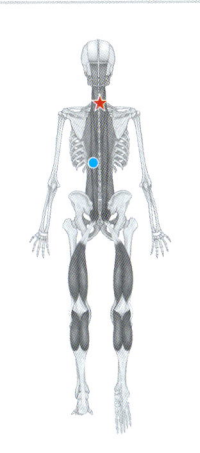

PART 4

頸部豎脊肌・非肩帶區域肌筋膜力線篩檢

腰部與背部豎脊肌
（下方第四遠段肌筋膜部位）

淺背線

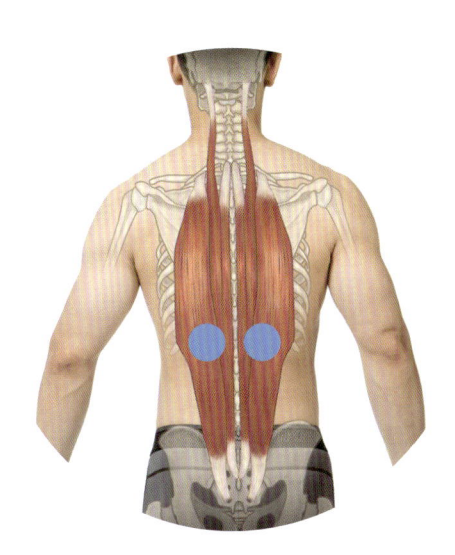

肩頸痠痛MLS療法檢篩流程 步驟3

肌筋膜定位

位於身體後側脊椎兩旁的背肌，依序為腰部、下背、中背與上背區域。

肌筋膜力線篩檢

以手掌深扣住豎脊肌（扣住的力道避免引起壓痛），再將豎脊肌朝頭部方向往上方回縮筋膜，如果原肩頸痠痛能因而明顯暫時獲得緩解，代表豎脊肌為關鍵緊繃肌筋膜。

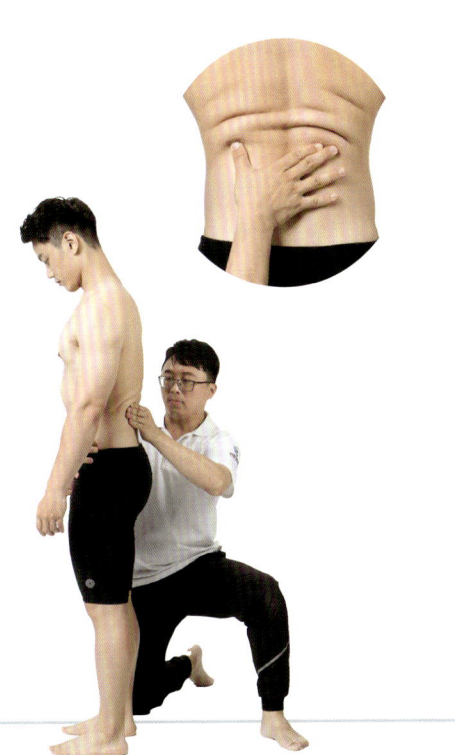

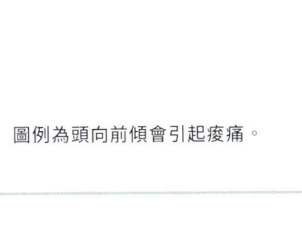

圖例為頭向前傾會引起痠痛。

95

頸部豎脊肌・非肩帶區域肌筋膜力線篩檢

枕下肌群
（上方最遠段肌筋膜部位）

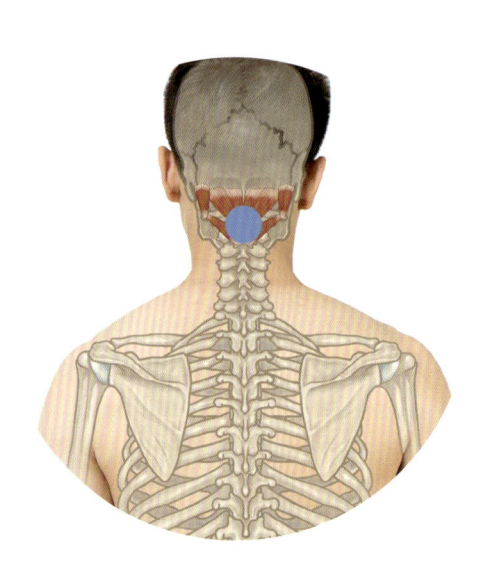

淺背線

肌筋膜定位
位於後腦勺下方凹處。

肌筋膜力線篩檢
以拇指深扣入枕下肌群（扣住的力道避免引起壓痛），再將枕下肌群朝頸部方向往下方回縮筋膜，如果原肩頸痠痛能因而明顯暫時獲得緩解，代表枕下肌群為關鍵緊繃肌筋膜。

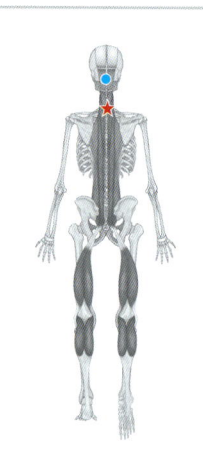

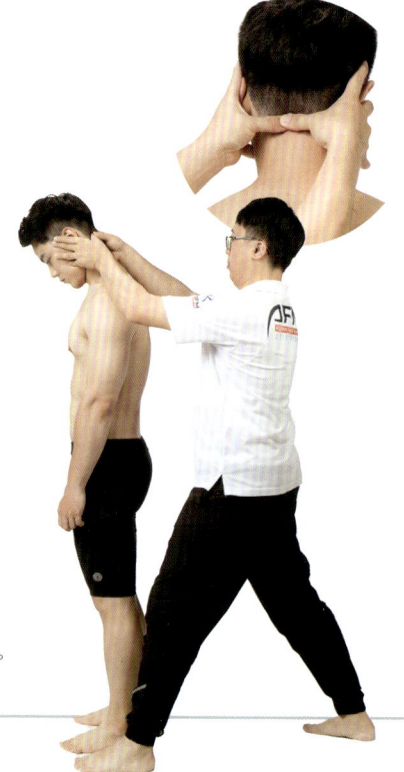

圖例為頭向前傾會引起痠痛。

頸部豎脊肌 · 非肩帶區域肌筋膜力線篩檢

頸部豎脊肌

淺背線

當篩檢完淺背線上的其它肌筋膜部位，都未發現能明顯緩解肩頸痠痛的關鍵緊繃肌筋膜時，代表該肩頸痠痛只單純受頸部豎脊肌這條「關鍵緊繃肌肉力線」的影響，無受淺背線上其它肌筋膜緊繃的牽扯，後續將鎖定頸部豎脊肌作為鬆解的部位。

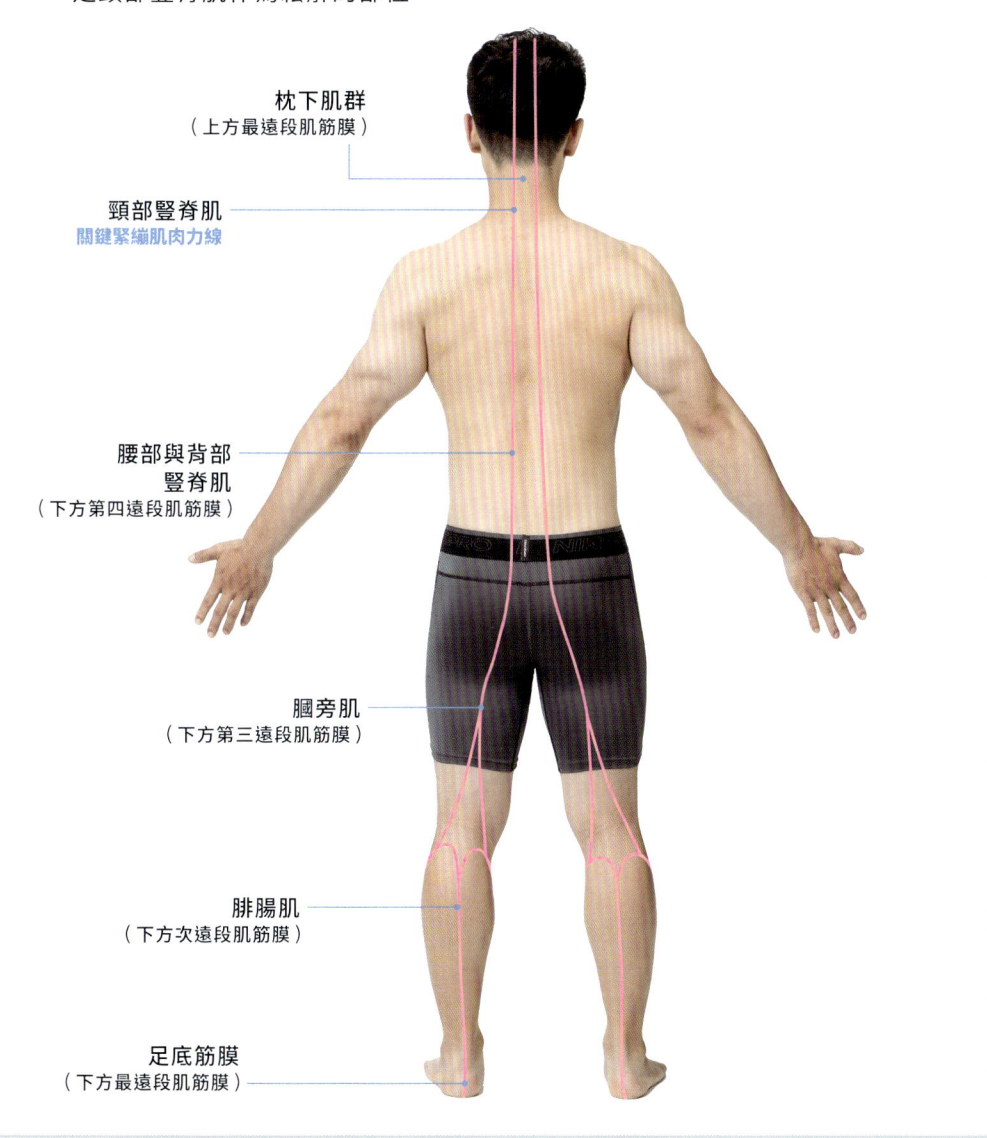

枕下肌群
（上方最遠段肌筋膜）

頸部豎脊肌
關鍵緊繃肌肉力線

腰部與背部
豎脊肌
（下方第四遠段肌筋膜）

膕旁肌
（下方第三遠段肌筋膜）

腓腸肌
（下方次遠段肌筋膜）

足底筋膜
（下方最遠段肌筋膜）

個案範例分析

落枕右肩胛痠痛

A個案主訴出遊住飯店，睡一晚後隔天開始脖子就落枕難以轉動，如果刻意轉動脖子時，則會感覺左側肩胛痠痛。

以下依據A個案的痠痛抱怨，透過MLS療法程序，示範如何找出真正該放鬆的部位。

步驟1 確認誘發痠痛的時機

A個案的誘痛姿勢與時機為：脖子朝左側轉頭時，右側肩胛會感到痠痛。

執行順序1
將兩側肩膀被動聳肩：
確認肩帶區域肌肉力線是否影響痠痛

對A個案進行兩側肩膀被動聳肩，再請A個案嘗試脖子朝左側轉頭時，他可感覺到右側肩胛痠痛強度明顯緩解一半。

──表示A個案有50%的痠痛與肩帶區域肌肉力線緊繃有關。

執行順序2
輪流進行單邊肩膀被動聳肩：
確認影響痠痛的元凶在左側或右側

膀輪流進行單側肩膀被動聳肩，再個別嘗試脖子朝左側轉頭時，發現右側肩膀被動聳肩時能明顯緩解右側肩胛痠痛，而對左側進行被動聳肩則無法緩解痠痛。

──表示影響A個案的關鍵緊繃肩帶肌肉力線位於右側。

步驟2 找出關鍵緊繃肌肉力線

執行順序3
逐一個別篩檢肌肉力線：
確認關鍵緊繃肌肉是哪一條

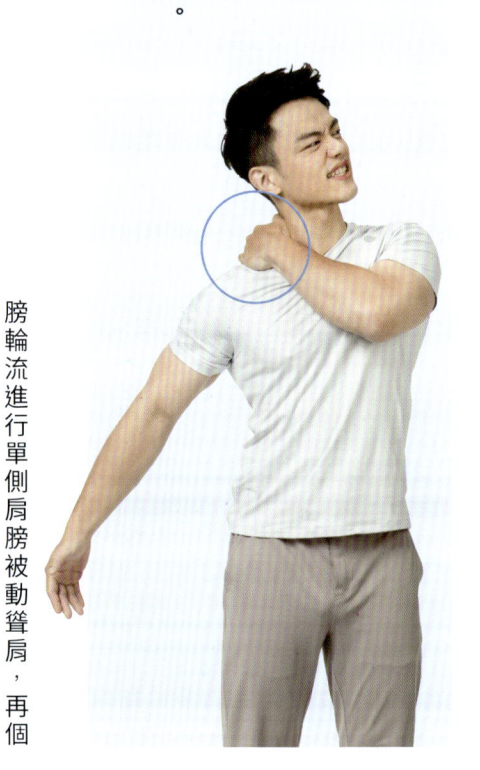

首先進行肩帶區域肌肉力線縮短篩檢。進一步請A個案分別對左側與右側肩線，接著再逐一縮短右側肩帶區域肌肉力線，發現A個案在縮短右側上斜方肌的情況下，頭轉左側時，能明顯緩解

PART 4

——右側肩胛痠痛。

——代表影響A個案的關鍵緊繃肩帶肌肉力線為「右側上斜方肌」。

接續進行非肩帶區域肌肉力線縮篩檢。

由於前面步驟發現只有50%痠痛與肩帶區域肌肉有關，另一半的痠痛原因可能藏在非肩帶區域肌肉力線中，因此要接續進行非肩帶區域肌肉力線縮短篩檢技巧，結果發現只有縮短左側斜角肌肌肉力線時，能稍緩解頭轉左側過程的右側肩胛痠痛，大約能緩解30%的痠痛程度。

——表示另一小部分影響A個案痠痛原因來自「左側斜角肌」這條非肩帶區域的關鍵緊繃肌肉力線。

如果進一步將右側上斜方肌與左側斜角肌同時肌肉力線縮短，再做一次頭朝左側旋轉時，右側肩胛痠痛的程度可大幅減少80%左右。

——表示影響A個案痠痛類型大部分來自肌筋膜緊繃（右側上斜方肌與左側

斜角肌），因同時將兩條關鍵緊繃肌肉力線縮短後，並未能完全讓右側肩胛的痠痛原因消失，這也暗指另有一小部分痠痛原因來自肌筋膜緊繃以外的問題，有可能是頸椎關節有些微卡住現象。

步驟3 找出關鍵緊繃肌筋膜

依據 步驟2 肌肉力線縮短篩檢出的關鍵緊繃肌肉力線有兩條：「右側上斜方肌」與「左側斜角肌」。接下來要進一步從肌筋膜力線上尋找，是否有關鍵緊繃的肌筋膜部位，此為真正要放鬆的位置。

「右側上斜方肌」要篩檢「右側淺背臂線」

分別從A個案這條肌筋膜力線最遠端的肌筋膜部位依序往上縮短肌筋膜力線，發現縮短右側手腕部伸肌群後再將頭轉向右側時，能明顯緩解左肩胛痠痛。

——表示影響A個案的關鍵緊繃肌筋膜力線為「右側手腕部伸肌群」。

「左側斜角肌」要篩檢「左側深前線」

分別從A個案這條肌筋膜力線最遠端的肌筋膜部位依序往上縮短肌筋膜力線，發現縮短左側髖內收肌後再頭轉右側時，能明顯緩解左肩胛痠痛。

——表示影響A個案的關鍵緊繃肌筋膜力線為「左側髖內收肌」。

總結

以MLS療法舒緩A個案落枕相關的右側肩胛痠痛問題，主要針對「右側手腕部伸肌群」與「左側髖內收肌」進行按摩放鬆（可參考第六章關於這兩條肌肉群的放鬆方式），就有助於緩解其肩胛痠痛困擾。

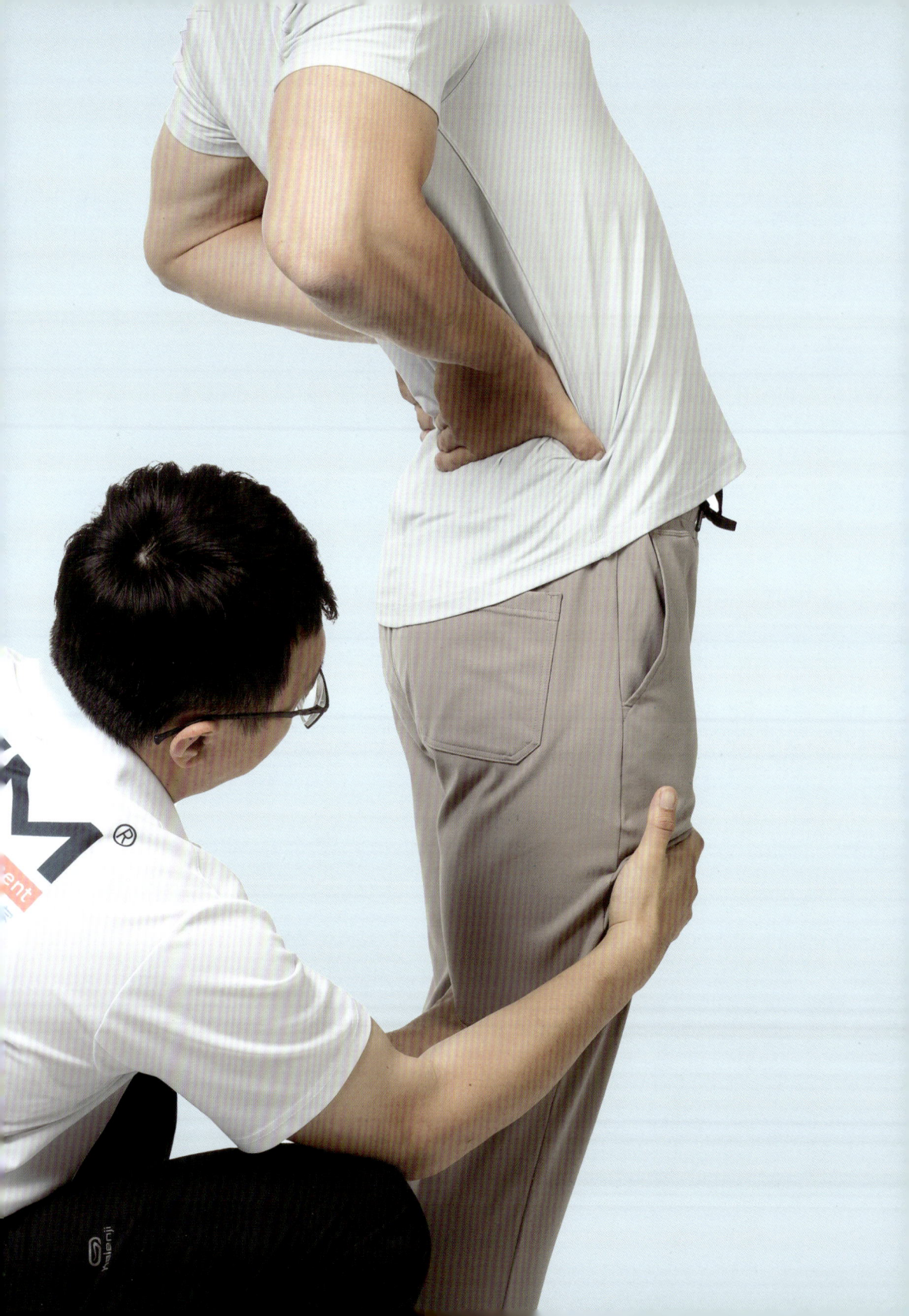

5

腰痠背痛──肌筋膜力線篩檢療法
MLS method

腰痠背痛 MLS 療法 流程提要

影響腰臀部位的腰痠背痛，與軀幹及骨盆區域的肌肉力線緊繃有關，而這兩區域所連結的肌肉力線相較多且複雜，藉由 MLS 療法獨特的肌肉力線篩檢與肌筋膜力線篩檢，找出影響痠痛的關鍵緊繃肌筋膜，直接對其進行簡單的按摩放鬆就有助於緩解生活中的腰痠背痛。

1　確認誘發痠痛的時機
P.110-127

進行 MLS 療法前，針對類型 A-C 四種腰痠情境首要確認何種特定姿勢與動作會引起腰痠背痛？受檢者須維持在該誘痛姿勢與動作下，執行肌肉力線與肌筋膜力線篩檢。類型 A、B 腰痛情境（P.109）；類型 C 腰痛情境（P.119）；類型 D 腰痛情境（P.127）。

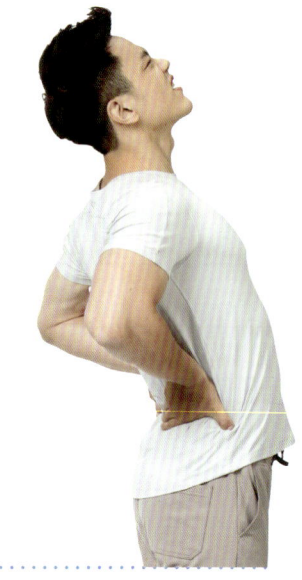

2　找出關鍵緊繃肌肉力線
P.110-148

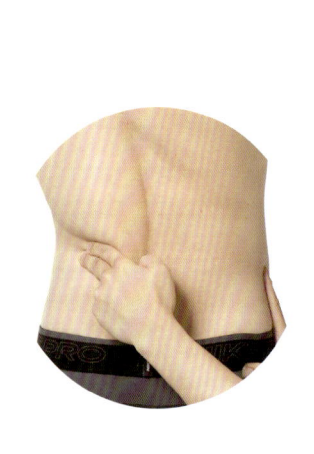

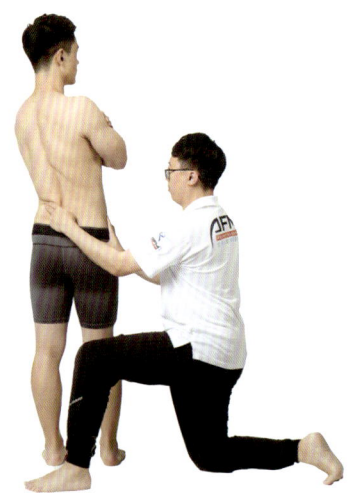

確認誘痛姿勢或動作後，要在該誘痛時機進行肌肉力線篩檢，初步找出腰部痠痛的壓力來源，篩檢出是哪一條靠近骨盆或軀幹的肌肉力線能讓腰痠背痛暫時緩解。類型 A 與 B 腰痠情境肌肉力線篩檢（P.110-118）。類型 C 肌肉力線篩檢（P.119-126）。類型 D 肌肉力線篩檢（P.127-148）。

3　找出關鍵緊繃肌筋膜
P.149-191

針對已篩檢出的「關鍵緊繃肌肉力線」，進一步沿著與之相連的「肌筋膜力線」，依序在肌筋膜力線的各部位進行「肌筋膜力線縮短」篩檢程序，找出主要影響腰痠背痛的肌筋膜元凶——關鍵緊繃肌筋膜。

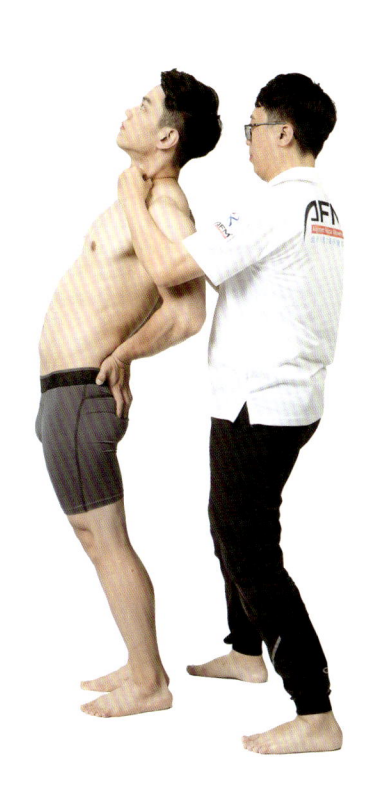

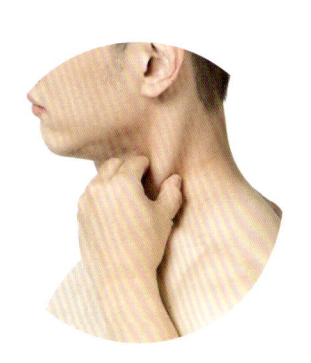

4　放鬆關鍵緊繃肌筋膜
P.196-219

針對篩檢出的「關鍵緊繃肌筋膜」進行按摩與放鬆。只要能找到真正需要放鬆的區域，即使只是簡單的按摩或伸展，都能達到一定的舒緩痠痛成效。

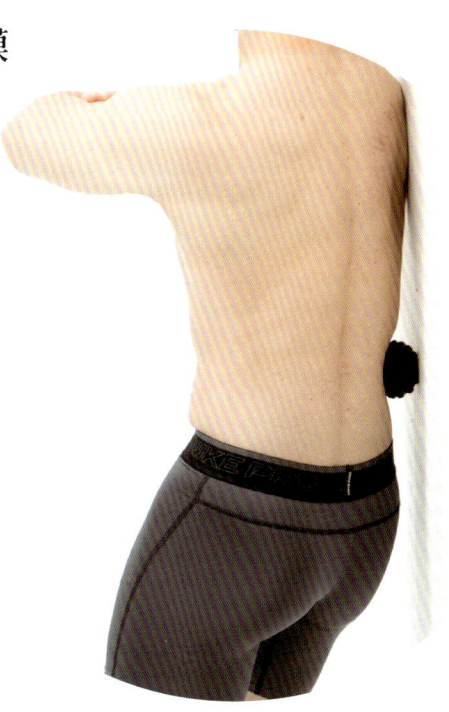

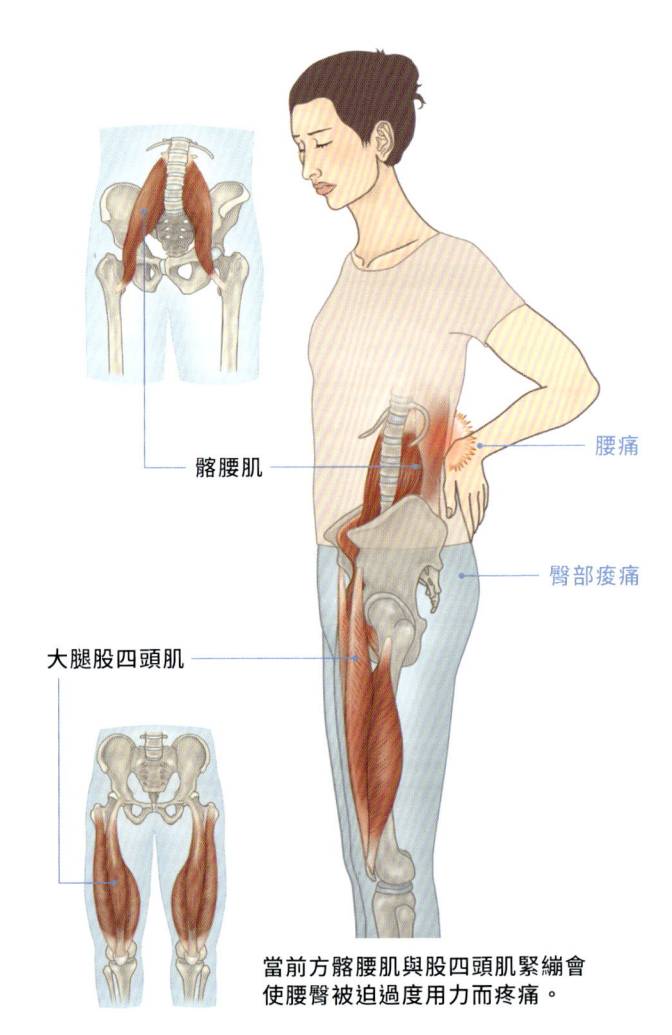

談到腰痠背痛，由於痠痛的部位大多發生在「身體背側」，這樣的痠痛經驗造就多數人只把目光聚焦在「背肌」上，誤以為「腰痠＝背肌太緊繃」，而理所當然地認為只要腰痠就應該針對「背肌」進行一系列的拉筋伸展與按摩放鬆。

其實八成以上的腰痠和背肌緊繃無關，多數情況的腰痠感受是來自「腰臀區域的肌群被迫過度用力」。

腰痠其實是「腰臀區域的肌群被迫過度用力」

只要身體的肌筋膜張力能維持適度平衡，同時脊椎與骨盆區域也未承受任何壓力，通常腰臀區域的肌群往往無須特別費力，就能夠輕鬆維持直立的姿勢。

當身體的肌筋膜失衡，某些方向的肌筋膜特別緊繃時，身體如要維持直立姿勢或朝某些方向活動，腰臀區域某些肌群就要比往常出更多力，當過度出力的腰臀肌群達到某個疲乏臨界值時，腰臀背痛的感受就逐漸產生。

影響腰臀部位的腰痠，與軀幹區域及骨盆區域所連結的肌肉力線緊繃有關，而這兩區域的肌肉力線緊繃，而多且更複雜，如果單靠傳統藉由觸摸每條肌群是否緊繃，作為判定與腰痠有關的依據，會較費時、沒效率，有甚者常會出現明明摸起來緊繃僵硬的肌群，但實際放鬆後才發現它和目前所困擾的腰痠問題並無關聯，MLS療法能突破這困境，找出真正與腰痠有關的緊繃肌筋膜部位。

本章將介紹如何運用MLS療法解決生活中源於肌筋膜所致的腰痠背痛，藉由獨特的肌肉力線篩檢與肌筋膜力線篩檢，從眾多肌筋膜中找出真

髂腰肌

大腿股四頭肌

腰痛

臀部痠痛

當前方髂腰肌與股四頭肌緊繃會使腰臀被迫過度用力而疼痛。

104

限制腰臀的肌肉力線

正影響腰痠的肌筋膜部位，只要能真正找出影響痠痛的關鍵緊繃肌筋膜，直接對其進行簡單的按摩放鬆就有助於緩解生活中的腰痠。

有關腰臀區域的肌肉力線，可進一步區分為「骨盆區域肌肉力線」以及「軀幹區域肌肉力線」。

骨盆區域肌肉力線

指附著在骨盆周圍的肌肉力線中，主要會限制「骨盆活動」的肌肉力線。

包含髂肌、股四頭肌、髖內收肌、臀中肌、闊筋膜張肌、膕旁肌、臀大肌、梨狀肌。

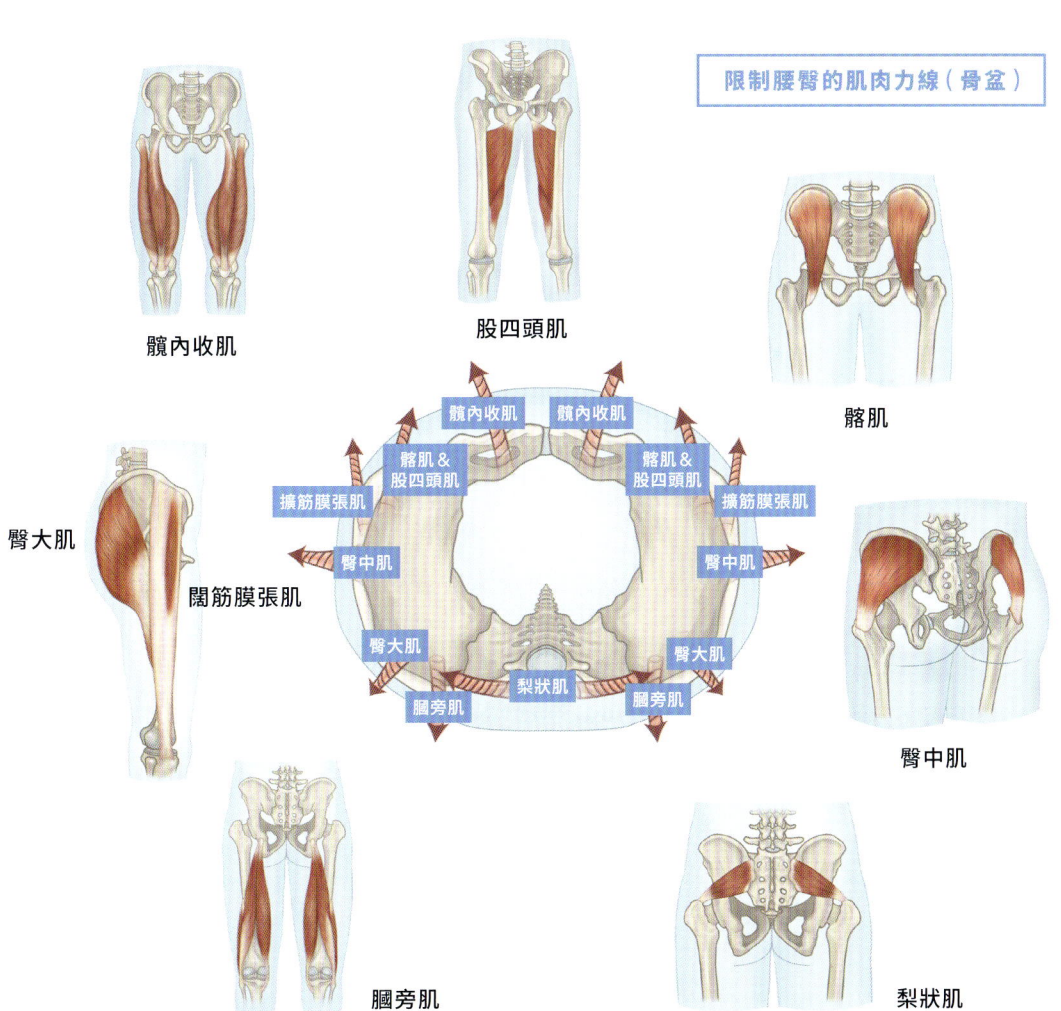

軀幹區域肌肉力線

指附著在軀幹周圍的肌肉力線中，主要會限制「軀幹活動」的肌肉力線。

包含腰大肌、腹直肌、腹外斜肌、腰方肌、闊背肌、豎脊肌、橫膈膜。

限制腰臀的肌肉力線（骨盆）

髖內收肌

股四頭肌

髂肌

臀大肌

闊筋膜張肌

臀中肌

膕旁肌

梨狀肌

105

限制腰臀的肌肉力線（軀幹）

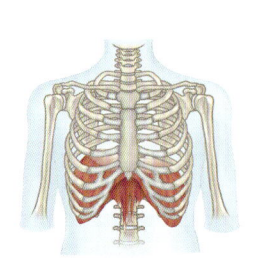

横膈膜

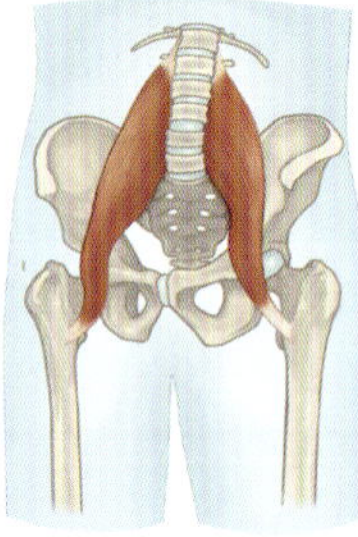

腰大肌

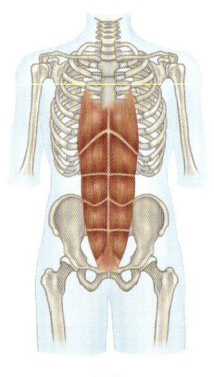

腹直肌

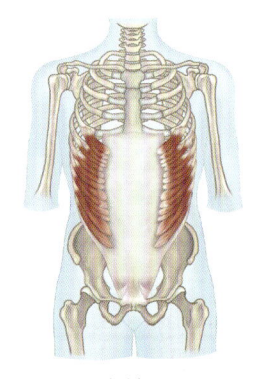

腹斜肌

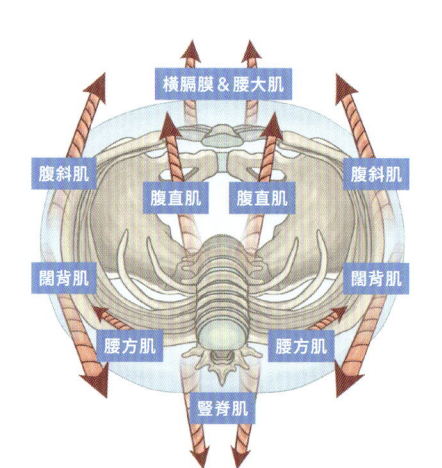

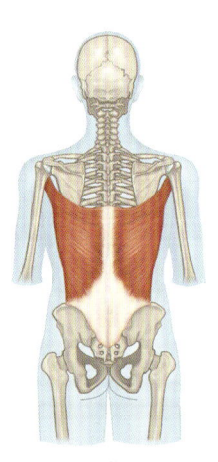

橫膈膜 & 腰大肌
腹斜肌
腹直肌
闊背肌
腰方肌
豎脊肌 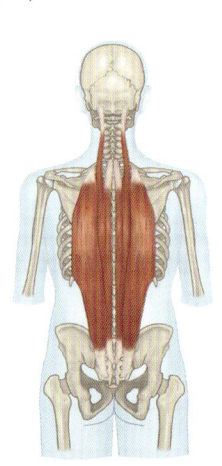

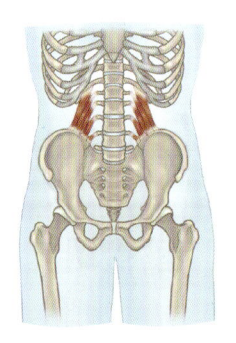

腰方肌

豎脊肌

闊背肌

腰痠背痛的基本痛源與誘痛情境分類

進行MLS療法程序之前，需先確認你的腰部痠痛是「什麼腰痛類型？」或「何種誘痛情境？」依「腰痠痛源」可以簡單分為兩類：

1 骨盆痛源型腰痛

此類型腰痛是指其疼痛源頭來自「骨盆」周圍組織遭受壓力所產生的腰痛。

2 非骨盆痛源型腰痛

該類型腰痛是指其疼痛源頭來自「骨盆以外」的周圍組織（例如：腰椎或胸椎）承受壓力所造成的腰痛。

如何分辨腰痛是屬於「骨盆痛源型」還是「非骨盆痛源型」？

可在會引起腰痛的誘痛姿勢或動作下「轉動骨盆」，觀察腰痛是否會隨著骨盆轉動，而出現疼痛強度的變化。

腰痠背痛的基本痛源分類

非骨盆痛源型腰痛　　　　　骨盆痛源型腰痛

「轉動骨盆」方式是將雙手分別固定在骨盆前緣的骨頭突出處（髂前上棘）與骨盆後緣骨頭突出處（髂後上棘），進一步對骨盆進行向前轉動與向後轉動，轉動骨盆的力道不可對身體產生額外的連動，以免干擾檢查結果。

1 骨盆痛源型腰痛

當腰痛會隨著「骨盆轉動」，而出現疼痛或較為緩解等腰痛強度的變化時，代表你的腰痛屬於「骨盆痛源型」。

2 非骨盆痛源型腰痛

當腰痛不會隨著「骨盆轉動」，而出現疼痛強度的變化時，代表你的腰痛屬於「非骨盆痛源型」。

除了確認腰痛類型，還要釐清你的腰痠背痛是屬於哪一種誘痛情境，大體上依據引起痠痛的時機，可分為以下兩大類型：

1 靜態姿勢下的腰痠背痛

是指引起腰部痠痛的時機主要發生在身體靜止不動、維持特定姿勢期間。

2 動態動作下的腰痠背痛

是指引起腰部痠痛的時機主要發生在腰部做某些特定動作期間。

> **!** 有時可能在轉動骨盆過程中，會不小心間接改變原本誘發疼痛的姿勢與動作，例如：原軀幹後仰會誘發疼痛，卻在轉動骨盆過程，不小心牽動身體產生些微扭轉，此刻已非原本的軀幹後仰誘痛動作，而是軀幹後仰合併身體扭轉動作，易因身體已偏離原本誘痛情境，而誤判結果，故建議重複檢測幾次。

分辨腰痠背痛的痛源方法

以雙手轉動受試者骨盆（如圖中三種方式），
可改善腰痛即為「骨盆痛源型腰痛」，如不可改善腰痛則為「非骨盆痛源型腰痛」。

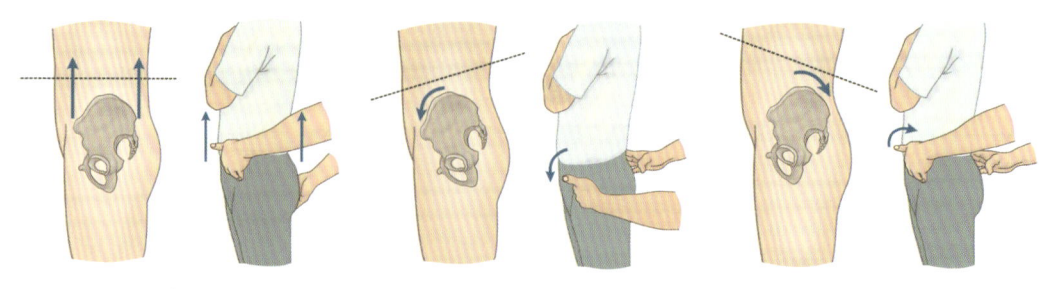

| 上提骨盆 | 前轉骨盆 | 後轉骨盆 |

108

PART 5

針對腰痠背痛的MLS療法執行原則

腰痠背痛的MLS療法篩檢流程相較肩頸痠痛較為複雜，篩檢前需要將腰部痠痛狀況依「腰痠痛源的類型」以及「誘痛情境」分成類型A到D四種型態，每種腰痠型態其篩檢流程以及要篩檢的肌肉力線都有些不同，進行後續篩檢程序前，可先判斷你是屬於哪一種腰痠型態，再依腰痠型態執行後續篩檢流程，找出關鍵緊繃肌肉力線。

類型A腰痠情境

「骨盆痛源型靜態姿勢腰痠」

類型A腰痠情境屬於「骨盆痛源型」腰痠（判讀腰痠情境類型方式請參考P.107），同時引起腰痠的誘痛情境是在靜態不活動維持特定姿勢下就會引起腰痠。類型A腰痠情境的MLS療法篩檢流程會在該誘痛姿勢下，以徒手方式針對「骨盆區域肌肉力線」進行肌肉力線縮短，從「骨盆區域肌肉力線」中找出關鍵緊繃肌肉力線。

類型B腰痠情境

「骨盆痛源型動態動作腰痠」

類型B腰痠情境屬於「骨盆痛源型」腰痠，同時引起腰痠的誘痛情境是在身體做特定動作時就會引起腰痠。類型B腰痠情境的MLS療法篩檢流程會在該誘痛動作下，以徒手方式針對「骨盆區域肌肉力線」進行肌肉力線縮短，從「骨盆區域肌肉力線」中找出關鍵緊繃肌肉力線。

類型C腰痠情境

「非骨盆痛源型靜態姿勢腰痠」

類型C腰痠情境屬於「非骨盆痛源型」腰痠（判讀腰痠情境類型方式請參考上一頁），同時引起腰痠的誘痛情境是在靜態不活動、維持特定姿勢時就會引起腰痠。類型C腰痠情境的MLS療法篩檢流程會在該誘痛姿勢下，以徒手方式針對「軀幹區域肌肉力線」進行肌肉力線縮短，從「軀幹區域肌肉力線」中找出關鍵緊繃肌肉力線。

類型D腰痠情境

「非骨盆痛源型動態動作腰痠」

類型D腰痠情境屬於「非骨盆痛源型」腰痠，同時引起腰痠的誘痛情境是在身體做特定動作時就會引起腰痠。類型D腰痠情境的MLS療法篩檢流程會在該誘痛動作下，以徒手方式針對「骨盆區域肌肉力線」與「軀幹區域肌肉力線」縮短，從「骨盆區域肌肉力線」與「軀幹區域肌肉力線」中找出關鍵緊繃肌肉力線。

腰部痠痛類型A與B之MLS療法篩檢流程

假如已經確認你是屬於骨盆痛源型腰痠，且是在維持特定靜止不動的姿勢下才會引起腰痠，代表你是屬於類型A與類型B的腰痠情境，可進行以下MLS療法的篩檢步驟，以找出鬆解腰痠的關鍵緊繃部位。

109

腰部痠痛類型Ａ與Ｂ之ＭＬＳ療法篩檢流程 步驟１

步驟 1
確認誘發痠痛的姿勢或動作為何？

針對類型Ａ腰痠情境，進行ＭＬＳ療法前首要確認「何種特定姿勢」會引起腰痠背痛？受檢者須維持在該誘痛姿勢下，執行肌肉力線與肌筋膜力線篩檢。

針對類型Ｂ腰痠情境，進行ＭＬＳ療法前首要確認「何種特定動作」會引起腰痠背痛？受檢者須在該誘痛動作下，執行肌肉力線與肌筋膜力線篩檢。

步驟 2
找出關鍵緊繃肌肉力線

確認誘痛姿勢或動作後，要在該誘痛時機進行肌肉力線篩檢程序，協助初步找出腰部痠痛的壓力來源，究竟出於哪一條關鍵肌肉力線緊繃所致。

本步驟需要維持在誘痛姿勢或動作下，針對「骨盆區域肌肉力線縮短篩檢」進行徒手肌肉力線縮短篩檢。

骨盆區域肌肉力線縮短技巧

篩檢出能暫時緩解痠痛的關鍵緊繃肌肉力線

由於骨盆上附著許多肌肉群（請參考P.105限制腰臀的肌肉力線「骨盆」圖解），這些肌肉群就好像無數條附著在骨盆上的繩索，只要有其中一條繩索過度緊繃，就可能拉扯骨盆形成壓力，而面對痠源型的腰痠，我們可針對骨盆區域肌肉群進行肌肉力線縮短篩檢（請參考P.111-118），以徒手方式扣於各骨盆區域肌肉力線，分別朝骨盆方向回縮肌肉力線，如果過程中有某一條骨盆區域肌肉力線，可讓誘痛姿勢或動作下的腰痠獲得暫時緩解，這條肌肉群即為「關鍵緊繃肌肉力線」，反之，如果篩檢過程中並未發現有哪一條骨盆區域肌肉力線能暫時緩解腰痠，則代表你的腰痠與肌肉筋膜緊繃無關。

! 若誘痛時機發生在軀幹，做某些動作時，在執行個別肌肉力線篩檢的過程中，須順著身體動作來回縮肌肉力線，避免干擾軀幹誘痛動作的運行，使原本的疼痛沒確實被誘發，而誤判篩檢結果。

步驟 3
找出關鍵緊繃肌筋膜

透過上一個步驟，找出限制骨盆痠源腰痠的「關鍵緊繃肌肉力線」之後，接著需要從肌筋膜力線的脈絡進一步篩檢出主要影響腰痠背痛的肌筋膜元凶「關鍵緊繃肌筋膜」。

本步驟詳細內容於 P.149 統一說明。

110

髂肌

骨盆區域・肌肉力線縮短篩檢

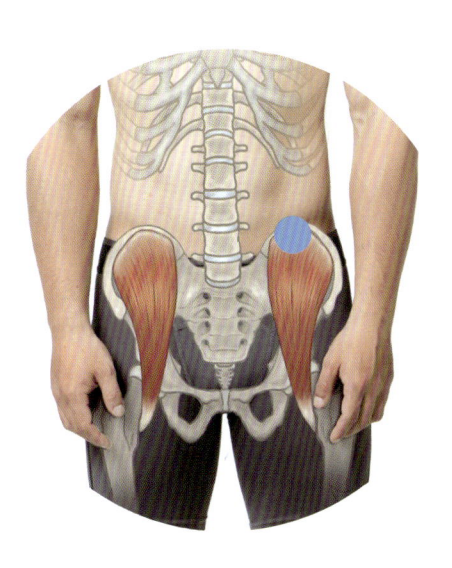

肌肉力線定位

髂肌在骨盆腔內兩側骨盆（髂骨）的內緣，屬於較為深層的肌群，如果要尋找左側髂肌，可先摸到左側骨盆前緣的骨突點（髂前上棘，簡稱ASIS），向內沿著骨盆內緣朝骨盆腔深處沉進去，摸到鼓起的肌肉感就是髂肌，右側髂肌，依相同規則找尋。

肌肉力線篩檢

以手指輕扣髂肌（扣住的力道避免引起壓痛），再將髂肌朝頭側方向回縮筋膜，如果原來的腰部痠痛能因而暫時獲得緩解，代表髂肌為關鍵緊繃肌肉力線。

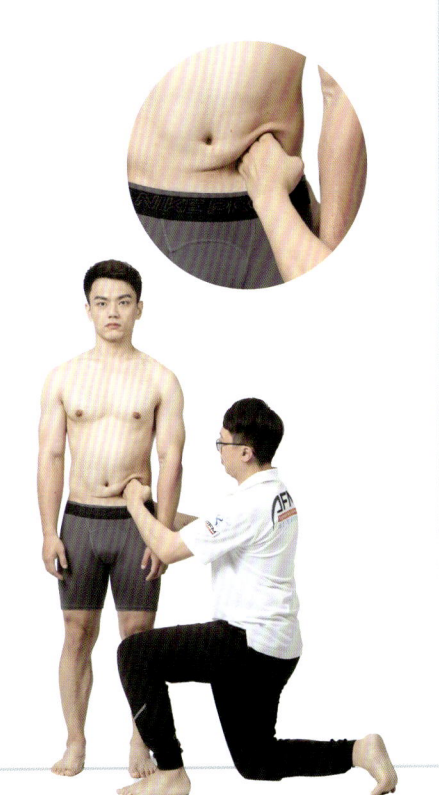

※讀者可參考P.105圖相互比對。

骨盆區域・肌肉力線縮短篩檢

股四頭肌

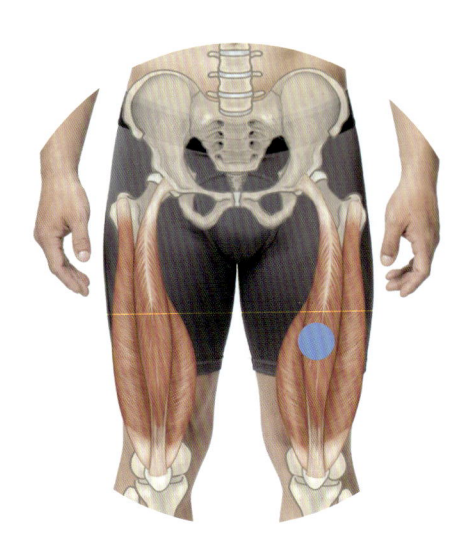

肌肉力線定位

股四頭肌在前方大腿正中間，主要篩檢位置在大腿中間段。

肌肉力線篩檢

以手掌輕扣股四頭肌（扣住的力道避免引起壓痛），再將股四頭肌向上朝骨盆方向回縮筋膜，如果原腰部痠痛能因而暫時獲得緩解，代表股四頭肌為關鍵緊繃肌肉力線。

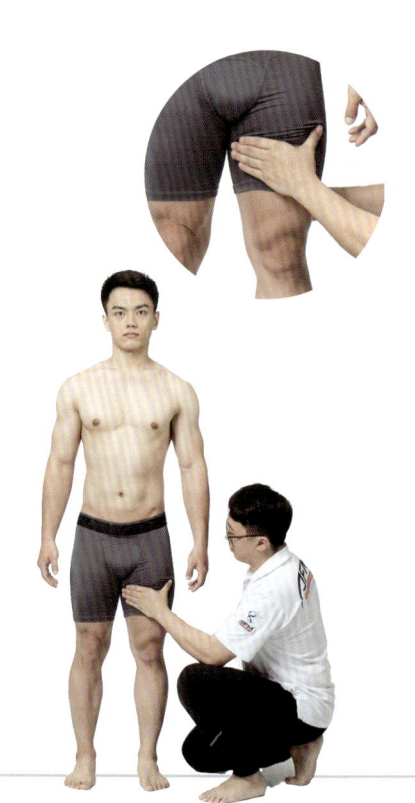

※讀者可參考P.105圖相互比對。

骨盆區域・肌肉力線縮短篩檢

髖內收肌

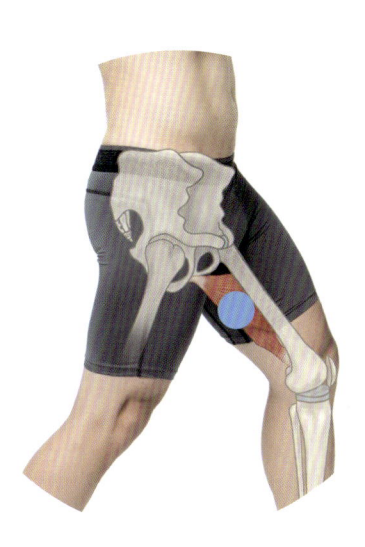

肌肉力線定位

髖內收肌位在大腿內側區域，篩檢時主要鎖定在大腿內側中間段區域。

肌肉力線篩檢

以手掌輕扣髖內收肌（扣住的力道避免引起壓痛），再將髖內收肌向上朝骨盆方向回縮筋膜，如果原腰部痠痛能因而暫時獲得緩解，代表髖內收肌為關鍵緊繃肌肉力線。

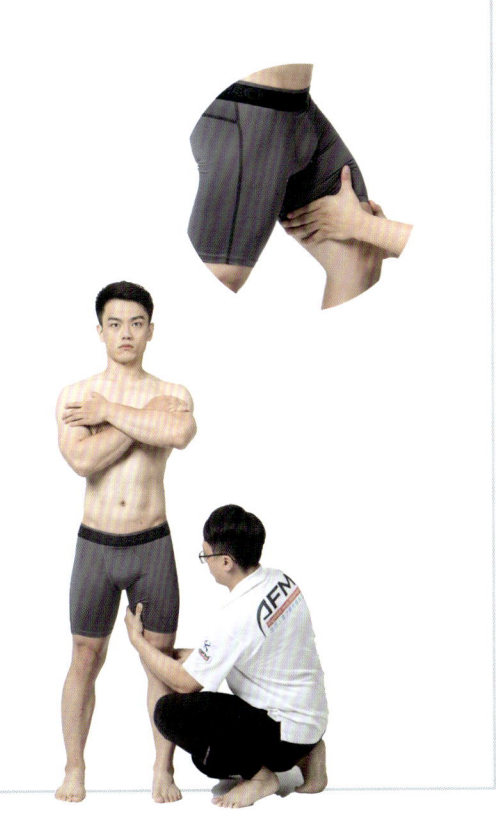

※讀者可參考P.105圖相互比對。

骨盆區域・肌肉力線縮短篩檢

臀中肌

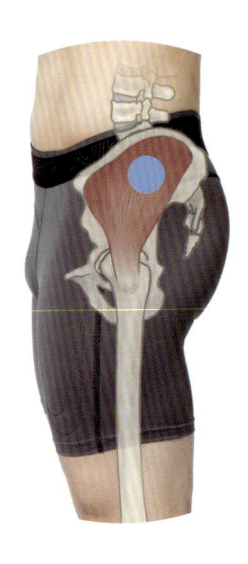

肌肉力線定位

臀中肌位於臀部外側緣，髂骨上緣與髖部之間，篩檢時主要鎖定在髂骨上緣與髖部區域中間段。

肌肉力線篩檢

以手掌或 3-4 根手指輕扣臀中肌（扣住的力道避免引起壓痛），再將臀中肌向上朝髂骨上緣回縮筋膜，如果原腰部痠痛能因而暫時獲得緩解，代表臀中肌為關鍵緊繃肌肉力線。

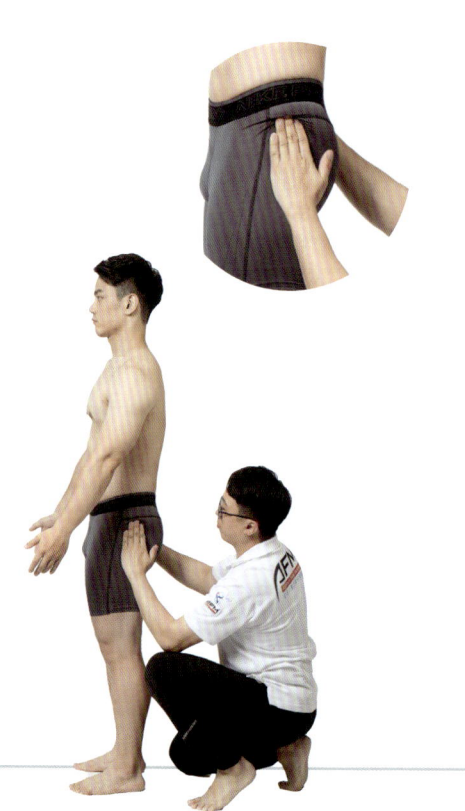

※ 讀者可參考 P.105 圖相互比對。

骨盆區域・肌肉力線縮短篩檢

闊筋膜張肌與髂脛束

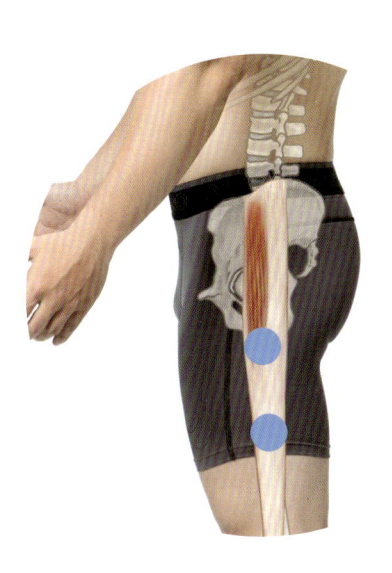

肌肉力線定位

闊筋膜張肌位於骨盆前外側緣，骨盆前緣的骨突點（髂前上棘）向外後方2-3指幅範圍，如不易定位，可改定位於其衍伸的髂脛束，位於大腿外側。

肌肉力線篩檢

以2-3根手指深扣住闊筋膜張肌或以手掌扣住大腿外側的髂脛束（扣住的力道避免引起壓痛），再將闊筋膜張肌或髂脛束向上朝髂骨上緣回縮筋膜，如果原腰部痠痛能因而暫時獲得緩解，代表闊筋膜張肌為關鍵緊繃肌肉力線。

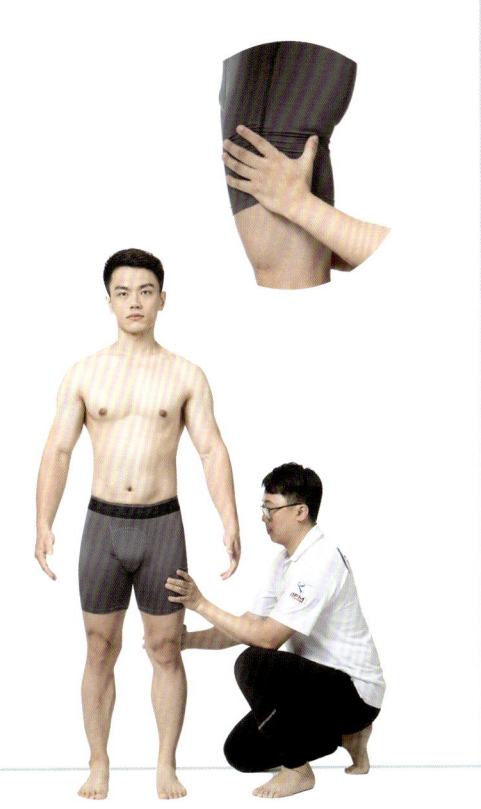

※讀者可參考P.105圖相互比對。

骨盆區域・肌肉力線縮短篩檢

膕旁肌

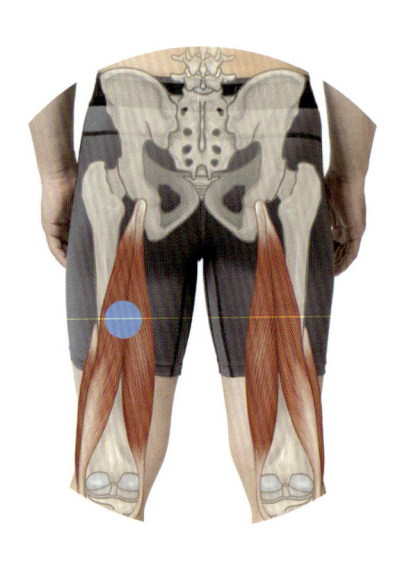

肌肉力線定位
膕旁肌在大腿後方,主要篩檢位置在後側大腿中間段。

肌肉力線篩檢
以手掌輕扣膕旁肌(扣住的力道避免引起壓痛),再將膕旁肌向上朝骨盆方向回縮筋膜,如果原腰部痠痛能因而暫時獲得緩解,代表膕旁肌為關鍵緊繃肌肉力線。

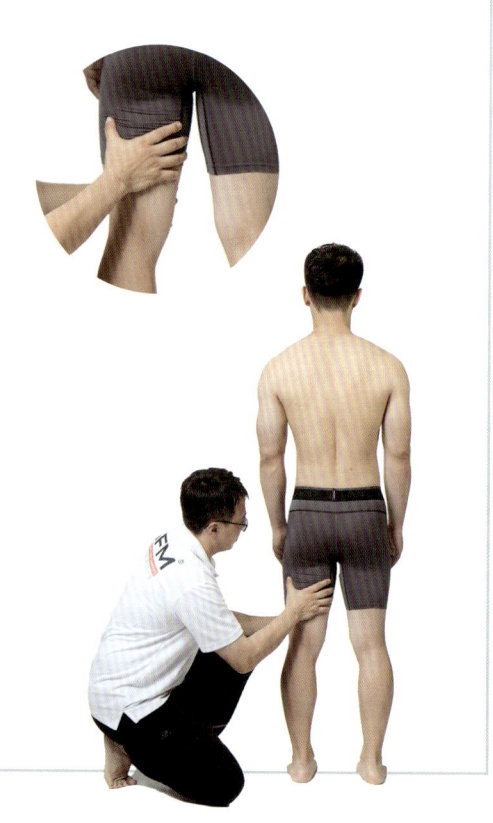

※讀者可參考 P.105 圖相互比對。

骨盆區域 · 肌肉力線縮短篩檢

臀大肌

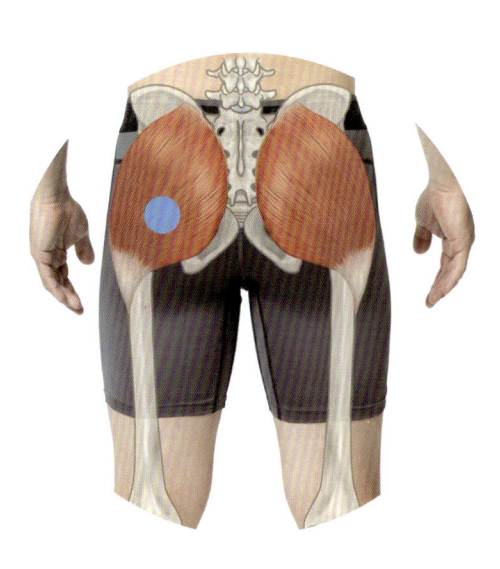

肌肉力線定位

臀大肌即為兩側臀部,篩檢時主要鎖定在臀部下緣區域。

肌肉力線篩檢

以手掌托住臀大肌下緣(扣住的力道避免引起壓痛),再將臀大肌向上朝髂骨上緣回縮筋膜,如果原腰部痠痛能因而暫時獲得緩解,代表臀大肌為關鍵緊繃肌肉力線。

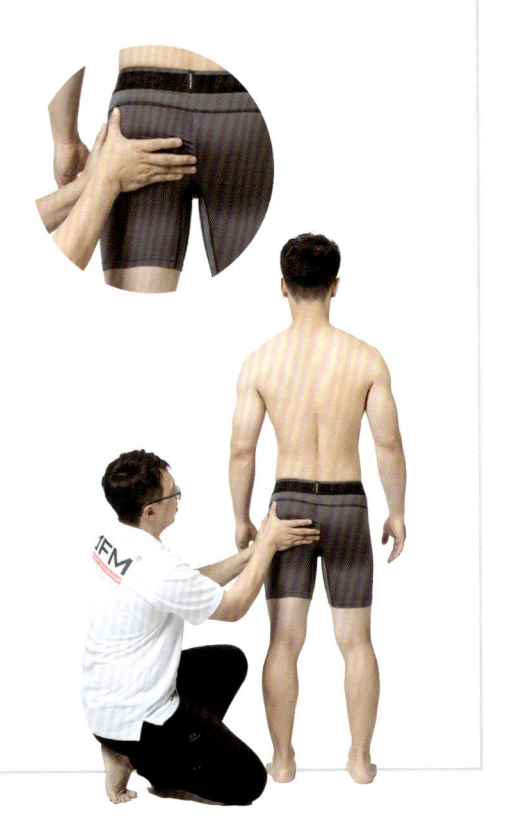

※讀者可參考 P.105 圖相互比對。

梨狀肌

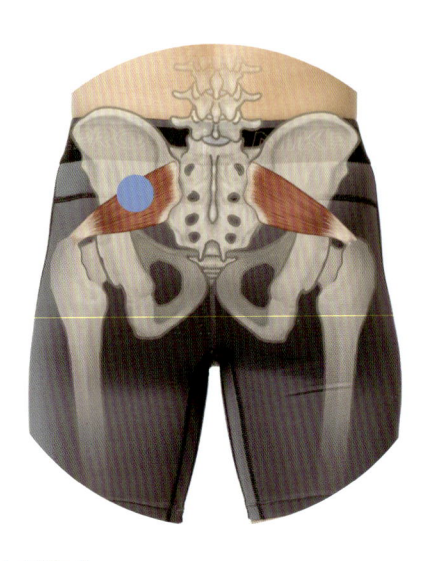

肌肉力線定位

梨狀肌位於臀部中間深處，主要定位方式先找到大轉子（位於兩側髖部外側最大的骨頭突起），再找到薦椎後下角（順著薦椎中間往下摸到尾椎初始下陷的轉折處後向外兩指幅），梨狀肌位於臀大肌底下，大轉子與薦椎後下角的連線，篩檢時主要鎖定在大轉子與薦椎後下角的連線區域中間段。

肌肉力線篩檢

以手掌或2-3根手指指節穩固深扣進梨狀肌（扣住的力道避免引起壓痛），再將梨狀肌往斜上朝薦椎方向回縮筋膜，如果原腰部痠痛能因而暫時獲得緩解，代表梨狀肌為關鍵緊繃肌肉力線。

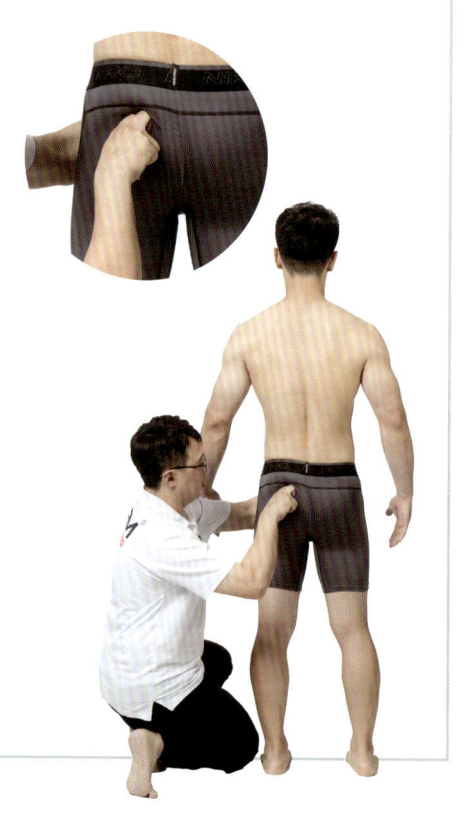

※讀者可參考P.105圖相互比對。

腰部痠痛類型C之MLS療法篩檢流程

假如確認是屬於非骨盆痛源型腰痠且是在維持特定靜態姿勢下才會引起腰痠，代表你是屬於類型C的腰痠情境，可進行以下MLS療法執行步驟，以找出鬆解腰痠的關鍵緊繃部位。

步驟 1 確認誘發痠痛的姿勢為何？

針對類型C腰痠情境在進行MLS療法前，要先確認「何種特定姿勢」會引起腰痠背痛？受檢者須維持在該誘痛姿勢下，執行肌肉力線與肌筋膜力線篩檢。

步驟 2 找出關鍵緊繃肌肉力線

確認誘痛姿勢後，要在該誘痛時機進行肌肉力線篩檢程序，協助初步找出腰部痠痛的壓力來源，究竟出於哪一條關鍵肌肉力線緊繃所致。

本步驟需要維持在誘痛姿勢下，針對「軀幹區域肌肉力線」進行徒手肌力線縮短篩檢。

軀幹區域肌肉力線縮短技巧

篩檢出能暫時緩解痠痛的關鍵緊繃肌肉力線

身體周圍附著在軀幹上的肌肉群（請參考 P.106 限制腰臀的肌肉力線「軀幹」圖解），就像來自四面八方固定帳篷的繩索，只要有其中一條繩索過度緊繃，整個帳篷就會朝該側傾倒，此時，如果想帳篷保持在正中位置，那其它方向的繩索可能就要栓得更緊，就好比腰部會因為軀幹區域某條肌肉線太緊繃，而身體本能又要盡量讓腰部維持在直立姿勢，常造成腰部區域其它的肌肉群過度出力，這些過度出力的腰部肌群就是維持特定靜態姿勢時腰痠的部位。

面對非骨盆痛源型的腰痠，可針對軀幹區域肌肉群進行肌肉力線縮短篩檢（請參考 P.120-126），以徒手方式扣於各軀幹區域肌肉力線，分別朝頭側方向回縮軀幹區域肌肉力線，如果過程中有某一條軀幹區域肌肉力線，可讓誘痛姿勢下的腰痠獲得暫時緩解，這條肌肉群即為「關鍵緊繃肌肉力線」。

反之，如果篩檢過程中並未發現有哪一條軀幹區域肌肉力線能暫時緩解腰痠，則代表你的腰痠與肌肉或肌筋膜緊繃無關。

步驟 3 找出關鍵緊繃肌筋膜

透過上一個步驟，找出限制骨盆痛源腰痠的「關鍵緊繃肌肉力線」以後，需要從肌筋膜力線的脈絡進一步篩檢出主要影響腰痠背痛的肌筋膜元凶「關鍵緊繃肌筋膜」。

本步驟詳細內容於 P.149 統一說明。

軀幹區域・肌肉力線縮短篩檢

腰大肌

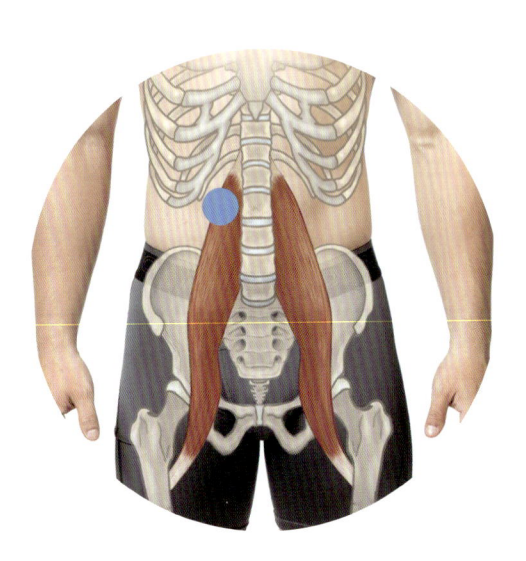

肌肉力線定位

腰大肌位於腹腔內的腰椎前緣兩側，是所有肌肉力線中最深層的肌肉力線，定位方式以手指指節從肩膀中線沉進腹腔斜向朝中間腰椎處扣入，過程盡量將內臟朝中間撥開（將腹部任何固態物體朝肚臍方向撥開），以騰出空間深入腰大肌，篩檢時主要鎖定在肚臍高度的腰大肌。

肌肉力線篩檢

以3-4根手指指節深扣腰大肌（扣住的力道避免引起壓痛），再將腰大肌往上朝頭側方向回縮筋膜，如果原腰部痠痛能因而暫時獲得緩解，代表腰大肌為關鍵緊繃肌肉力線。

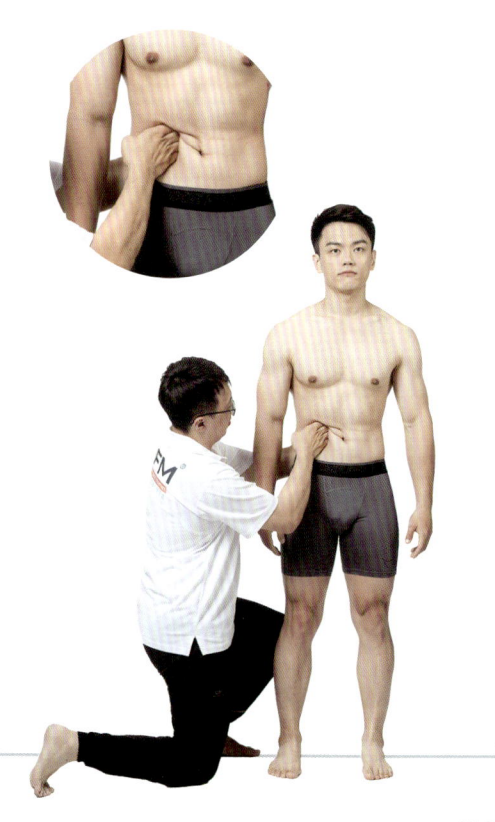

※讀者可參考P.106圖相互比對。

腹直肌

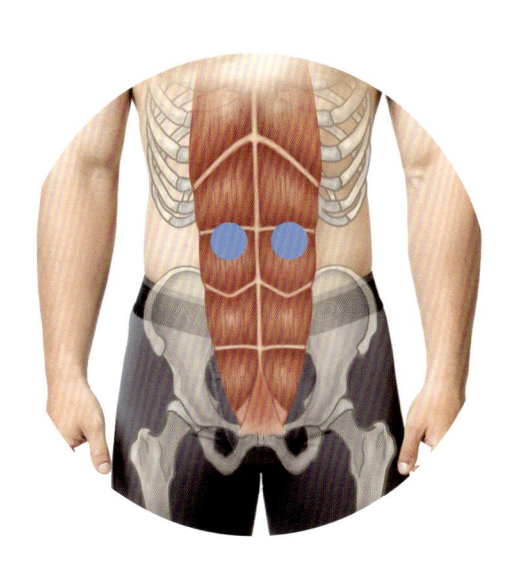

軀幹區域・肌肉力線縮短篩檢

肌肉力線定位

腹直肌位在身體前側腹部中間處,篩檢時主要鎖定在腹部肚臍區域。

肌肉力線篩檢

以手掌輕扣腹直肌(扣住的力道避免引起壓痛),再將腹直肌向上朝頭側方向回縮筋膜,如果原腰部痠痛能因而暫時獲得緩解,代表腹直肌為關鍵緊繃肌肉力線。

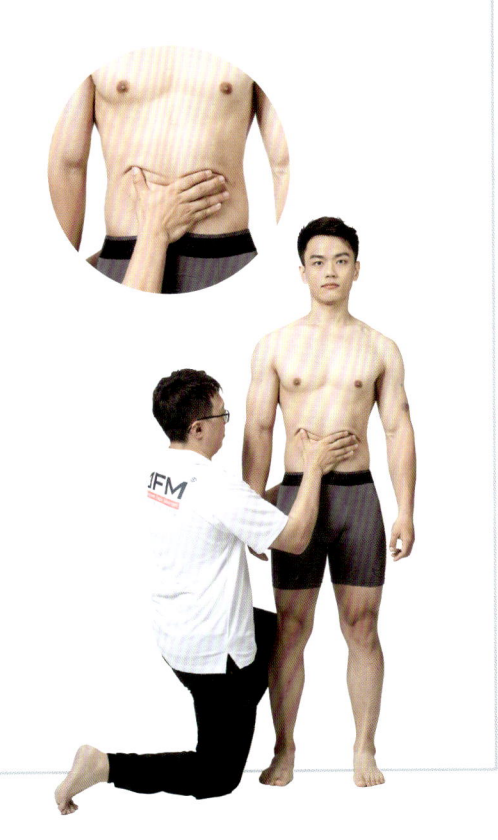

※讀者可參考 P.106 圖相互比對。

腹外斜肌

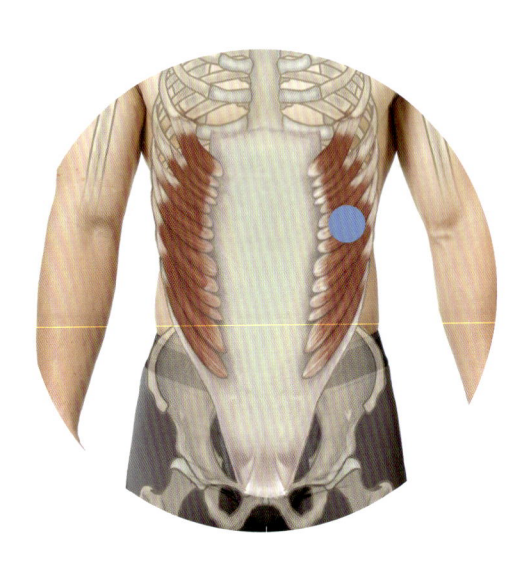

肌肉力線定位

腹外斜肌在從身體外側下肋骨邊緣至對側骨盆的位置，如果要尋找左側腹外斜肌，篩檢時主要鎖定在外側下肋骨邊緣至對側骨盆中間段的「肚臍區域」。

肌肉力線篩檢

以手掌輕扣腹外斜肌（扣住的力道避免引起壓痛），再將腹外斜肌朝外側下肋骨處回縮筋膜，如果原腰部痠痛能因而暫時獲得緩解，代表腹外斜肌為關鍵緊繃肌肉力線。

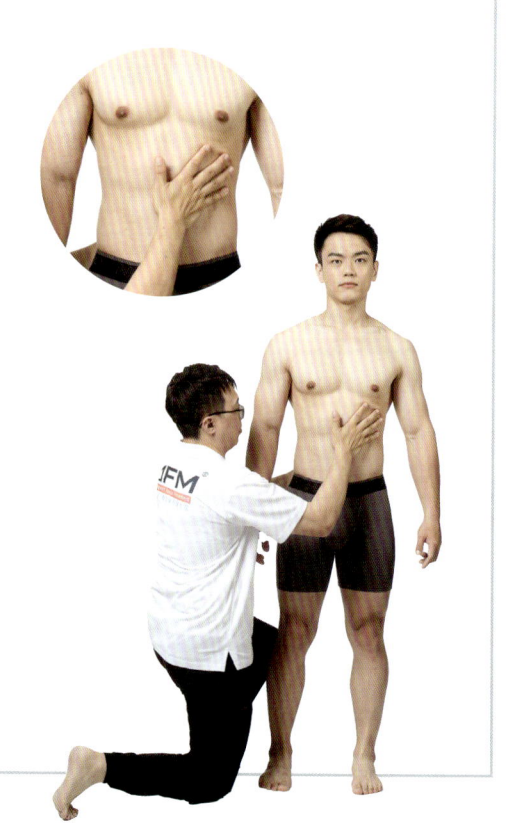

※讀者可參考P.106圖相互比對。

軀幹區域・肌肉力線縮短篩檢

腰方肌

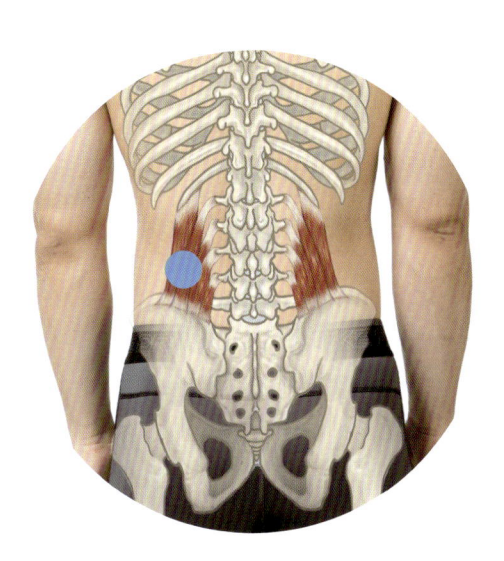

肌肉力線定位

腰方肌在腰部後外側位置，後側肋骨下緣至後側髂骨上緣之間，從背部的最外側向內朝腰椎方向扣入，可感受到明顯肌肉鼓起，篩檢時主要鎖定在後側肋骨下緣至後側髂骨上緣之間區域中間段。

肌肉力線篩檢

以2-3根手指輕扣腰方肌（扣住的力道避免引起壓痛），再將腰方肌朝脊椎方向橫撥以打斷力線走向，如果原腰部痠痛能因而暫時獲得緩解，代表腰方肌為關鍵緊繃肌肉力線。

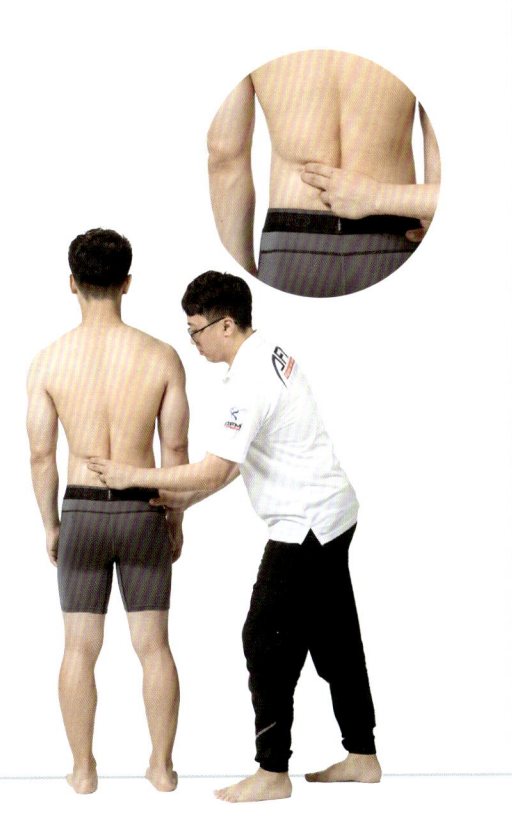

※讀者可參考P.106圖相互比對。

軀幹區域・肌肉力線縮短篩檢

闊背肌

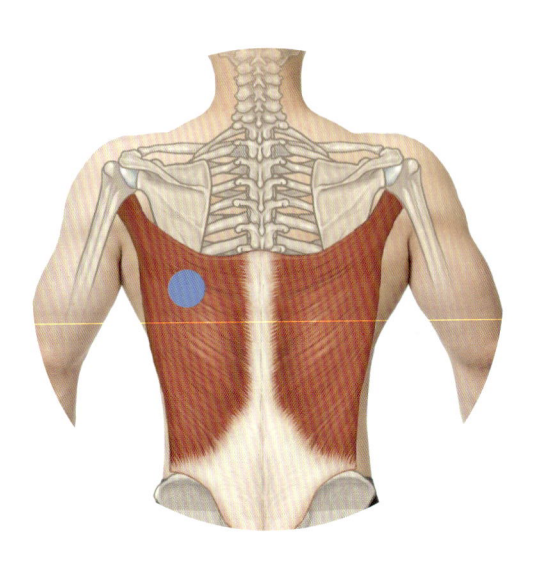

肌肉力線定位

闊背肌位在整個背部,覆蓋範圍從手臂往下大面積附著在腰薦椎與骨盆上,篩檢時主要鎖定在背部後外側整個大片面積處。

肌肉力線篩檢

以手掌輕扣住闊背肌(扣住的力道避免引起壓痛),再將闊背肌向上朝頭側回縮筋膜,如果原腰部痠痛能因而暫時獲得緩解,代表闊背肌為關鍵緊繃肌肉力線。

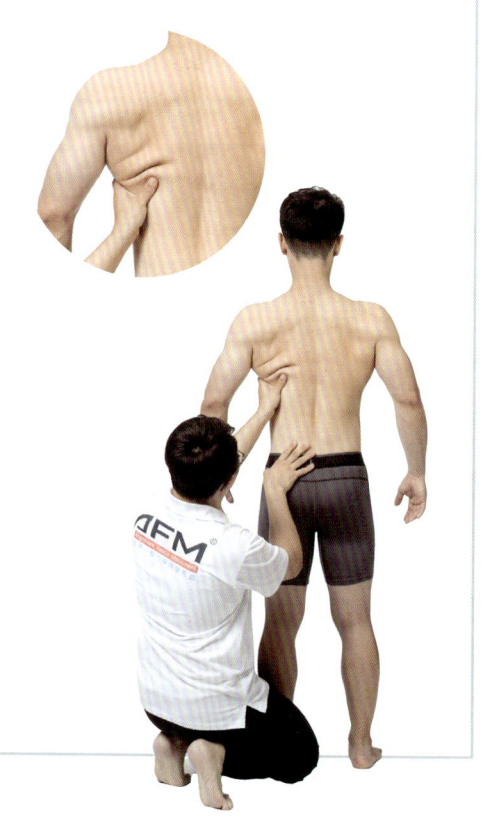

※讀者可參考 P.106 圖相互比對。

橫膈膜

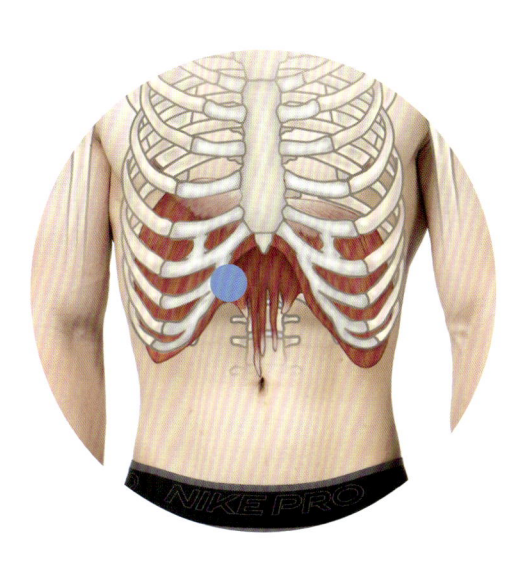

軀幹區域・肌肉力線縮短篩檢

肌肉力線定位

橫膈膜位於腹腔上方與兩側下肋骨裡面，這肌肉群較深層不易觸摸到，篩檢時主要可鎖定在兩側前方肋骨下緣區域，需由前側肋骨下緣的腹部深入後，從上腹腔中向上朝下肋骨裡面更深入探索。

肌肉力線篩檢

以3-4根手指從前側肋骨下緣的腹部向上深扣入橫膈膜（可於吐氣時深入，扣住的力道避免引起壓痛），再將橫膈膜向上回縮筋膜，如果原腰部痠痛能因而暫時獲得緩解，代表橫膈膜為關鍵緊繃肌肉力線。

※讀者可參考P.106圖相互比對。

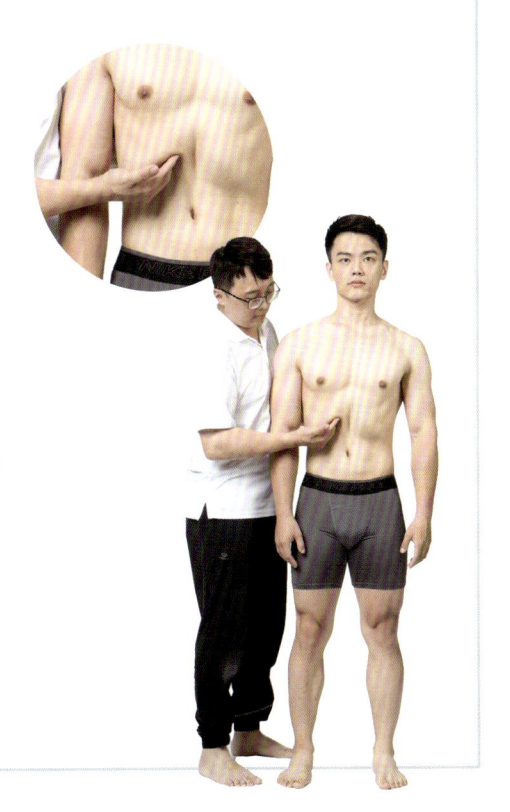

軀幹區域 · 肌肉力線縮短篩檢

豎脊肌

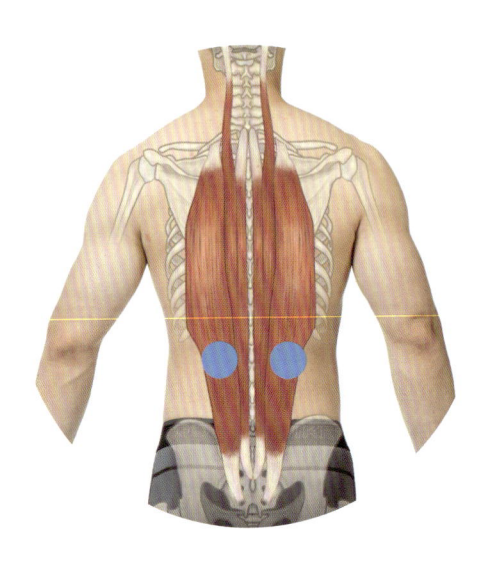

肌肉力線定位

豎脊肌一般稱為背肌，位於身體後側脊椎兩側，篩檢時主要鎖定在中間腰椎往外 2-3 指幅區域。

肌肉力線篩檢

以手掌和手指輕扣豎脊肌（扣住的力道避免引起壓痛），再將豎脊肌向上朝頭側回縮筋膜，如果原腰部痠痛能因而暫時獲得緩解，代表豎脊肌為關鍵緊繃肌肉力線。

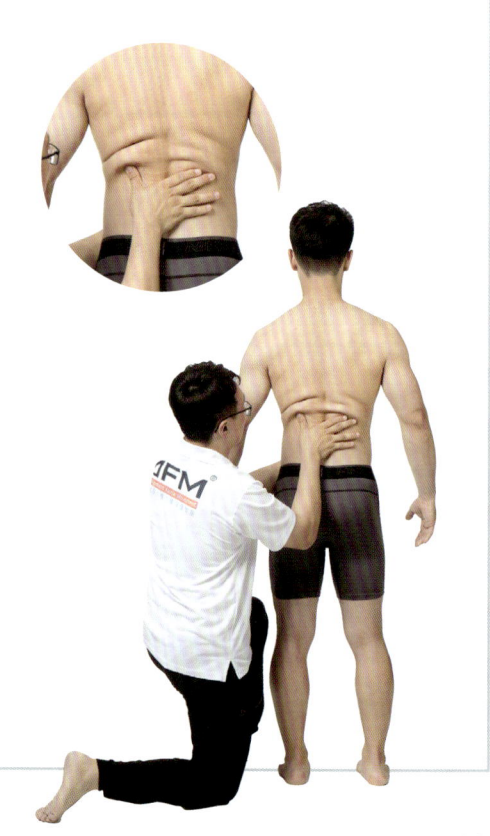

※讀者可參考 P.106 圖相互比對。

腰部痠痛類型 C 篩檢流程 步驟 2

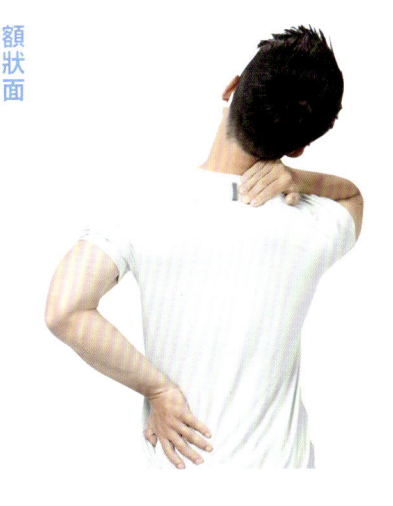

腰部痠痛類型 D 之 MLS 療法篩檢流程

假如確認是屬於非骨盆痛源型腰痠且是在做特定動作時才會引起腰痠，代表你是屬於類型 D 的腰痠情境。類型 D 腰痠類型相較其它腰痠類型的篩檢流程較為複雜，完整 MLS 療法的檢測步驟如下。

步驟 1 確認誘發痠痛的姿勢或動作為何？

針對類型 D 腰痠情境進行 MLS 療法前，要先確認「何種特定動作」會引起腰背痛？受檢者須在該誘痛動作下，執行肌肉力線與肌筋膜力線篩檢。

類型 D 腰痠可能牽涉的肌肉力線較多，為了提升篩檢的效率，會進一步將誘痛動作切割成以下三個單一平面動作。

矢狀面
— **軀幹前彎** 膕旁肌、豎脊肌、闊背肌與臀大肌（胸腰筋膜）
— **軀幹後仰** 股四頭肌、腹肌、髂腰肌、橫膈膜

額狀面
— **軀幹側彎右側** 左腰方肌、左髂腰肌、左腹部外側筋膜
— **軀幹側彎左側** 右腰方肌、右髂腰肌、右腹部外側筋膜

水平面
— **軀幹旋轉右側** 右腹外斜肌、左闊背肌、雙側腰方肌
— **軀幹旋轉左側** 左腹外斜肌、右闊背肌、雙側腰方肌

步驟 2 找出關鍵緊繃肌肉力線

類型 D 的腰痠情況，「骨盆區域肌肉力線」與「軀幹區域肌肉力線」皆可能影響軀幹誘痛動作的肌肉力線。因此，將誘痛動作轉換為單一平面動作再進行肌肉力線剖析與篩檢，將有助於降低篩檢的困難度。以下為各平面軀幹動作可能涉及的肌肉力線。

確認是上述哪一平面動作會引起腰痠後，進一步針對所對應的肌肉力線進行肌肉力線縮短篩檢程序，能初步找出腰部痠痛的壓力來源出於哪一條關鍵肌肉力線緊繃所致。

確認是哪一方向的軀幹動作會引起腰痠，再依各平面可能限制軀幹動作的肌肉力線進行篩檢。

矢狀面 軀幹前彎、軀幹後仰
額狀面 軀幹側彎右側、軀幹側彎左側
水平面 軀幹旋轉右側、軀幹旋轉左側

不同平面軀幹誘痛動作

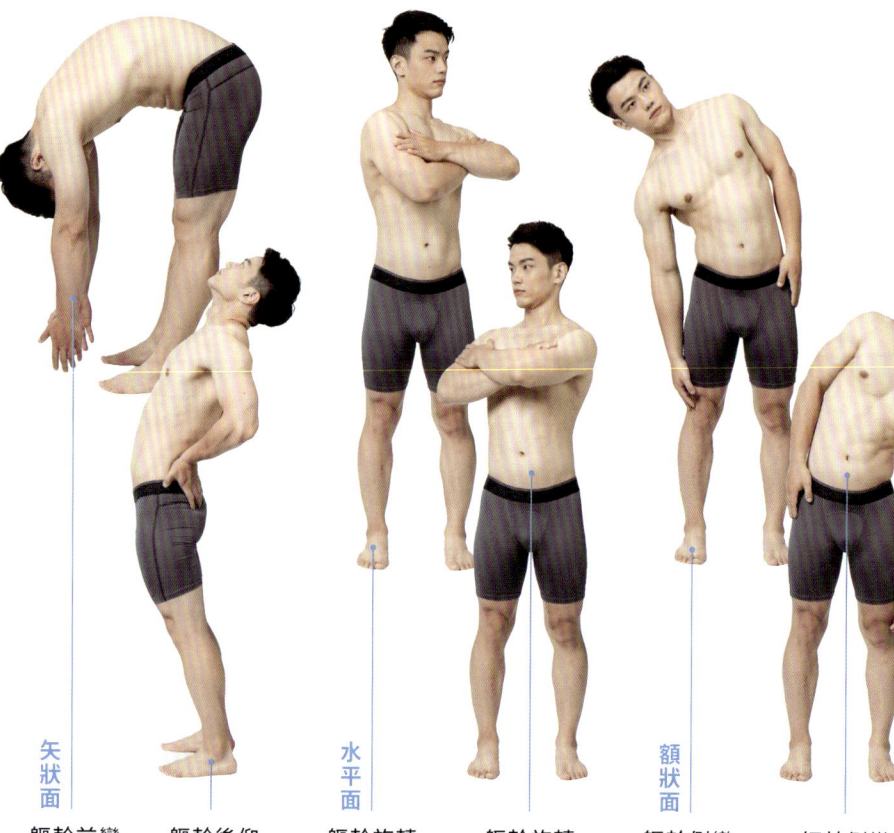

矢狀面		水平面		額狀面	
軀幹前彎	軀幹後仰	軀幹旋轉右側	軀幹旋轉左側	軀幹側彎右側	軀幹側彎左側

腰部痠痛類型D篩檢流程 步驟1

本步驟需要維持在上述「誘痛姿動作」，針對上述平面動作相對應的「骨盆區域肌肉力線」與「軀幹區域肌肉力線」進行徒手方式的肌肉力線縮短篩檢（請參考P.129-148）。

如果篩檢過程中有某一條骨盆或軀幹區域的肌肉力線，可讓誘痛姿勢或動作時的腰痠獲得暫時緩解，這條肌肉群即為「關鍵緊繃肌肉力線」；反之，如果篩檢過程中並未發現哪一條骨盆或軀幹區域肌肉力線能暫時緩解腰痠，代表你的腰痠與肌肉或肌筋膜緊繃無關。

步驟3 找出關鍵緊繃肌筋膜

透過上一個步驟，找出與腰痠有關的「關鍵緊繃肌肉力線」以後，接著從肌筋膜力線的脈絡進一步篩檢出主要影響腰痠背痛的肌筋膜元兇「關鍵緊繃肌筋膜」。

本步驟詳細內容於P.149統一說明。

誘痛動作為軀幹前彎・肌肉力線縮短徒手篩檢

膕旁肌

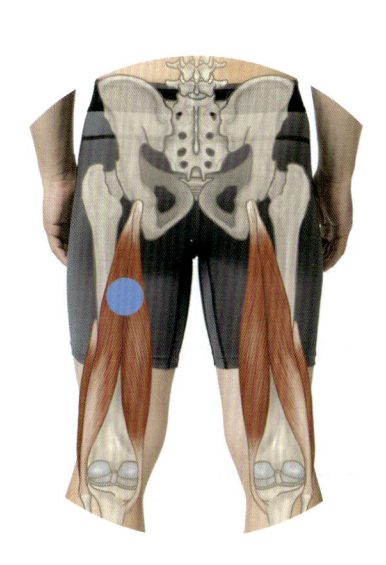

肌肉力線定位

膕旁肌在大腿後方,主要篩檢位置在後側大腿中間段。

肌肉力線篩檢

以手掌扣住膕旁肌(扣住的力道避免引起壓痛),再將膕旁肌向上朝坐骨方向回縮筋膜,進行軀幹前彎誘痛動作,如果能緩解彎腰時的腰部痠痛,代表該側膕旁肌為關鍵緊繃肌肉力線。

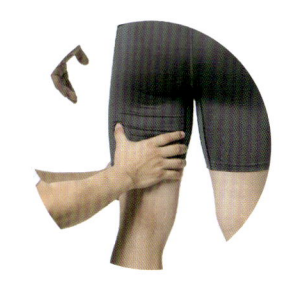

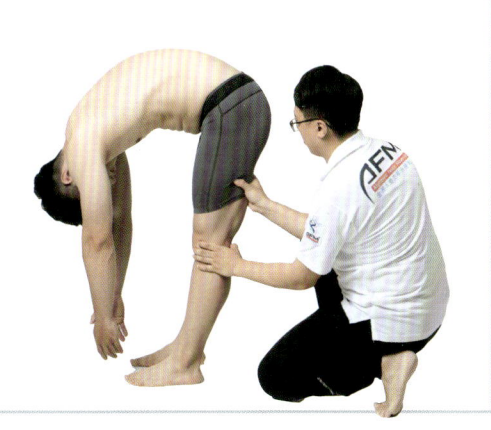

※讀者可參考 P.105 圖相互比對。

誘痛動作為軀幹前彎・肌肉力線縮短徒手篩檢

臀大肌

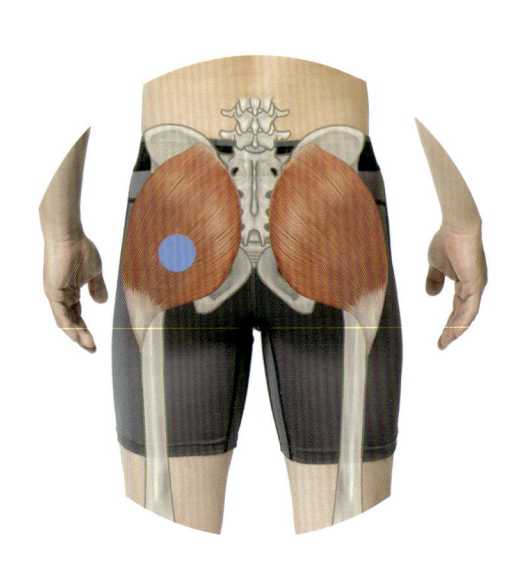

腰部痠痛類型D篩檢流程 步驟2

肌肉力線定位

臀大肌即為兩側臀部，篩檢時主要鎖定在臀部下緣區域。

肌肉力線篩檢

以手掌托住臀大肌下緣（扣住的力道避免引起壓痛），再將臀大肌向上朝髂骨上緣回縮筋膜，進行軀幹前彎誘痛動作，如果原腰部痠痛能因而暫時獲得緩解，代表臀大肌為關鍵緊繃肌肉力線。

※讀者可參考P.105圖相互比對。

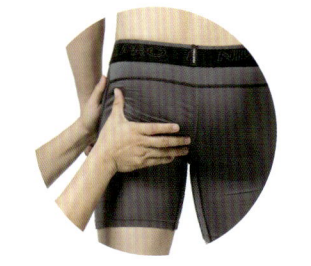

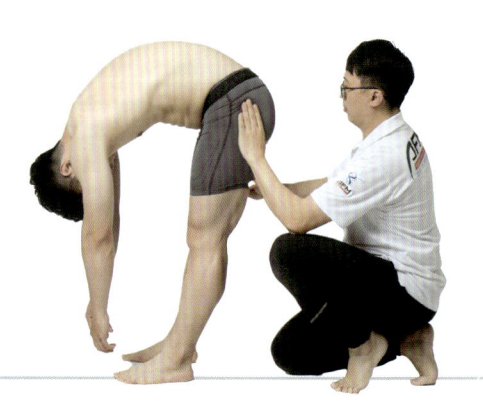

PART 5

誘痛動作為軀幹前彎・肌肉力線縮短徒手篩檢

闊背肌

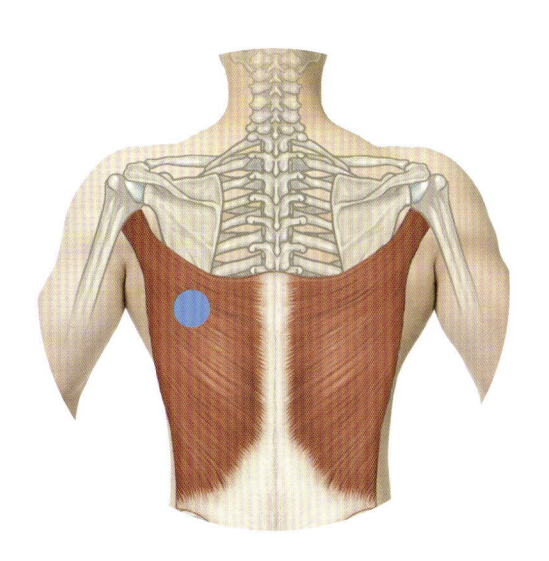

腰部痠痛類型 D 篩檢流程 步驟 2

肌肉力線定位

闊背肌位在整個背部，覆蓋範圍從手臂往下大面積附著在腰薦椎與骨盆上，篩檢時主要鎖定在背部後外側整個大片面積處。

肌肉力線篩檢

以手掌輕扣闊背肌（扣住的力道避免引起壓痛），再將闊背肌向上朝頭側回縮筋膜，進行軀幹前彎誘痛動作，如果原腰部痠痛能因而暫時獲得緩解，代表闊背肌為關鍵緊繃肌肉力線。

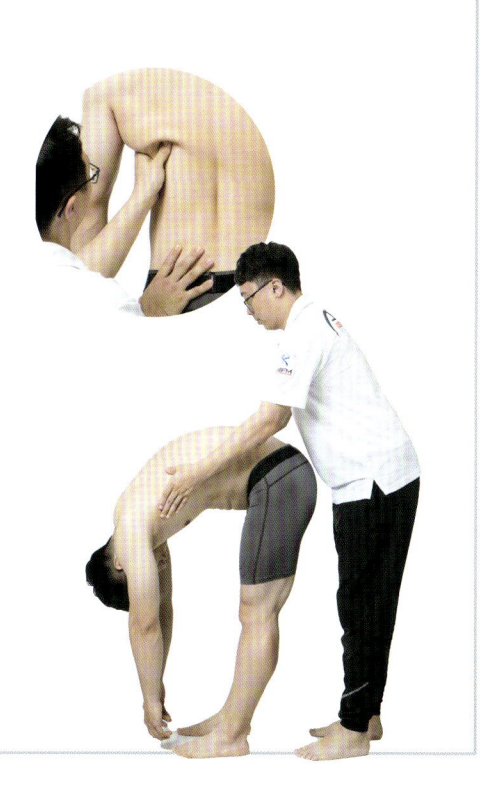

※讀者可參考 P.106 圖相互比對。

131

誘痛動作為軀幹前彎．肌肉力線縮短徒手篩檢

豎脊肌

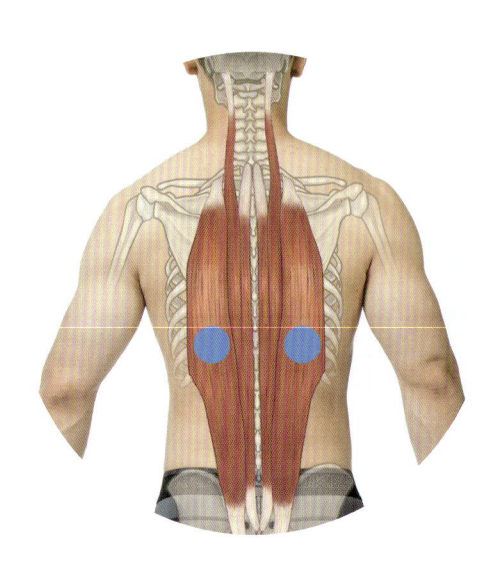

肌肉力線定位

豎脊肌就是一般稱的背肌，位於身體後側脊椎兩側，篩檢時主要鎖定在中間腰椎向外 2-3 指幅區域。

肌肉力線篩檢

以手掌和手指輕扣豎脊肌（扣住的力道避免引起壓痛），再將豎脊肌向上朝頭側回縮筋膜，進行軀幹前彎誘痛動作，如果原腰部痠痛能因而暫時獲得緩解，代表豎脊肌為關鍵緊繃肌肉力線。

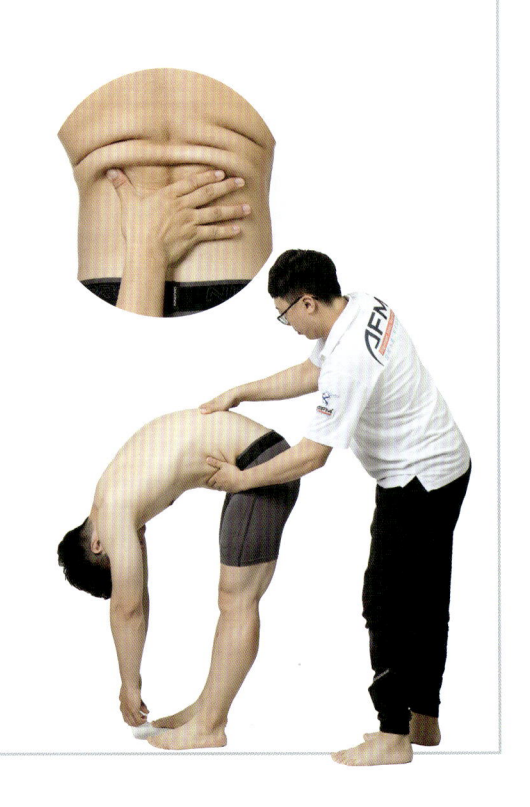

※讀者可參考 P.106 圖相互比對。

腰部痠痛類型 D 篩檢流程 步驟 2

PART 5 — 腰部痠痛類型 D 篩檢流程 步驟 2

誘痛動作為軀幹後仰・肌肉力線縮短徒手篩檢

股四頭肌

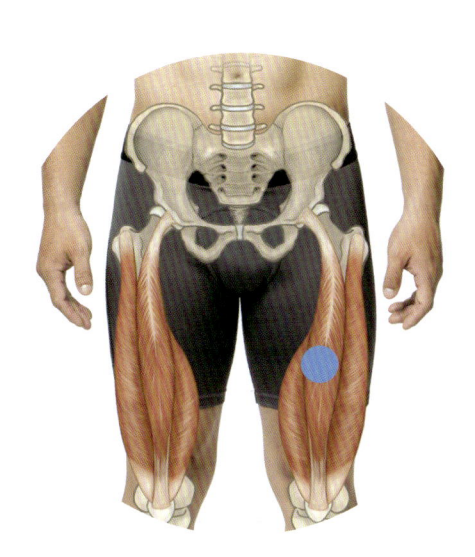

肌肉力線定位

股四頭肌在大腿前方正中間，主要篩檢位置在大腿中間段。

肌肉力線篩檢

以手掌輕扣股四頭肌（扣住的力道避免引起壓痛），再將股四頭肌向上朝骨盆方向回縮筋膜，進行軀幹後仰誘痛動作，如果原腰部痠痛能因而暫時獲得緩解，代表股四頭肌為關鍵緊繃肌肉力線。

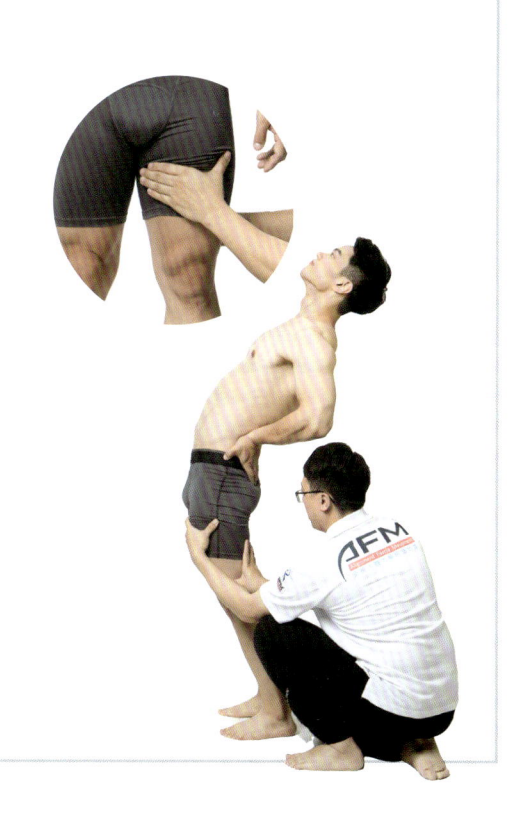

※讀者可參考 P.105 圖相互比對。

誘痛動作為軀幹後仰．肌肉力線縮短徒手篩檢

腹直肌

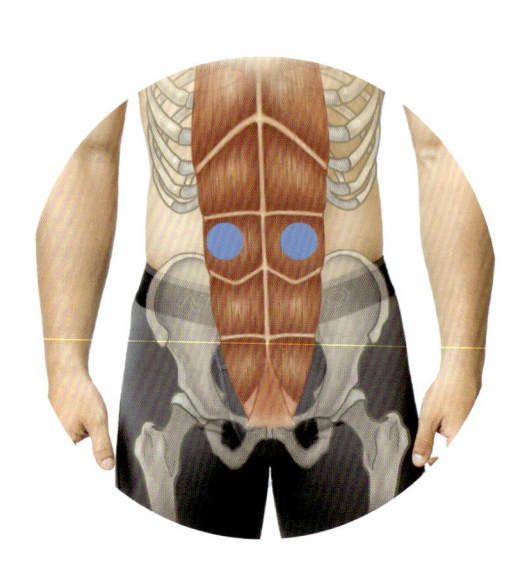

腰部痠痛類型D篩檢流程 步驟2

肌肉力線定位

腹直肌位在身體前側腹部中間處，篩檢時主要鎖定在腹部肚臍區域。

肌肉力線篩檢

以手掌輕扣腹直肌（扣住的力道避免引起壓痛），再將腹直肌向上朝頭側方向回縮筋膜，進行軀幹後仰誘痛動作，如果原腰部痠痛能因而暫時獲得緩解，代表腹直肌為關鍵緊繃肌肉力線。

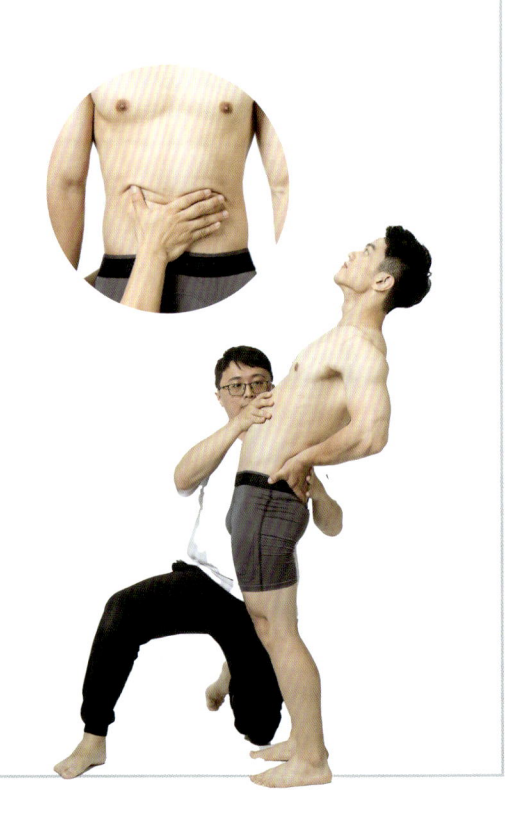

※讀者可參考 P.106 圖相互比對。

誘痛動作為軀幹後仰・肌肉力線縮短徒手篩檢

髂腰肌

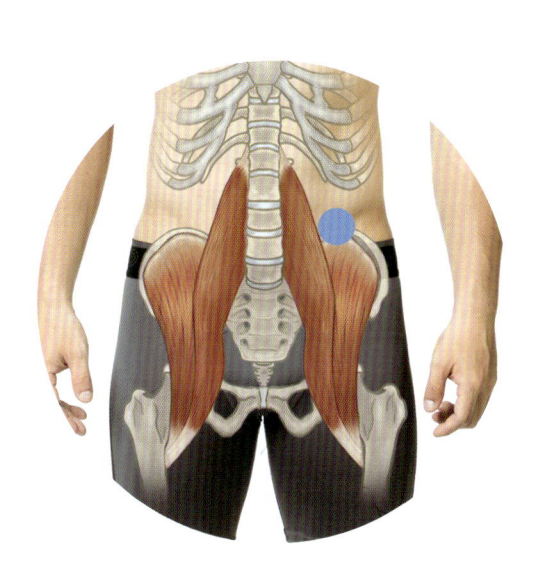

肌肉力線定位

髂腰肌是由髂肌與腰大肌組成，相較於腰大肌，髂肌較容易觸摸與篩檢，因此會以髂肌作為主要篩檢的肌肉力線。髂肌在骨盆腔內兩側骨盆（髂骨）的內緣，屬於較深層的肌群，如果要尋找左側髂肌，可先摸到左側骨盆前緣的骨突點（髂前上棘，簡稱ASIS），向內沿著骨盆內緣朝骨盆腔深處沉進去，摸到鼓起的肌肉感就是髂肌，而右側髂肌，依相同規則找尋。

肌肉力線篩檢

以手指輕扣兩側髂肌（扣住的力道避免引起壓痛），再將兩側髂肌朝頭側方向回縮筋膜，進行軀幹後仰誘痛動作，如果原腰部痠痛能因而暫時獲得緩解，代表兩側髂肌為關鍵緊繃肌肉力線。

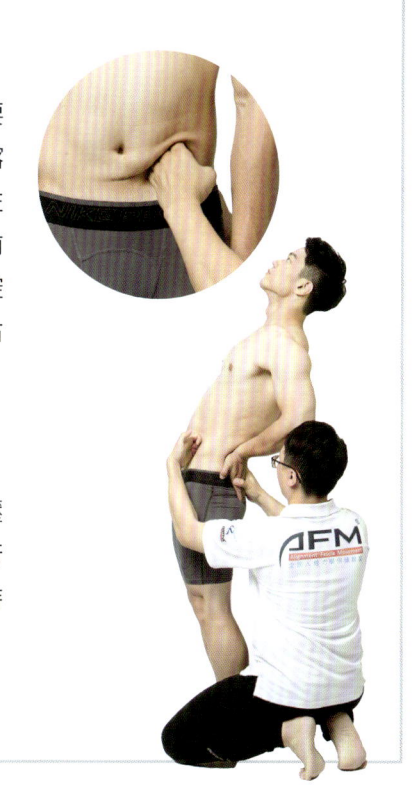

※ 讀者可參考P.105-106圖相互比對。

誘痛動作為軀幹後仰・肌肉力線縮短徒手篩檢

橫膈膜

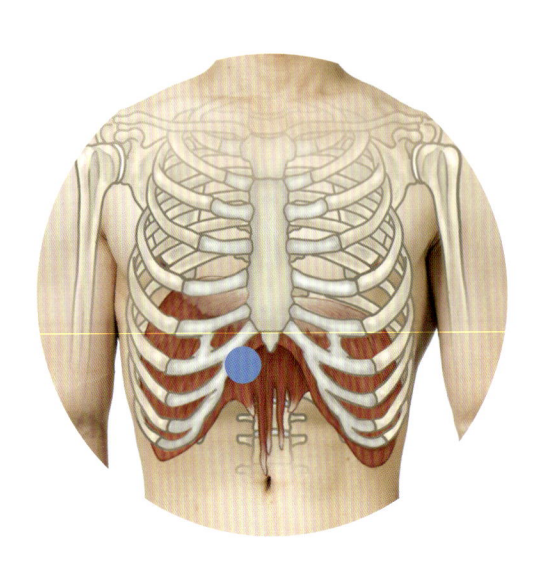

腰部痠痛類型 D 篩檢流程 步驟 2

肌肉力線定位

橫膈膜位於腹腔上方與兩側下肋骨裡面，這肌肉群較深層，不易觸摸到，篩檢時主要可鎖定在兩側前方肋骨下緣區域，需由前側肋骨下緣的腹部深入後，從上腹腔中朝頭側往下肋骨底下更深入探索。

肌肉力線篩檢

以 3-4 根手指從前側肋骨下緣的腹部向上深扣入橫膈膜（可於吐氣時深入，扣住的力道避免引起壓痛），再將橫膈膜向上回縮筋膜，進行軀幹後仰誘痛動作，如果原腰部痠痛能因而暫時獲得緩解，代表橫膈膜為關鍵緊繃肌肉力線。

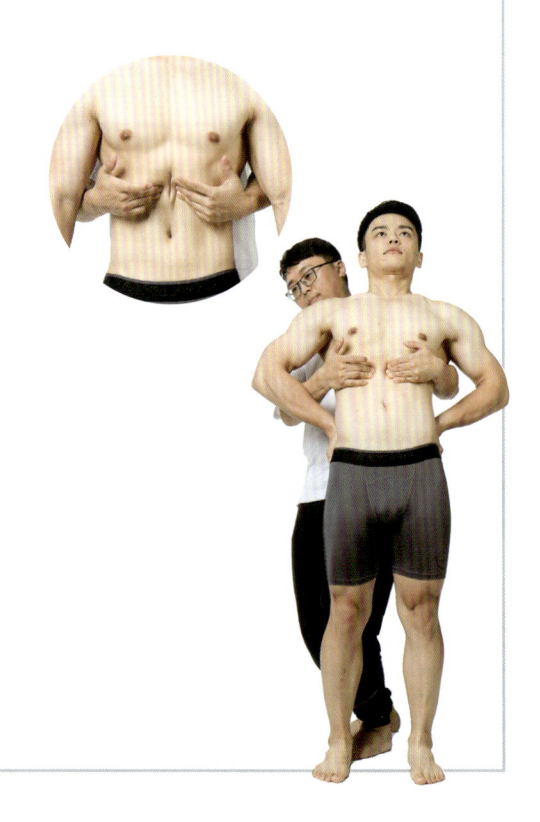

※讀者可參考 P.106 圖相互比對。

誘痛動作為軀幹側彎右側・肌肉力線縮短徒手篩檢

左側腰方肌

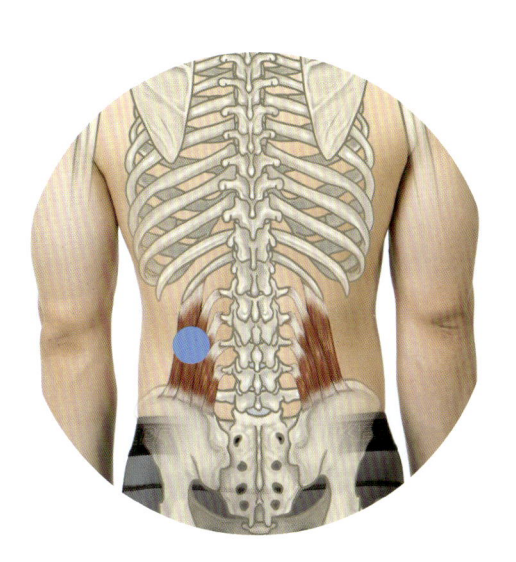

肌肉力線定位

腰方肌是腰部後外側位置，後側肋骨下緣至後側髂骨上緣之間，從背部的最外側向內朝腰椎方向扣入，可感受到明顯肌肉鼓起，篩檢時主要鎖定在後側肋骨下緣至後側髂骨上緣之間區域中間段。

肌肉力線篩檢

以3-4根手指輕扣左側腰方肌（扣住的力道避免引起壓痛），再將腰方肌朝脊椎方向橫撥以打斷力線走向，進行軀幹側彎右側誘痛動作，如果原腰部痠痛能因而暫時獲得緩解，代表左側腰方肌為關鍵緊繃肌肉力線。

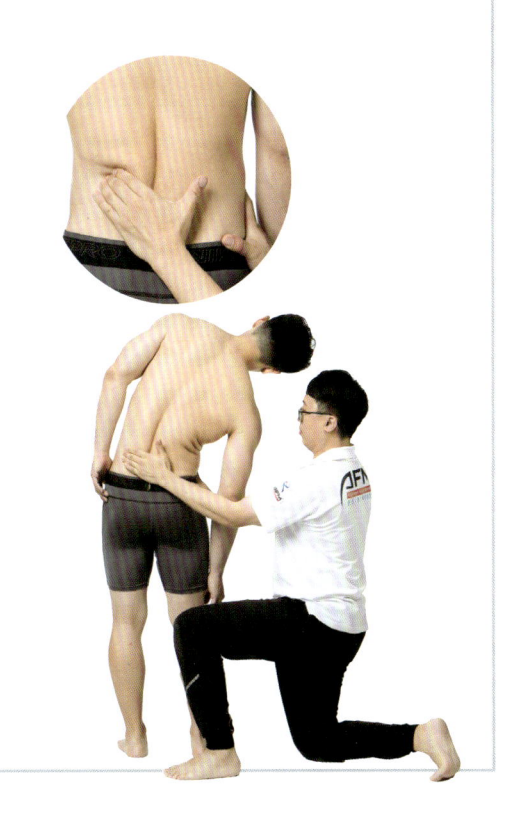

※讀者可參考P.106圖相互比對。

誘痛動作為軀幹側彎右側・肌肉力線縮短徒手篩檢

左側髂腰肌

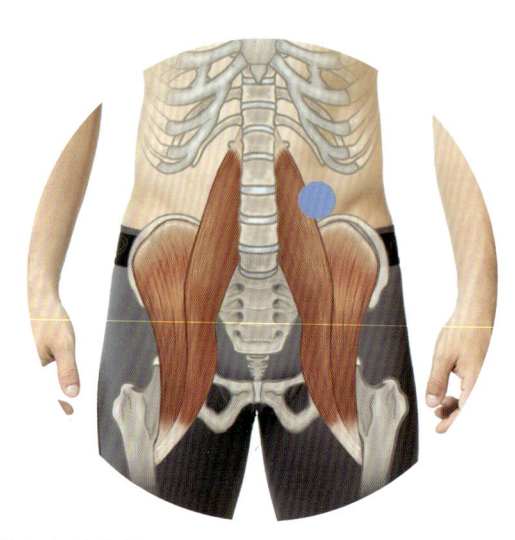

肌肉力線定位

髂腰肌是由髂肌與腰大肌組成，相較於腰大肌，髂肌較容易觸摸與篩檢，在這裡以髂肌作為主要篩檢的肌肉力線。髂肌在骨盆腔內兩側骨盆（髂骨）的內緣，屬於較深層的肌群，如果要尋找左側髂肌，可先摸到左側骨盆前緣的骨突點（髂前上棘，簡稱ASIS），向內沿著骨盆內緣朝骨盆腔深處沉進去，摸到鼓起的肌肉感就是髂肌。

肌肉力線篩檢

以手指輕扣左側髂肌（扣住的力道避免引起壓痛），再將左側髂肌朝頭側方向回縮筋膜，進行軀幹側彎右側誘痛動作，如果原腰部痠痛能因而暫時獲得緩解，代表左側髂肌為關鍵緊繃肌肉力線。

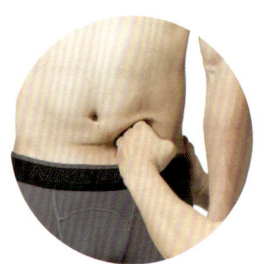

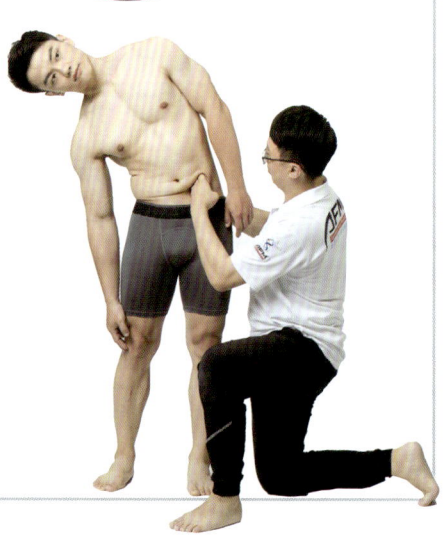

※讀者可參考P.105-106圖相互比對。

誘痛動作為軀幹側彎右側・肌肉力線縮短徒手篩檢

左側腹部外側筋膜

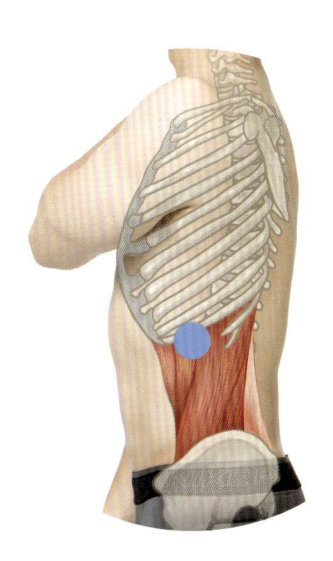

肌肉力線定位

腹部外側筋膜肌是從身體外側肋骨至外側骨盆的位置，如果要尋找左側腹部外側筋膜，篩檢時主要鎖定在外側肋骨壁上。

肌肉力線篩檢

以手掌輕扣左側腹部外側筋膜（扣住的力道避免引起壓痛），再將左側腹部外側筋膜朝頭側回縮筋膜，進行軀幹側彎右側誘痛動作，如果原腰部痠痛能因而暫時獲得緩解，代表左側腹部外側筋膜為關鍵緊繃肌肉力線。

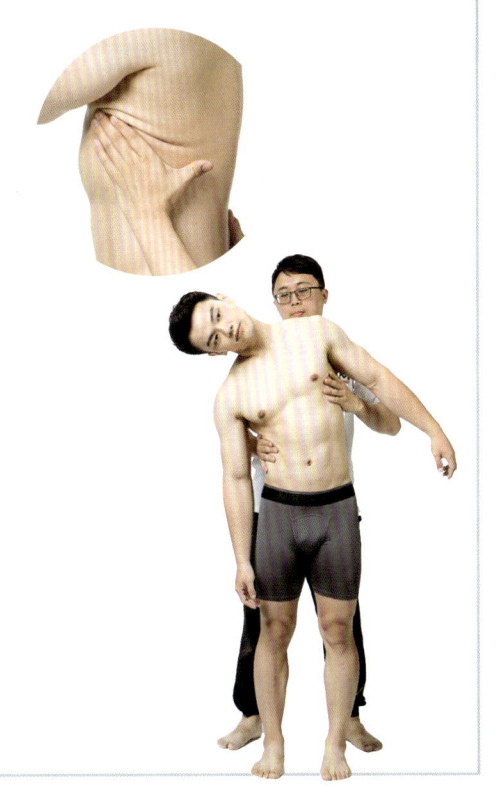

※讀者可參考P.106圖相互比對。

誘痛動作為軀幹側彎左側・肌肉力線縮短徒手篩檢

右側腰方肌

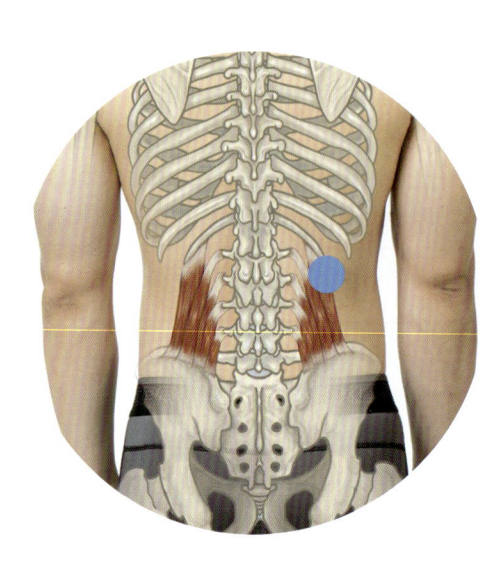

肌肉力線定位

腰方肌是腰部後外側位置，後側肋骨下緣至後側髂骨上緣之間，從背部的最外側向內朝腰椎方向扣入，可感受到明顯肌肉鼓起，篩檢時主要鎖定在後側肋骨下緣至後側髂骨上緣之間區域中間段。

肌肉力線篩檢

以3-4根手指輕扣住右側腰方肌（扣住的力道避免引起壓痛），再將腰方肌朝脊椎方向橫撥以打斷力線走向，進行軀幹側彎左側誘痛動作，如果原腰部痠痛能因而暫時獲得緩解，代表右側腰方肌為關鍵緊繃肌肉力線。

※讀者可參考P.106圖相互比對。

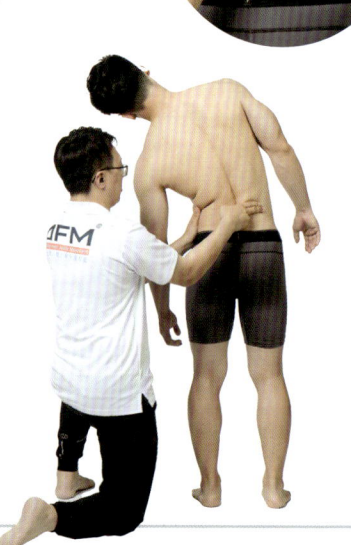

誘痛動作為軀幹側彎左側・肌肉力線縮短徒手篩檢

右側髂腰肌

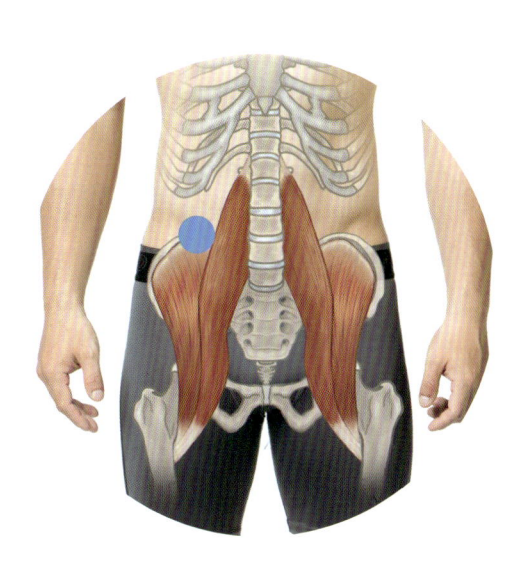

肌肉力線定位

髂腰肌是由髂肌與腰大肌組成，相較於腰大肌，髂肌較容易觸摸與篩檢，在這裡以髂肌作為主要篩檢的肌肉力線。髂肌在骨盆腔內兩側骨盆（髂骨）的內緣，屬於較深層的肌群，如果要尋找右側髂肌，可先摸到右側骨盆前緣的骨突點（髂前上棘，簡稱ASIS），向內沿著骨盆內緣朝骨盆腔深處沉進去，摸到鼓起的肌肉感就是髂肌。

肌肉力線篩檢

以手指輕扣住右側髂肌（扣住的力道避免引起壓痛），再將右側髂肌朝頭側方向回縮筋膜，進行軀幹側彎左側誘痛動作，如果原腰部痠痛能因而暫時獲得緩解，代表右側髂肌為關鍵緊繃肌肉力線。

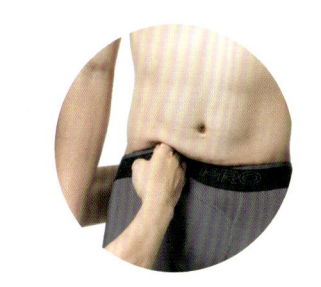

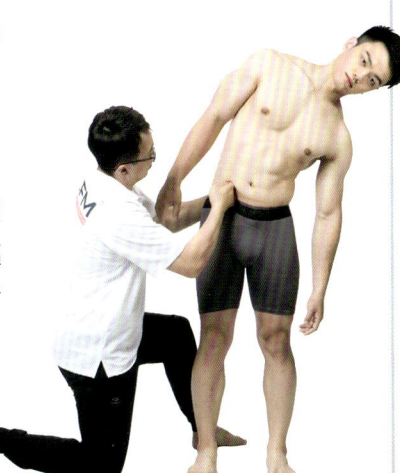

※讀者可參考 P.105-106 圖相互比對。

誘痛動作為軀幹側彎左側・肌肉力線縮短徒手篩檢

右側腹部外側筋膜

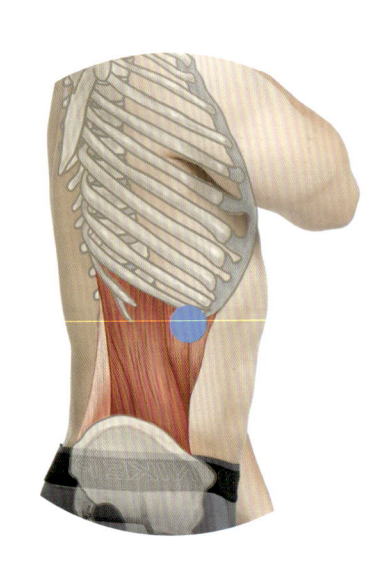

肌肉力線定位

腹部外側筋膜肌是從身體外側肋骨至外側骨盆的位置，如果要尋找右側腹部外側筋膜，篩檢時主要鎖定在外側肋骨壁上。

肌肉力線篩檢

以手掌輕扣右側腹部外側筋膜（扣住的力道避免引起壓痛），再將右側腹部外側筋膜朝頭側回縮筋膜，進行軀幹側彎左側誘痛動作，如果原腰痠痛能因而暫時獲得緩解，代表右側腹部外側筋膜為關鍵緊繃肌肉力線。

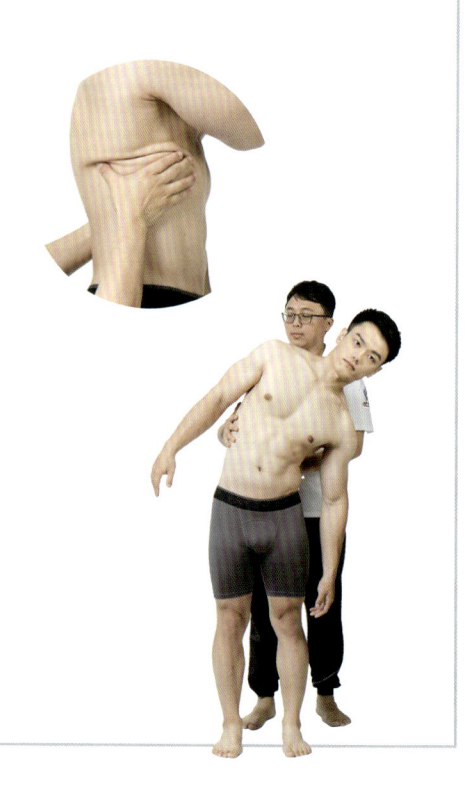

※讀者可參考 P.106 圖相互比對。

PART 5 腰部痠痛類型D篩檢流程 步驟2

誘痛動作為軀幹旋轉右側・肌肉力線縮短徒手篩檢

右腹外斜肌

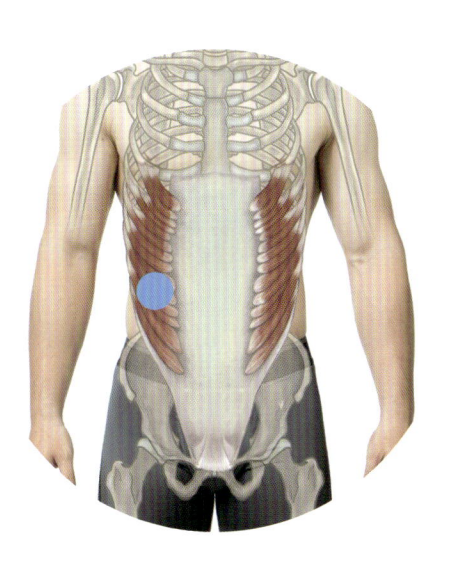

肌肉力線定位

腹外斜肌是從身體外側下肋骨邊緣至對側骨盆的位置，進行軀幹旋轉右側誘痛動作，如果要找左側腹外斜肌，篩檢時主要鎖定在外側下肋骨邊緣至對側骨盆中間段的「肚臍區域」。

肌肉力線篩檢

以手掌輕扣右側腹外斜肌（扣住的力道避免引起壓痛），再將腹外斜肌朝右側下肋骨處回縮筋膜，如果原腰部痠痛能因而暫時獲得緩解，代表右側腹外斜肌為關鍵緊繃肌肉力線。

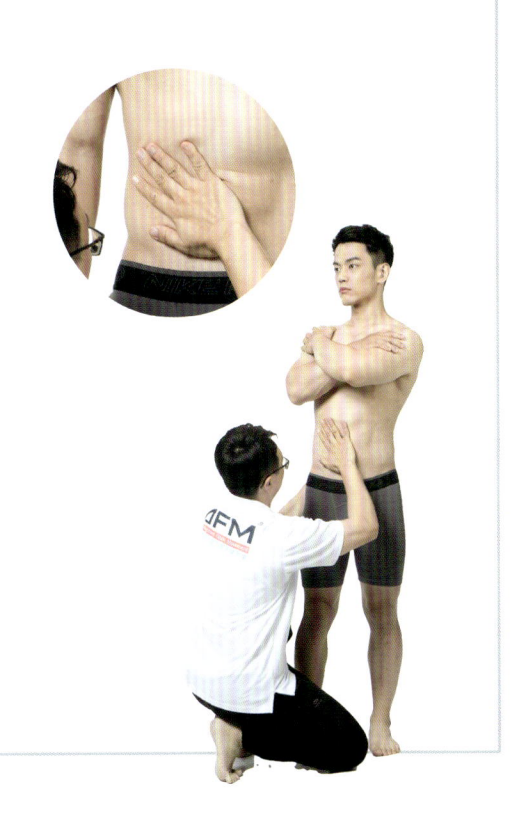

※讀者可參考P.106圖相互比對。

誘痛動作為軀幹旋轉右側・肌肉力線縮短徒手篩檢

左闊背肌

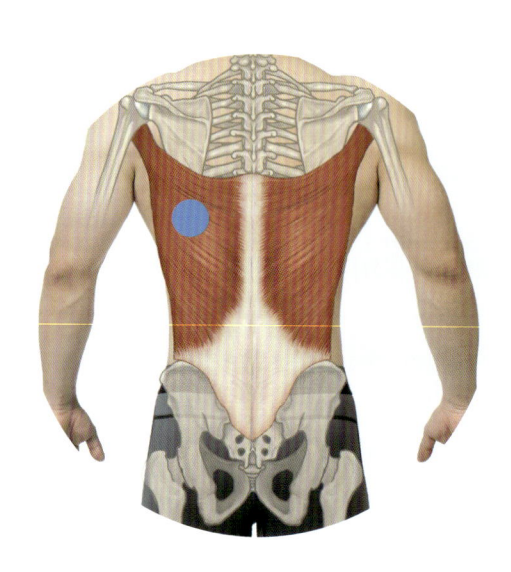

肌肉力線定位

闊背肌位在整個背部，覆蓋範圍從手臂往下大面積附著在腰薦椎與骨盆上，篩檢時主要鎖定在背部後外側整個大片面積處。

肌肉力線篩檢

以手掌輕扣左側闊背肌（扣住的力道避免引起壓痛），再將左側闊背肌向上朝頭側回縮筋膜，進行軀幹旋轉右側誘痛動作，如果原腰部痠痛能因而暫時獲得緩解，代表左側闊背肌為關鍵緊繃肌肉力線。

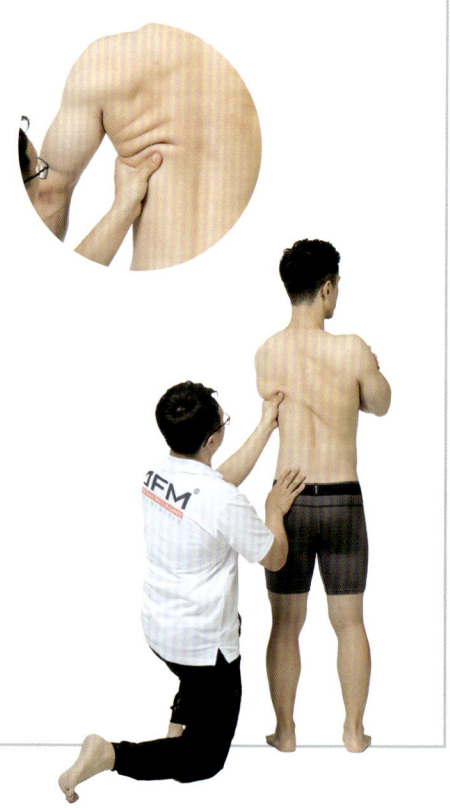

※讀者可參考P.106圖相互比對。

誘痛動作為軀幹旋轉右側・肌肉力線縮短徒手篩檢

雙側腰方肌

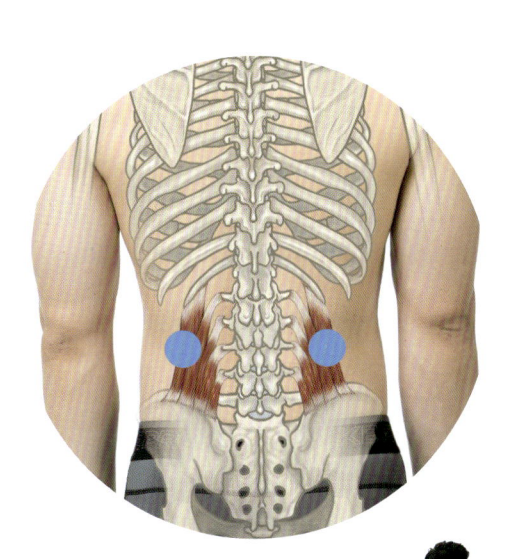

肌肉力線定位

腰方肌在腰部後外側位置，後側肋骨下緣至後側髂骨上緣之間，從背部的最外側向內朝腰椎方向扣入，可感受到明顯肌肉鼓起，篩檢時主要鎖定在後側肋骨下緣至後側髂骨上緣之間區域中間段。

肌肉力線篩檢

需要分別對兩側腰方肌進行篩檢，以3-4根手指輕扣住腰方肌（扣住的力道避免引起壓痛），再將腰方肌朝脊椎方向橫撥以打斷力線走向，進行軀幹旋轉右側誘痛動作，如果原腰部痠痛能因而暫時獲得緩解，代表腰方肌為關鍵緊繃肌肉力線。

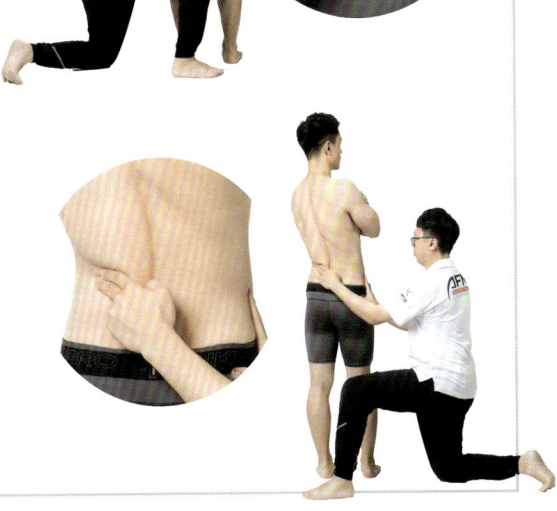

※讀者可參考 P.106 圖相互比對。

誘痛動作為軀幹旋轉左側・肌肉力線縮短徒手篩檢

左腹外斜肌

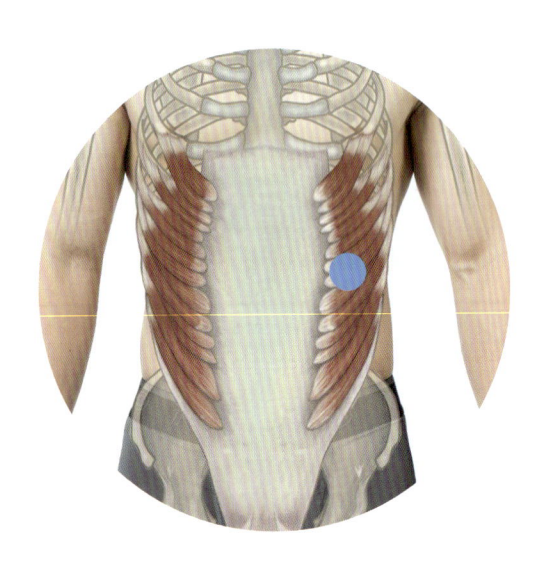

肌肉力線定位

腹外斜肌是從身體外側下肋骨邊緣至對側骨盆的位置，如果要找左側腹外斜肌，篩檢時主要鎖定在外側下肋骨邊緣至對側骨盆中間段的「肚臍區域」。

肌肉力線篩檢

以手掌輕扣住左側腹外斜肌（扣住的力道避免引起壓痛），再將左腹外斜肌朝左側下肋骨處回縮筋膜，進行軀幹旋轉左側誘痛動作，如果原腰部痠痛能因而暫時獲得緩解，代表左側腹外斜肌為關鍵緊繃肌肉力線。

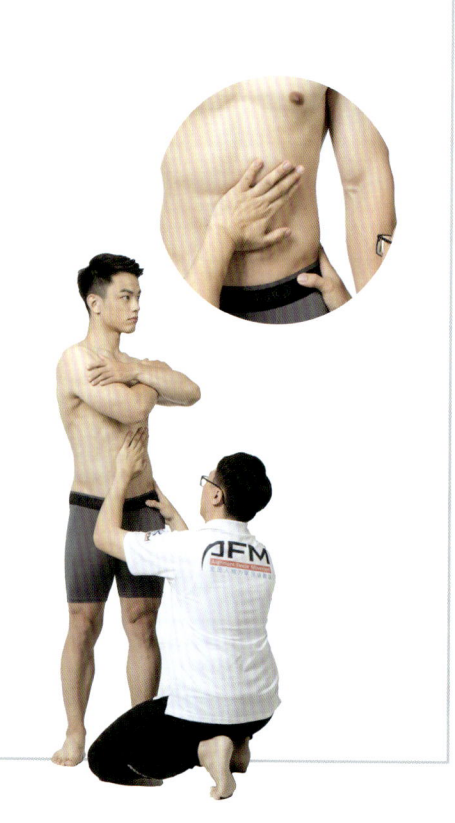

※讀者可參考 P.106 圖相互比對。

誘痛動作為軀幹旋轉左側・肌肉力線縮短徒手篩檢

右闊背肌

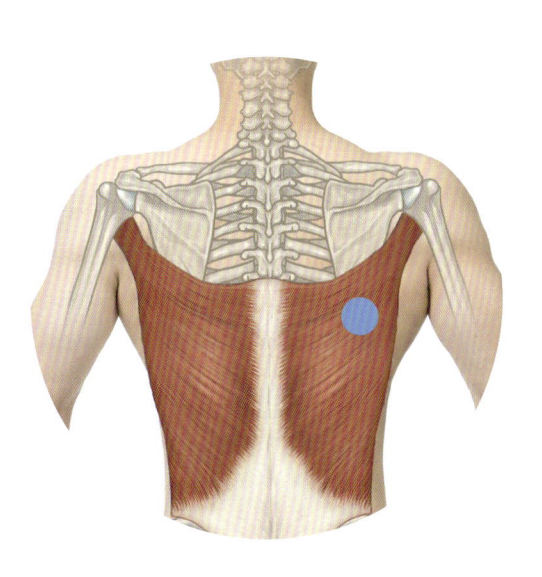

肌肉力線定位

闊背肌位在整個背部，覆蓋範圍從手臂往下大面積附著在腰薦椎與骨盆上，篩檢時主要鎖定在背部後外側整個大片面積。

肌肉力線篩檢

以手掌輕扣住右側闊背肌（扣住的力道避免引起壓痛），再將右側闊背肌向上朝頭側回縮筋膜，進行軀幹旋轉左側誘痛動作，如果原腰部痠痛能因而暫時獲得緩解，代表右側闊背肌為關鍵緊繃肌肉力線。

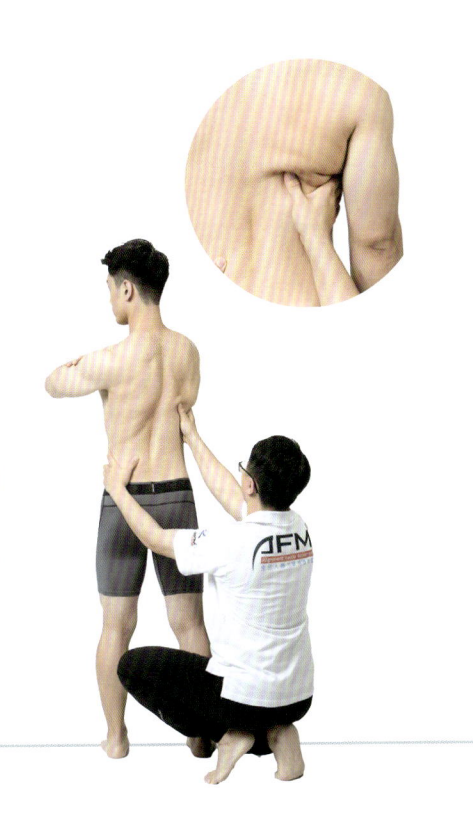

※讀者可參考 P.106 圖相互比對。

誘痛動作為軀幹旋轉左側・肌肉力線縮短徒手篩檢

雙側腰方肌

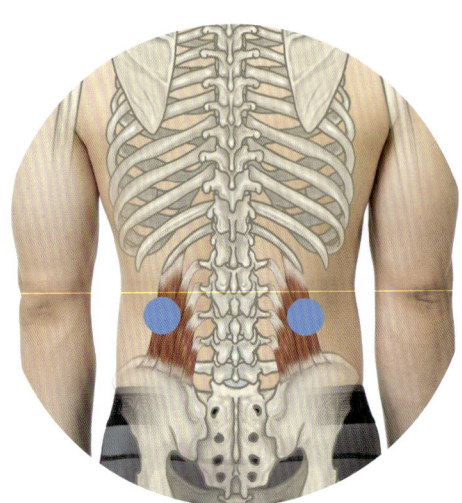

肌肉力線定位

腰方肌是腰部後外側位置，後側肋骨下緣至後側髂骨上緣之間，從背部的最外側向內朝腰椎方向扣入，可感受到明顯肌肉鼓起，篩檢時主要鎖定在後側肋骨下緣至後側髂骨上緣之間區域中間段。

肌肉力線篩檢

需要分別對兩側腰方肌進行篩檢，以3-4根手指輕扣住腰方肌（扣住的力道避免引起壓痛），再將腰方肌朝脊椎方向橫撥以打斷力線走向，進行軀幹旋轉左側誘痛動作，如果原腰部痠痛能因而暫時獲得緩解，代表腰方肌為關鍵緊繃肌肉力線。

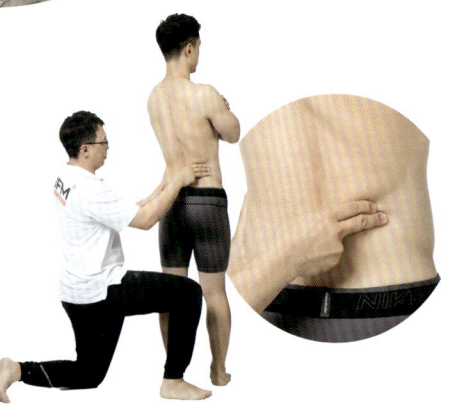

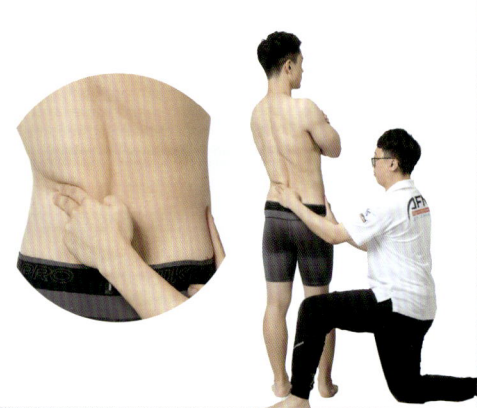

※讀者可參考P.106圖相互比對。

腰部痠痛類型 A-D 之 MLS 療法篩檢流程

步驟 3　找出關鍵緊繃肌筋膜

針對腰部痠痛類型 A-D，在上一步驟的肌肉力線篩檢找出限制骨盆或軀幹造成腰痠的「關鍵緊繃肌肉力線」後，接著透過第二章肌筋膜地圖導覽核對與其相連的肌筋膜力線有哪幾條，接著在這些肌筋膜力線上進行「肌筋膜力線縮短技巧」，篩檢出主要影響痠痛的肌筋膜部位。

1 對照肌筋膜力線地圖導覽後，確認篩檢出的「關鍵緊繃肌肉力線」屬於哪一條肌筋膜力線，該肌筋膜力線將為本步驟要篩檢的目標。

2 鎖定某條肌筋膜力線後，依序在肌筋膜力線的部位中進行「肌筋膜力線縮短」篩檢。

首先，從最遠處的肌筋膜部位至近端肌筋膜部位篩檢，觀察哪一段肌筋膜部位能在「肌筋膜力線縮短」時最先明顯緩解痠痛，則該肌筋膜部位為「關鍵緊繃肌筋膜」。

當篩檢最遠的肌筋膜部位即發現能明顯緩解痠痛時，無須再篩檢第二遠的肌筋膜成員，例如：針對淺背線篩檢最遠肌筋膜部位「足底筋膜」時，就能明顯讓腰痠緩解，此刻「足底筋膜」即為關鍵緊繃肌筋膜，無須再篩檢次遠肌筋膜部位「腓腸肌」。

腰部痠痛涉及的肌肉力線，大多位於該肌筋膜線中最遠的肌筋膜部位為上方靠近頭側的區域，及下方靠近小腿側的區域，經常會有上下兩段最遠段的肌筋膜部位需要篩檢，再分別朝中間段找次遠的肌筋膜部位接續篩檢。

以下分別依據「骨盆區域」與「軀幹區域」的肌肉力線，整理其相對應的肌筋膜力線篩檢技巧，讀者可依前步驟分別篩檢出的關鍵緊繃肌肉力線，對照應篩檢出的肌筋膜部位逐一篩檢。

步驟 4　放鬆關鍵緊繃肌筋膜

從步驟 3 篩檢出影響腰部痠痛的關鍵緊繃肌筋膜之後，就可直接放鬆它，依據經驗，只要找出關鍵緊繃肌筋膜，無論徒手按摩、滾筒按摩、按摩槍按摩或其它放鬆方法，皆能透過放鬆關鍵緊繃肌筋膜而有效鬆解腰部痠痛。相關肌筋膜放鬆方式可參考第六章內容。

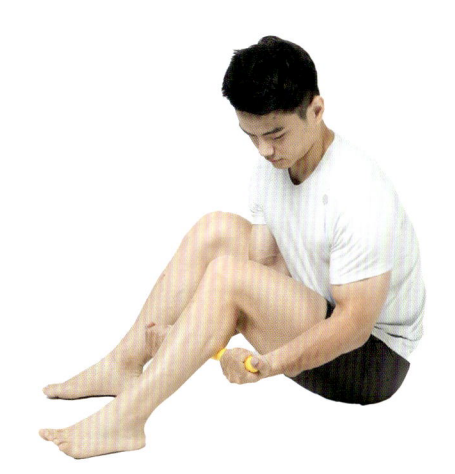

149

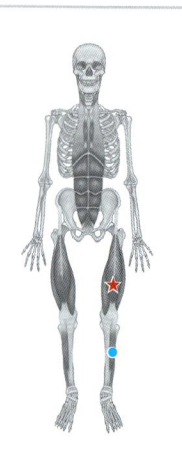

股四頭肌・骨盆區域肌筋膜力線篩檢

脛前肌
（下方最遠段肌筋膜部位）

淺前線

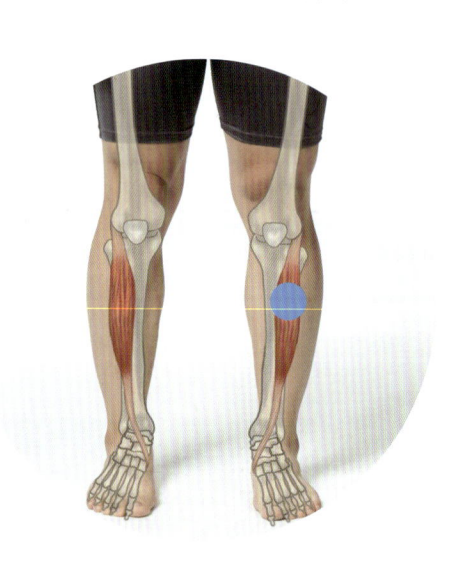

肌筋膜定位

位於小腿前外側，從小腿正前方的骨頭突起處（脛骨）向外3-4指幅的小腿範圍。

肌筋膜力線篩檢

以手指輕扣脛前肌（扣住的力道避免引起壓痛），再將脛前肌朝頭部方向往上方回縮筋膜，如果原腰部痠痛能因而明顯暫時獲得緩解，代表脛前肌為關鍵緊繃肌筋膜。

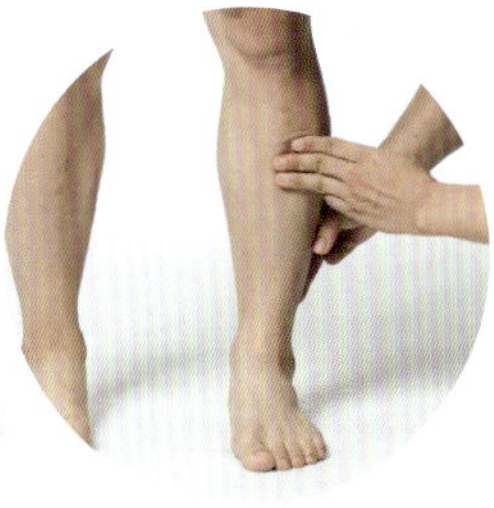

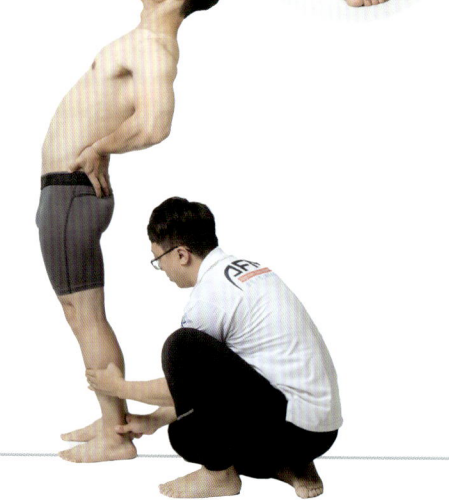

圖例為軀幹後仰會引起痠痛。

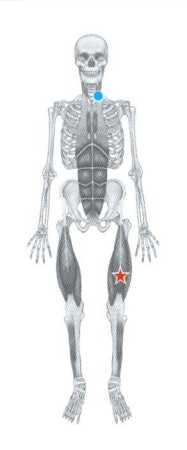

股四頭肌・骨盆區域肌筋膜力線篩檢

胸鎖乳突肌
（上方最遠段肌筋膜部位）

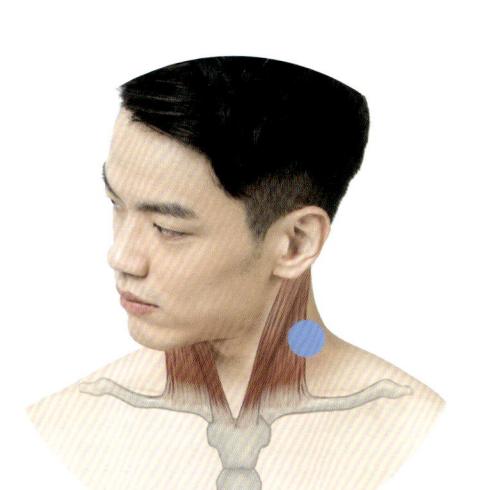

淺前線

肌筋膜定位

胸鎖乳突肌在脖子前外側區域，是脖子上最大條的肌肉，如果要尋找左側胸鎖乳突肌，可先將頭轉向右側，再將左側耳朵倒向胸口，此刻脖子左前方明顯浮起的肌肉即為左側胸鎖乳突肌，右側胸鎖乳突肌，依相同規則找尋。

肌筋膜力線篩檢

以手指輕扣胸鎖乳突肌（扣住的力道避免引起壓痛），再將胸鎖乳突肌向下朝腳的方向回縮筋膜，如果原腰部痠痛能因而暫時獲得緩解，代表胸鎖乳突肌為關鍵緊繃肌筋膜。

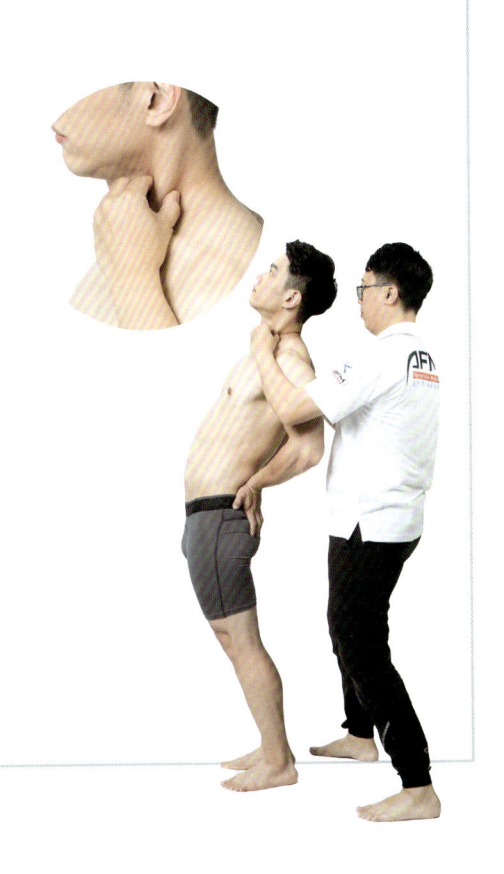

股四頭肌．骨盆區域肌筋膜力線篩檢

腹直肌
（上方次遠段肌筋膜部位）

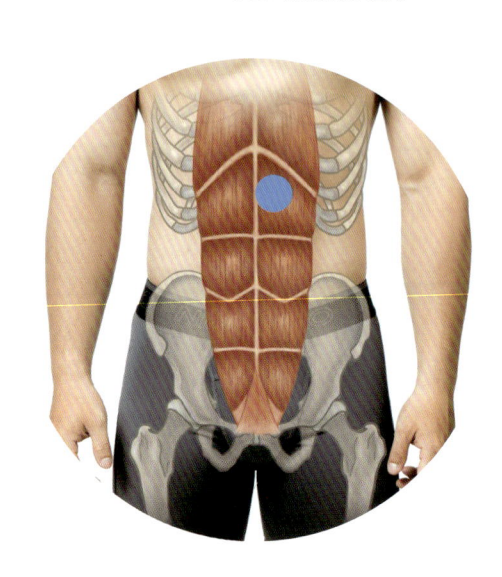

淺前線

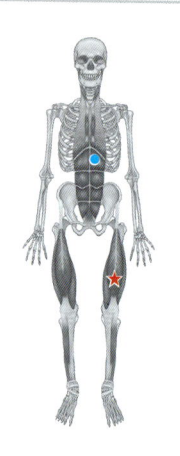

肌筋膜定位

位於腹部，以肚臍為中線兩側約一個手掌範圍。

肌筋膜力線篩檢

以手掌輕扣腹直肌（扣住的力道避免引起壓痛），再將腹直肌朝頭部方向往上方回縮筋膜，如果原腰部痠痛能因而明顯暫時獲得緩解，代表腹直肌為關鍵緊繃肌筋膜。

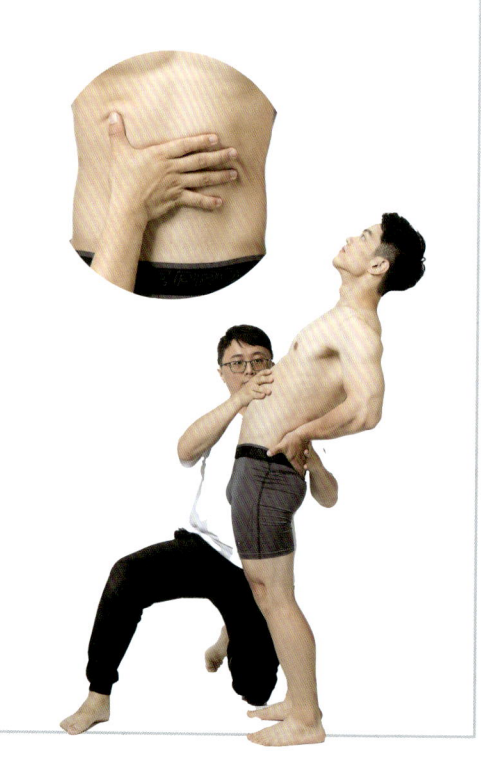

股四頭肌 · 骨盆區域肌筋膜力線篩檢

股四頭肌

淺前線

篩檢完淺前線上的其它肌筋膜部位後,若未發現能明顯緩解腰部痠痛的關鍵緊繃肌筋膜,代表該腰部痠痛只單純受股四頭肌這條「關鍵緊繃肌肉力線」的影響,無受淺前線上其它肌筋膜緊繃的牽扯,後續將鎖定股四頭肌作為鬆解的部位。

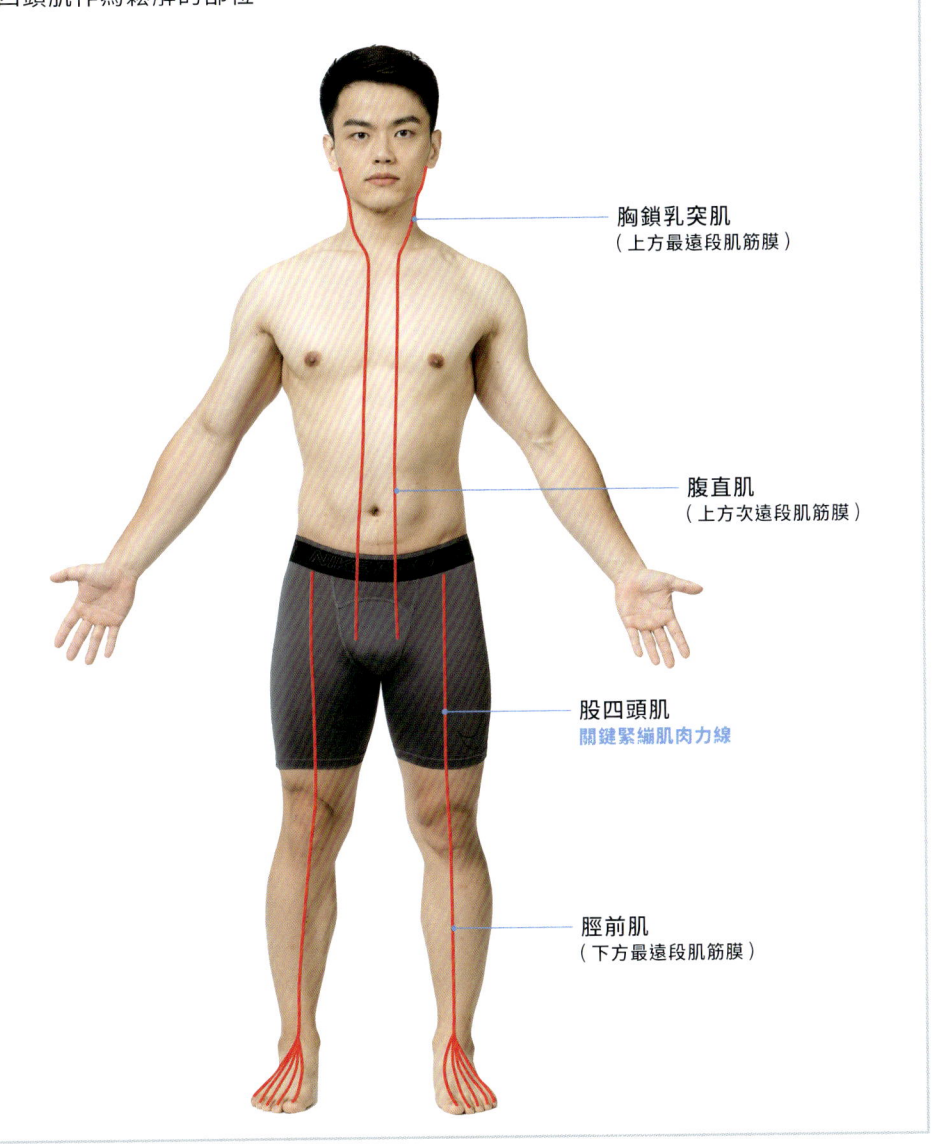

- 胸鎖乳突肌（上方最遠段肌筋膜）
- 腹直肌（上方次遠段肌筋膜）
- 股四頭肌　關鍵緊繃肌肉力線
- 脛前肌（下方最遠段肌筋膜）

腰部痠痛類型 A、D 篩檢流程 步驟 3

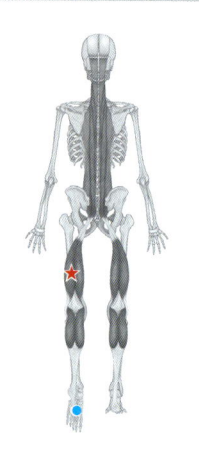

膕旁肌．骨盆區域肌筋膜力線篩檢

足底筋膜
（下方最遠段肌筋膜部位）

淺背線

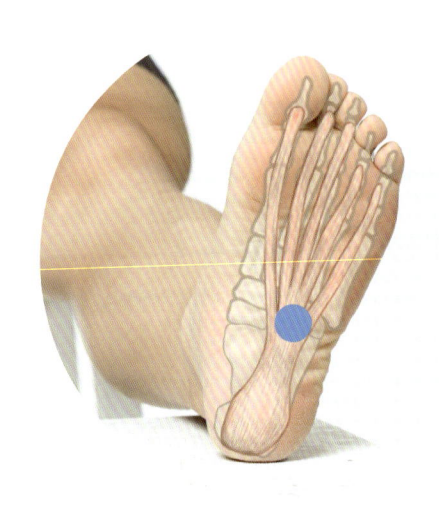

肌筋膜定位

位於腳底區域，從腳跟至腳尖之前的掌面範圍。

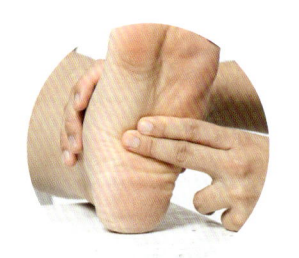

肌筋膜力線篩檢

以2-3根手指輕扣住足底筋膜（扣住的力道避免引起壓痛），再將足底筋膜朝腳跟方向回縮筋膜，如果原腰部痠痛能因而明顯暫時獲得緩解，代表足底筋膜為關鍵緊繃肌筋膜。

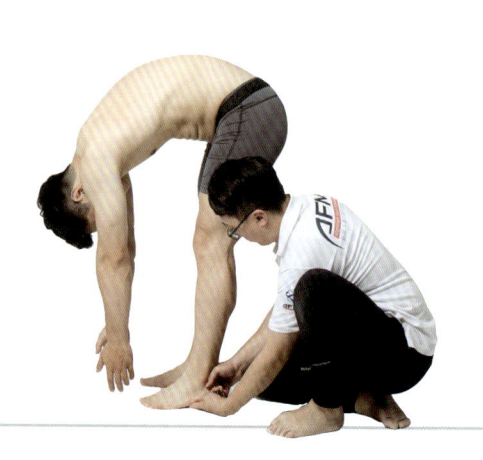

膕旁肌・骨盆區域肌筋膜力線篩檢

腓腸肌
（下方次遠段肌筋膜部位）

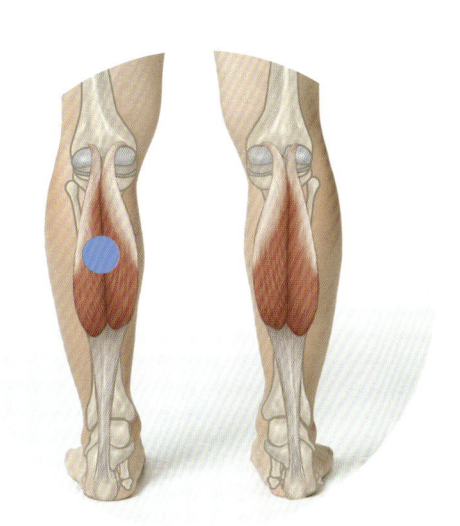

淺背線

肌筋膜定位

位於小腿後側。

肌筋膜力線篩檢

以手掌環扣腓腸肌（扣住的力道避免引起壓痛），再將腓腸肌朝頭部方向往上方回縮筋膜，如果原腰部痠痛能因而明顯暫時獲得緩解，代表腓腸肌為關鍵緊繃肌筋膜。

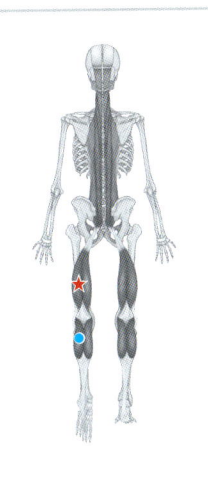

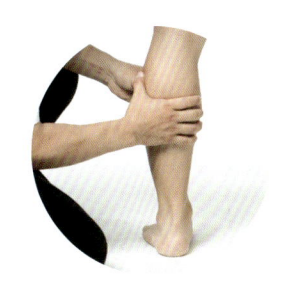

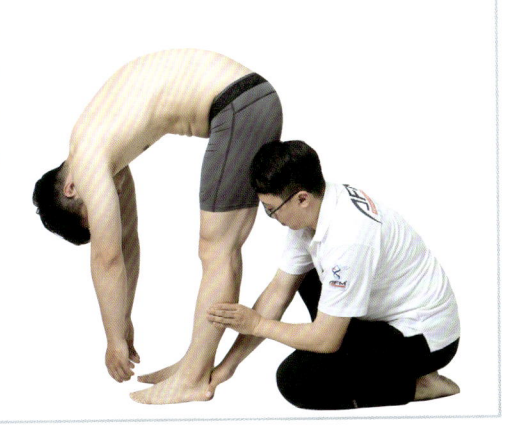

膕旁肌 · 骨盆區域肌筋膜力線篩檢

枕下肌群
（上方最遠段肌筋膜部位）

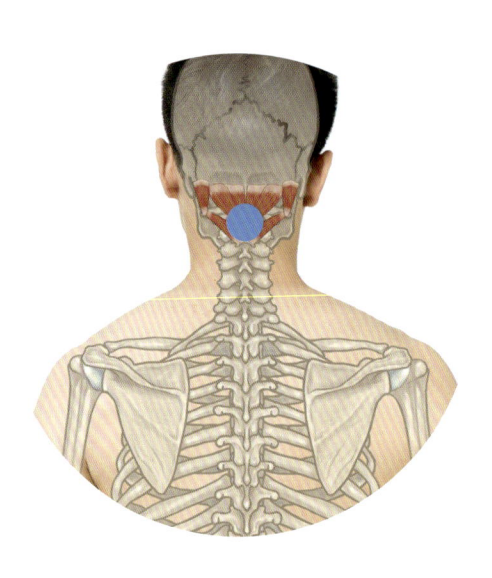

淺背線

肌筋膜定位

位於後腦勺下方凹處。

肌筋膜力線篩檢

以拇指交扣深入枕下肌群（扣住的力道避免引起壓痛），再將枕下肌群朝頸部方向往下方回縮筋膜，如果原腰部痠痛能因而明顯暫時獲得緩解，代表枕下肌群為關鍵緊繃肌筋膜。

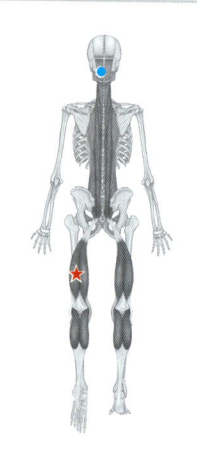

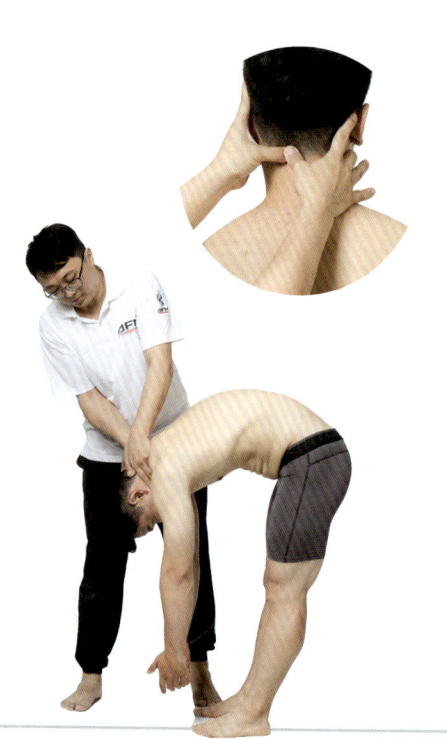

腰部痠痛類型 A、D 篩檢流程 步驟 3

156

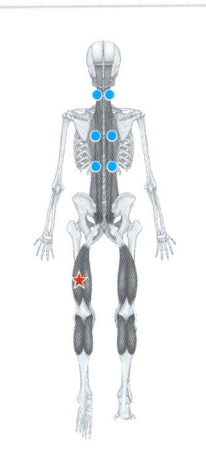

PART 5

腿旁肌・骨盆區域肌筋膜力線篩檢

頸部、背部與腰部豎脊肌
（依序為上方次遠段肌筋膜部位）

淺背線

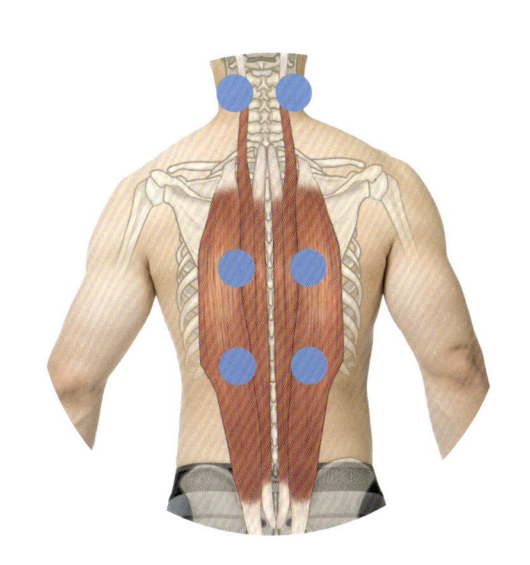

腰部痠痛類型 A‧D 篩檢流程 步驟 3

肌筋膜定位

位於身體後側脊椎兩旁的背肌，依序從腰部、下背、中背與上背區域為上方次遠端肌筋膜。

肌筋膜力線篩檢

以手掌或手指深扣住豎脊肌（扣住的力道避免引起壓痛），再將豎脊肌朝腳部方向往下方回縮筋膜，如果原腰部痠痛能因而明顯暫時獲得緩解，代表豎脊肌為關鍵緊繃肌筋膜。

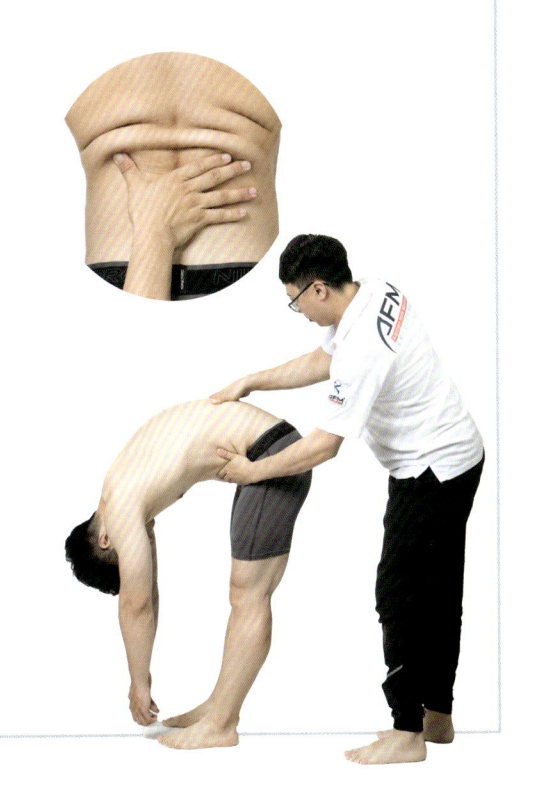

157

膕旁肌・骨盆區域肌筋膜力線篩檢

膕旁肌

淺背線

篩檢完淺背線上的其它肌筋膜部位後，都未發現能明顯緩解腰部痠痛的關鍵緊繃肌筋膜時，代表該腰部痠痛只單純受膕旁肌這條「關鍵緊繃肌肉力線」的影響，無受淺背線上其它肌筋膜緊繃的牽扯，後續將鎖定膕旁肌作為鬆解的部位。

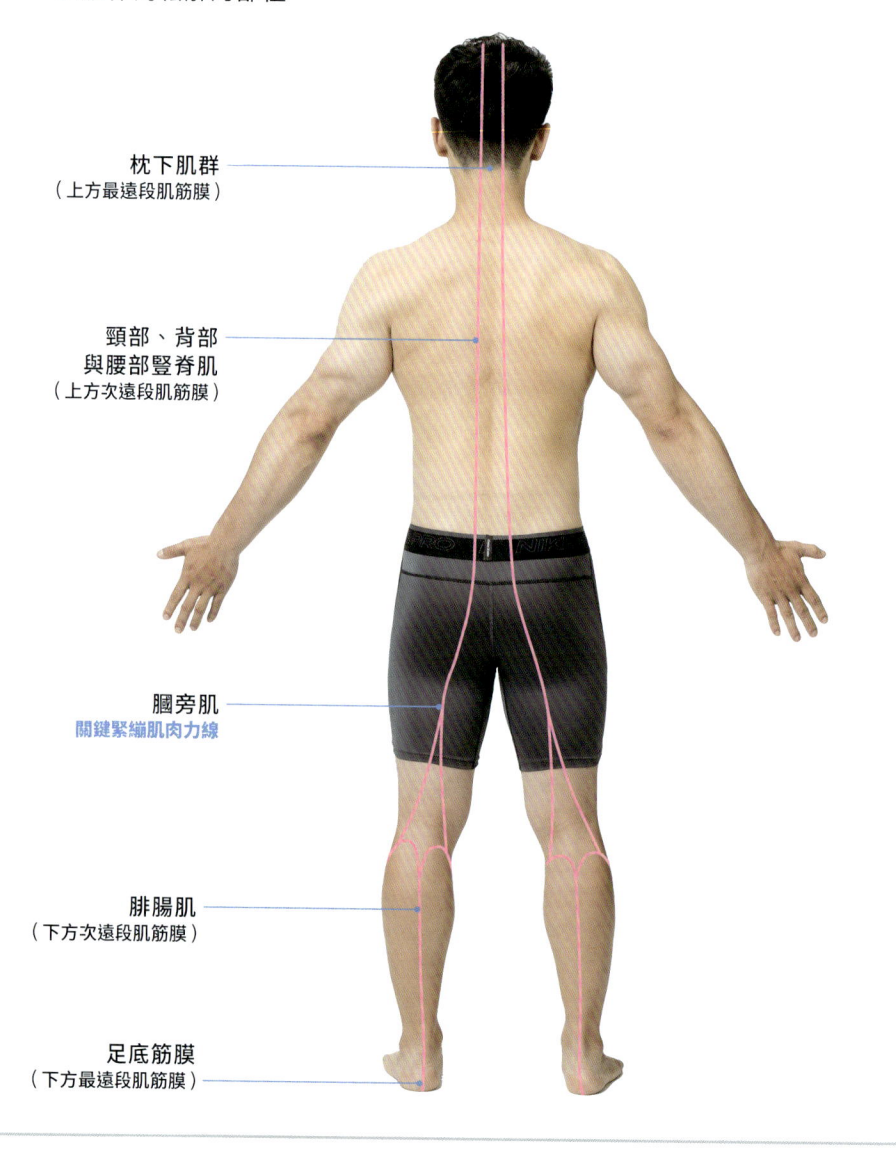

腰部痠痛類型A-D篩檢流程 步驟3

- 枕下肌群（上方最遠段肌筋膜）
- 頸部、背部與腰部豎脊肌（上方次遠段肌筋膜）
- 膕旁肌 **關鍵緊繃肌肉力線**
- 腓腸肌（下方次遠段肌筋膜）
- 足底筋膜（下方最遠段肌筋膜）

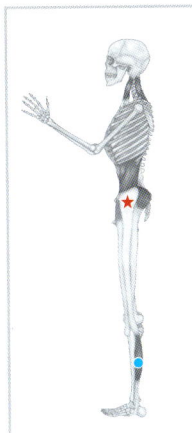

臀大肌、臀中肌與闊筋膜張肌・骨盆區域肌筋膜力線篩檢

腓骨長肌
(下方最遠段肌筋膜部位)

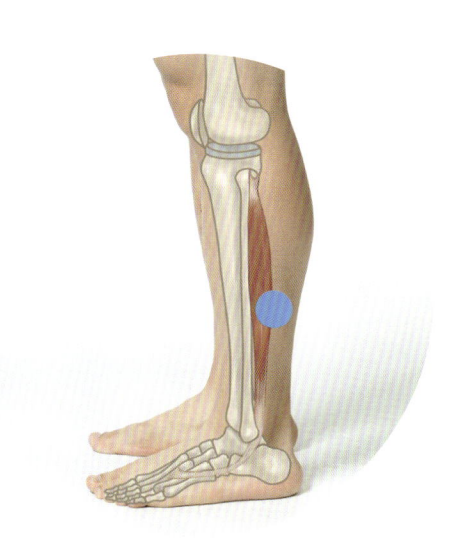

側線

肌筋膜定位

位於小腿外側，沿著小腿外側上的整個腓骨範圍。

肌筋膜力線篩檢

以手掌輕扣腓骨長肌（扣住的力道避免引起壓痛），再將腓骨長肌朝頭部方向往上方回縮筋膜，如果原腰部痠痛能因而明顯暫時獲得緩解，代表腓骨長肌為關鍵緊繃肌筋膜。

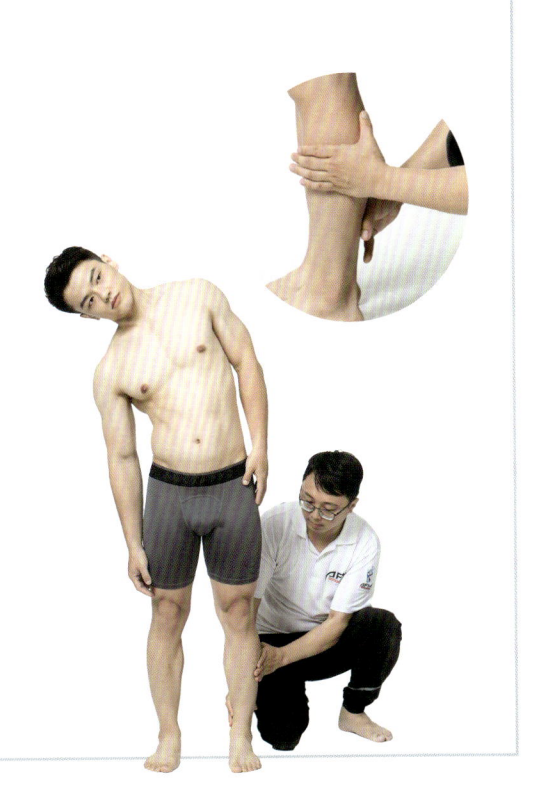

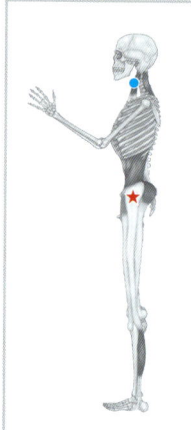

臀大肌、臀中肌與闊筋膜張肌・骨盆區域肌筋膜力線篩檢

胸鎖乳突肌
（上前方最遠段肌筋膜部位）

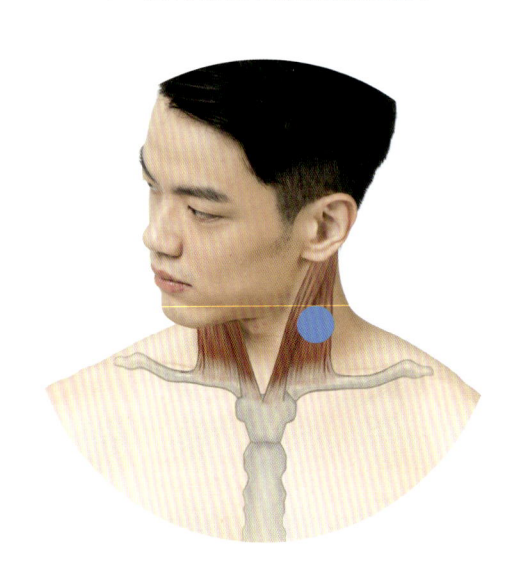

側線

肌筋膜定位

胸鎖乳突肌在脖子前外側區域，是脖子上最大條的肌肉，如果要尋找左側胸鎖乳突肌，可先將頭轉向右側，再將左側耳朵倒向胸口，此刻脖子左前方明顯浮起的肌肉即為左側胸鎖乳突肌，右側胸鎖乳突肌，依相同規則找尋。

肌筋膜力線篩檢

以手指輕扣胸鎖乳突肌（扣住的力道避免引起壓痛），再將胸鎖乳突肌向下朝腳的方向回縮筋膜，如果原腰部痠痛能因而暫時獲得緩解，代表胸鎖乳突肌為關鍵緊繃肌筋膜。

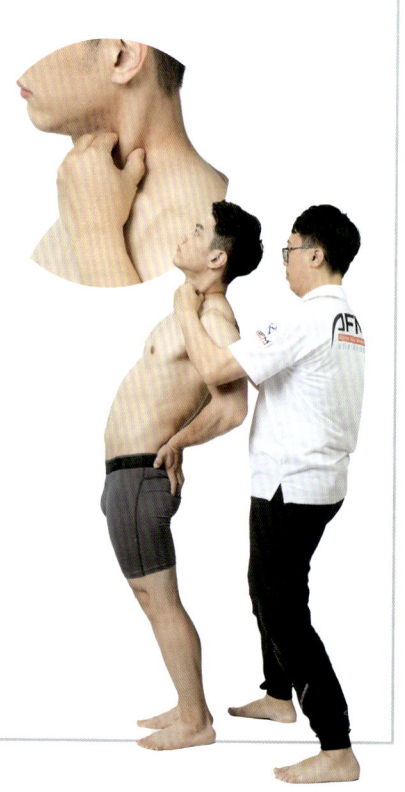

圖例為後仰腰時痠痛，藉由側線找出胸鎖乳突肌是否為關鍵頸繃肌筋膜。

臀大肌、臀中肌與闊筋膜張肌・骨盆區域肌筋膜力線篩檢

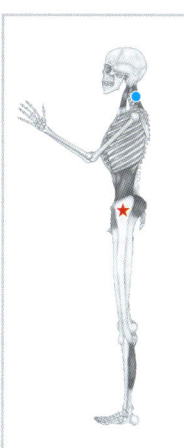

頭頸夾肌
(上後方最遠段肌筋膜部位)

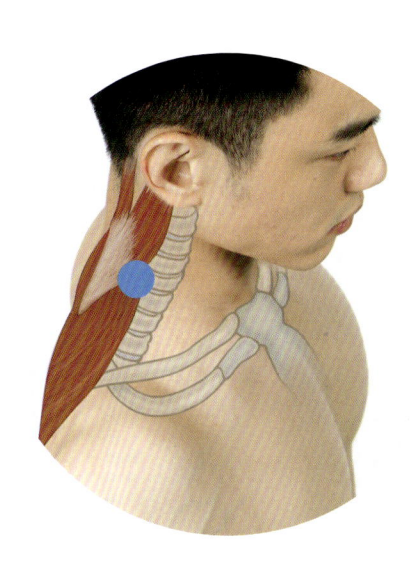

側線

肌筋膜定位

頭頸夾肌在肩頸區域肌群中屬於較不易定位的肌群，一般比較容易觸摸到的位置在脖子與肩膀交界區，位於上斜方肌底下；可以在脖子與肩膀交界區域將上斜方肌向後撥開，再以手指往斜下方45度深入定位到頭頸夾肌。

肌筋膜力線篩檢

依據上述方式以手指輕扣頭頸夾肌（扣住的力道避免引起壓痛），再將頭頸夾肌朝腰部方向往下方回縮筋膜，如果原腰部痠痛能因而暫時獲得緩解，代表頭頸夾肌為關鍵緊繃肌筋膜。

圖例為左側彎腰時痠痛，藉由側線找出頭頸夾肌是否為關鍵頸繃肌筋膜。

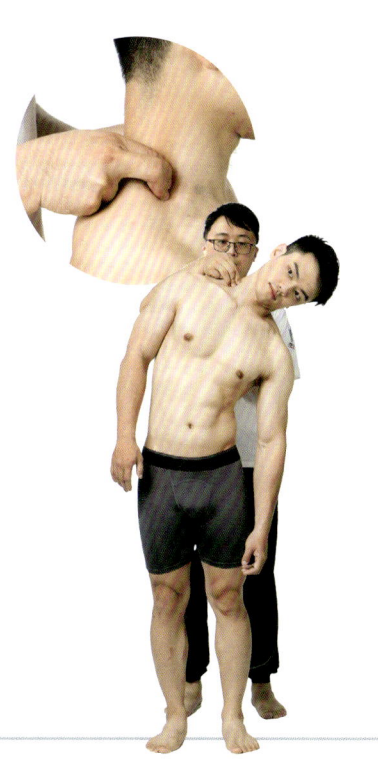

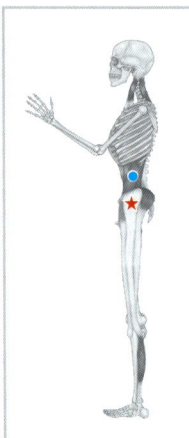

臀大肌、臀中肌與闊筋膜張肌・骨盆區域肌筋膜力線篩檢

軀幹外側筋膜
(上方次遠段肌筋膜部位)

側線

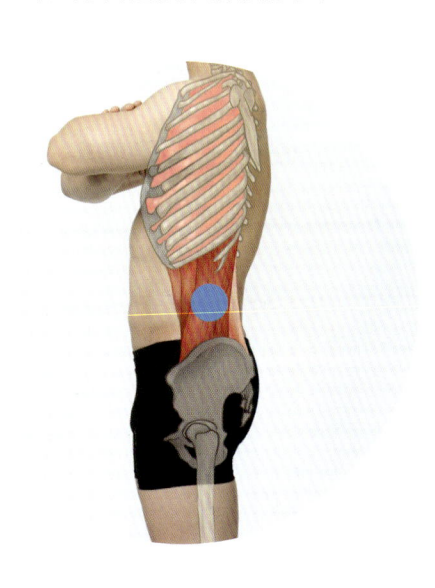

肌筋膜定位

位於軀幹外側，包含外側腹壁與外側肋廓，沿著身體外側中間約 3-4 根指幅範圍。

肌筋膜力線篩檢

以手掌輕扣軀幹外側筋膜（扣住的力道避免引起壓痛），再將軀幹外側筋膜朝腰部方向往下方回縮筋膜，如果原腰部痠痛能因而明顯暫時獲得緩解，代表軀幹外側筋膜為關鍵緊繃肌筋膜。

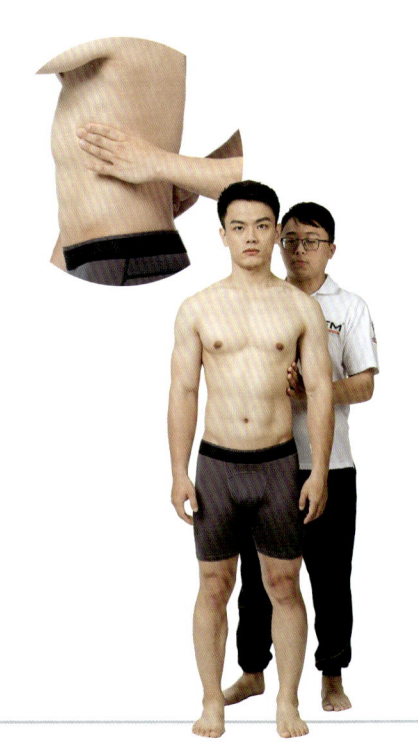

PART 5

腰部痠痛類型 A．D 篩檢流程 步驟 3

臀大肌、臀中肌與闊筋膜張肌・骨盆區域肌筋膜力線篩檢

臀大肌、臀中肌或闊筋膜張肌

側線

當篩檢完側線上的其它肌筋膜部位後，若都未發現能明顯緩解腰部痠痛的關鍵緊繃肌筋膜，代表該腰部痠痛單純只受臀大肌、臀中肌或闊筋膜張肌等關鍵緊繃肌肉力線影響，無受側線上其它肌筋膜緊繃的牽扯，後續將鎖定臀大肌、臀中肌或闊筋膜張肌作為鬆解的部位。

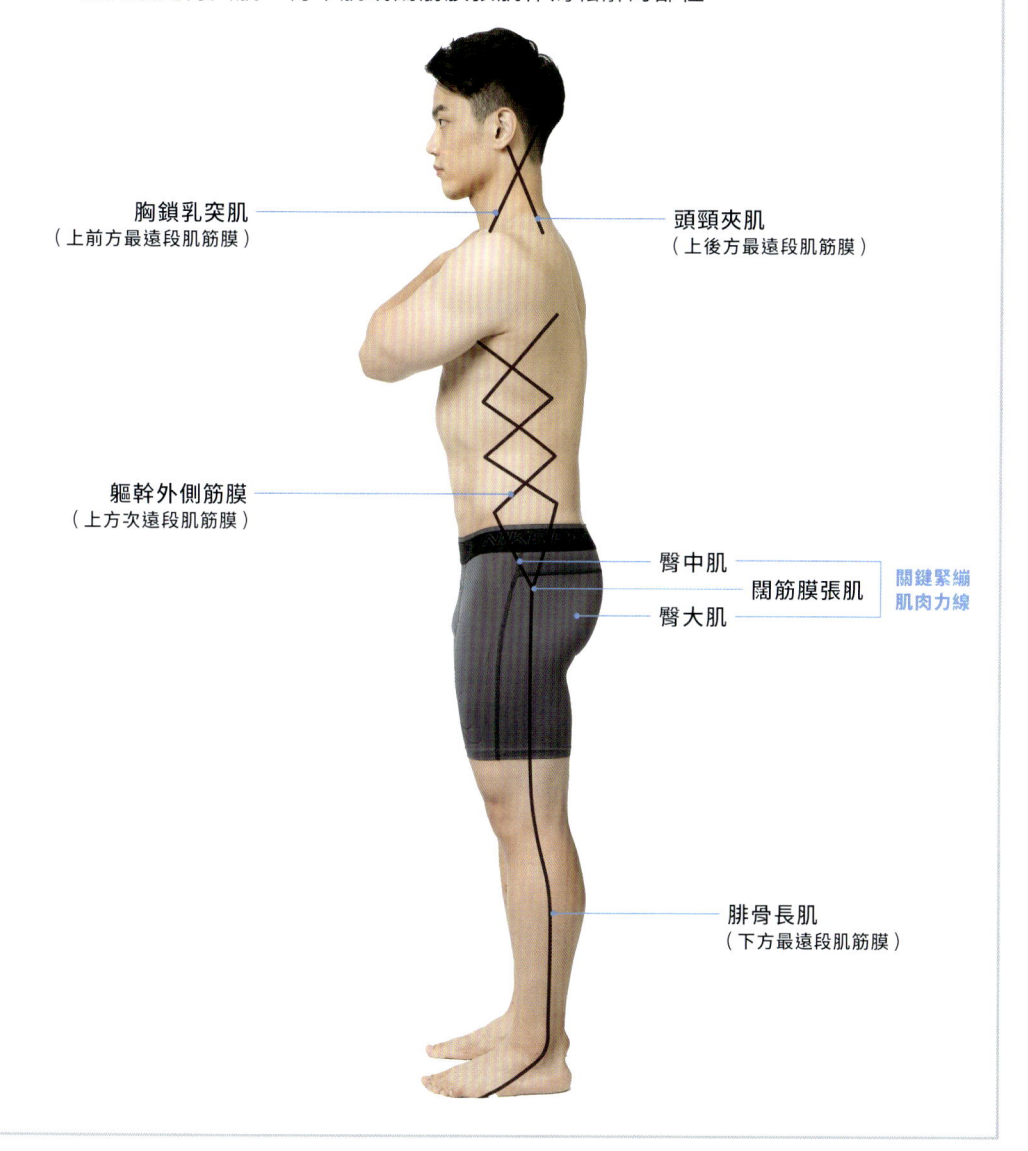

胸鎖乳突肌
（上前方最遠段肌筋膜）

頭頸夾肌
（上後方最遠段肌筋膜）

軀幹外側筋膜
（上方次遠段肌筋膜）

臀中肌
闊筋膜張肌
臀大肌

關鍵緊繃肌肉力線

腓骨長肌
（下方最遠段肌筋膜）

163

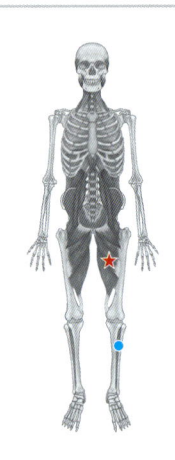

臀肌與髖內收肌・骨盆區域肌筋膜力線篩檢

脛後肌
（下方最遠段肌筋膜部位）

深前線

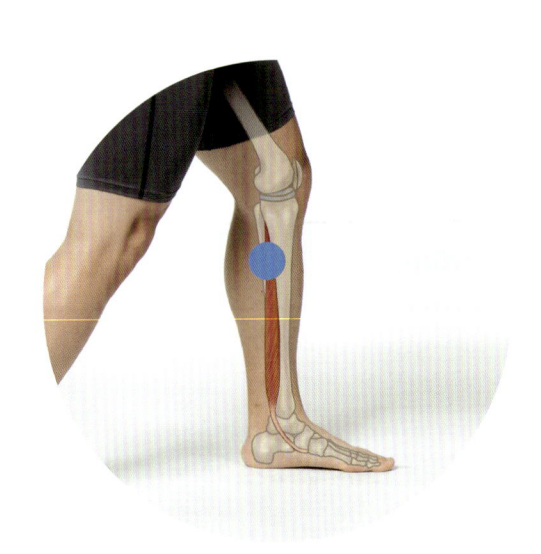

肌筋膜定位

位於小腿前內側的脛骨與小腿肚交界深處，從小腿正前方的骨頭突起處（此即為脛骨）向內深入的區域，需要以手指稍微插入探索到肌肉鼓起處。

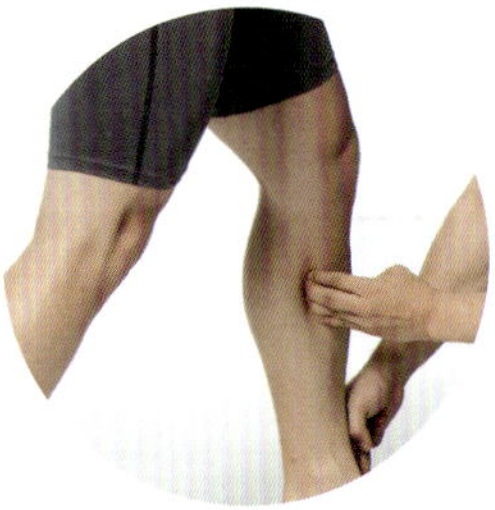

肌筋膜力線篩檢

以3根手指深入扣住脛後肌（扣住的力道避免引起壓痛），再將脛後肌朝頭部方向往上方回縮筋膜，如果原腰部痠痛能因而明顯暫時獲得緩解，代表脛後肌為關鍵緊繃肌筋膜。

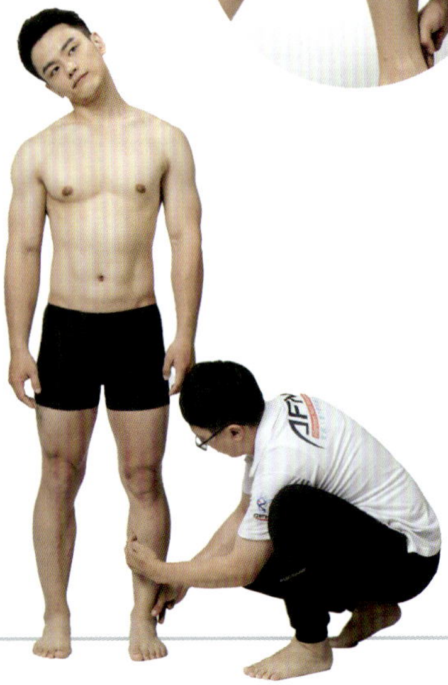

髂肌與髖內收肌・骨盆區域肌筋膜力線篩檢

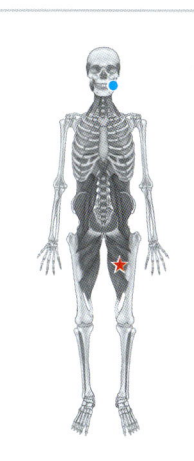

咀嚼肌
(上方最遠段肌筋膜部位)

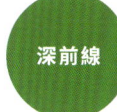

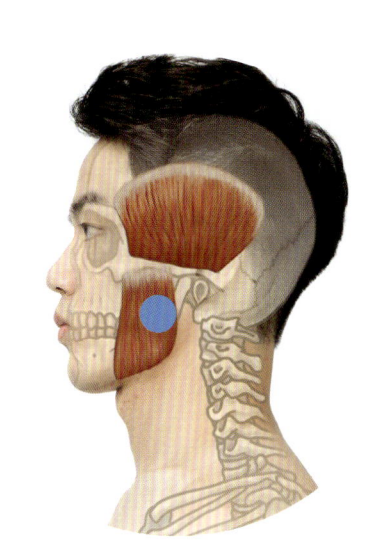

深前線

肌筋膜定位

位於兩頰旁,當我們用力咬緊牙關時,兩側臉頰鼓起的肌肉就是咀嚼肌。

肌筋膜力線篩檢

以兩根手指輕扣咀嚼肌(扣住的力道避免引起壓痛),再將咀嚼肌朝腳的方向往下方回縮筋膜,如果原腰部痠痛能因而暫時獲得緩解,代表咀嚼肌為關鍵緊繃肌筋膜。

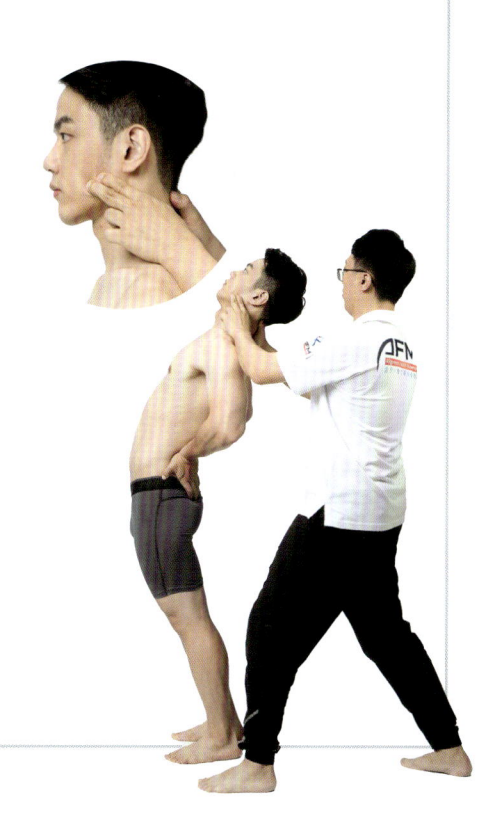

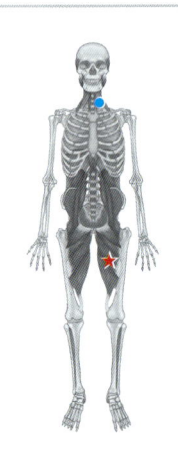

髂肌與髖內收肌 · 骨盆區域肌筋膜力線篩檢

斜角肌
(上方次遠段肌筋膜部位)

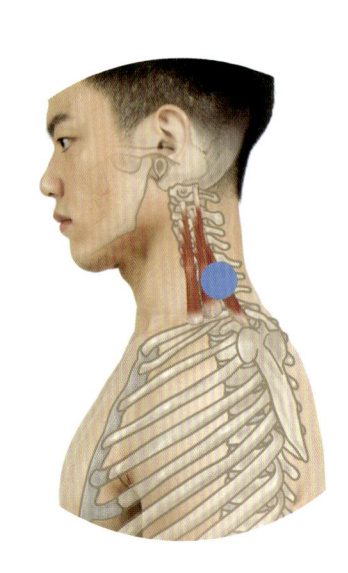

深前線

腰部痠痛類型 A、D 篩檢流程 步驟 3

肌筋膜定位

以較容易定位且較常影響肩頸痠痛的中斜角肌為主要的肌肉力線,中斜角肌位在脖子外側,大約在外側脖子中間段。

肌筋膜力線篩檢

以手指輕扣住中斜角肌(扣住的力道避免引起壓痛),再將斜角肌朝腳側方向往下方回縮筋膜,如果原腰部痠痛能因而暫時獲得緩解,代表斜角肌為關鍵緊繃肌筋膜。

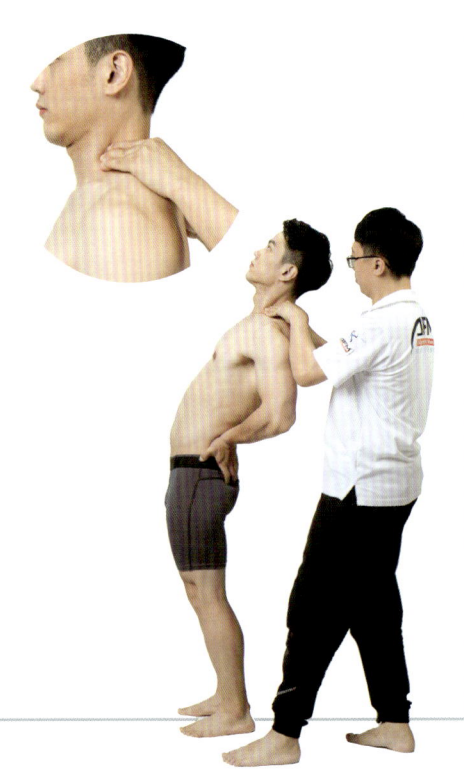

髂肌與髖內收肌 · 骨盆區域肌筋膜力線篩檢

髂肌與髖內收肌

深前線

篩檢完深前線上的其它肌筋膜部位後,未發現能明顯緩解腰部痠痛的關鍵緊繃肌筋膜,代表該腰部痠痛只單純受髂肌(髂腰肌的一部分)或髖內收肌這條「關鍵緊繃肌肉力線」影響,無受深前線上其它肌筋膜緊繃的牽扯,後續將鎖定髂肌或髖內收肌作為鬆解的部位。

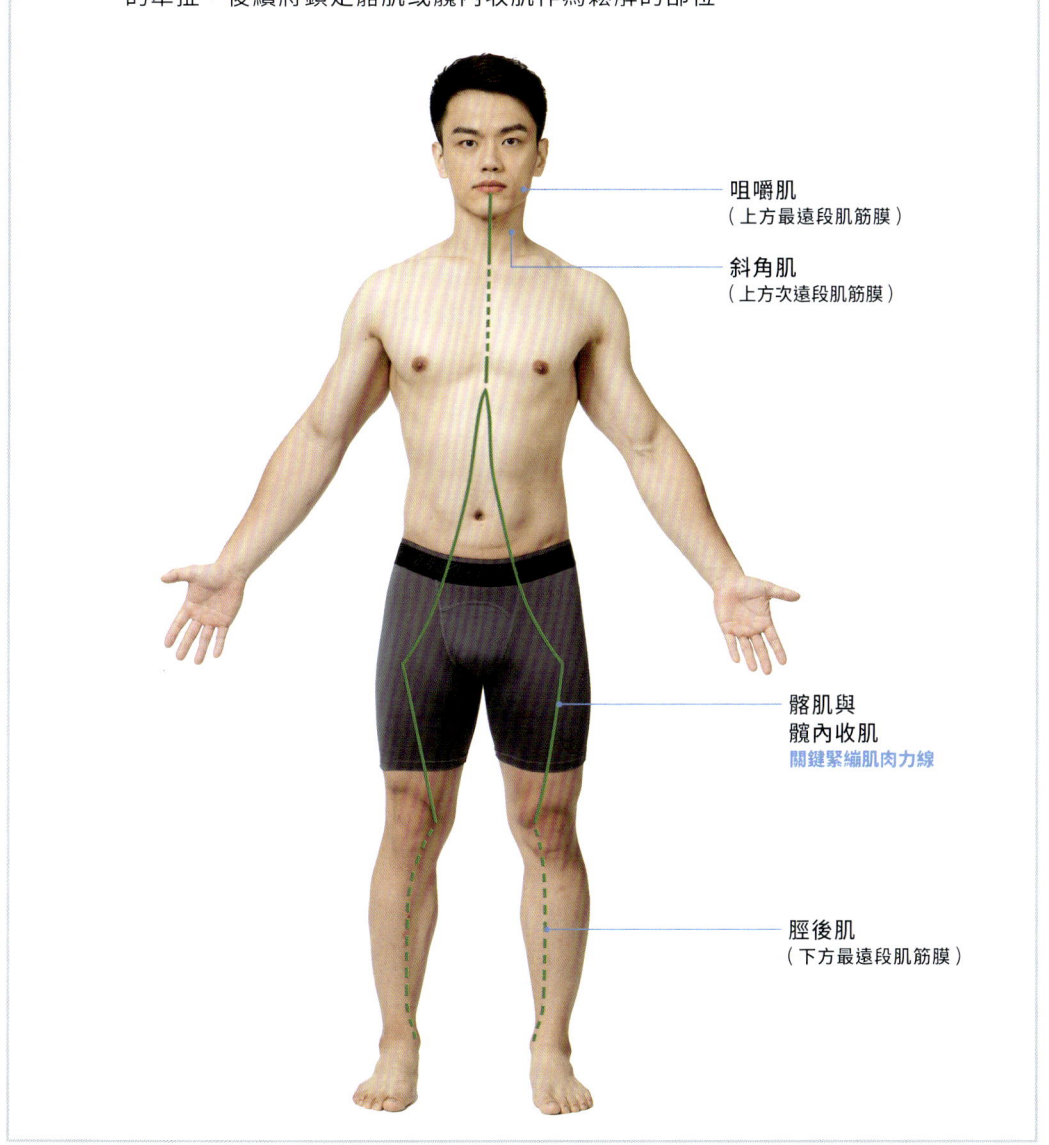

咀嚼肌
(上方最遠段肌筋膜)

斜角肌
(上方次遠段肌筋膜)

髂肌與
髖內收肌
關鍵緊繃肌肉力線

脛後肌
(下方最遠段肌筋膜)

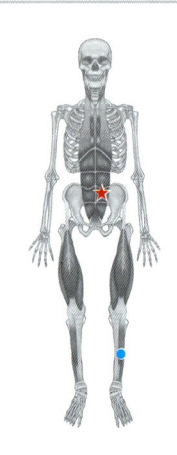

腹直肌 · 軀幹區域肌筋膜力線篩檢

脛前肌
（下方最遠段肌筋膜部位）

淺前線

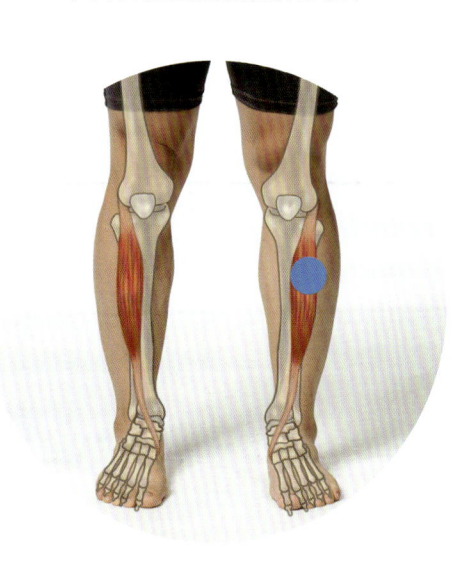

肌筋膜定位

位於小腿前外側，從小腿正前方的骨頭突起處（脛骨）向外3-4根指幅的小腿範圍。

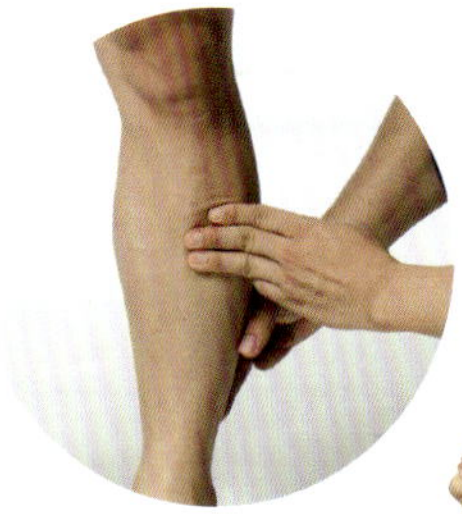

肌筋膜力線篩檢

以手指輕扣脛前肌（扣住的力道避免引起壓痛），再將脛前肌朝頭部方向往上方回縮筋膜，如果原腰部痠痛能因而明顯暫時獲得緩解，代表脛前肌為關鍵緊繃肌筋膜。

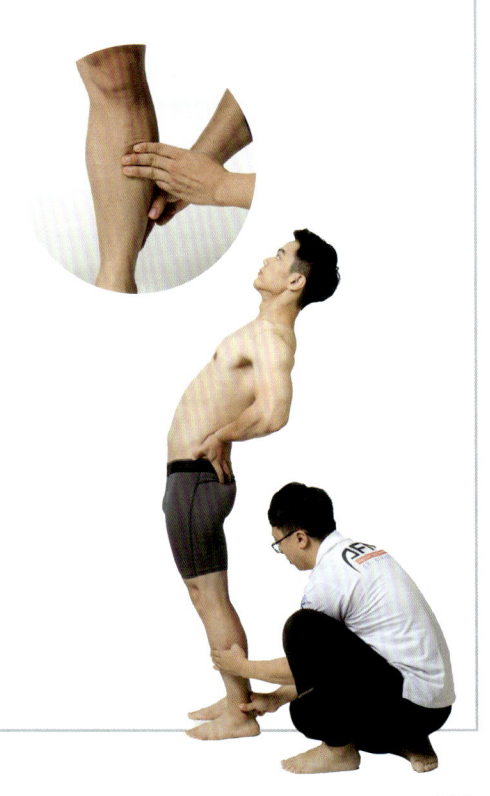

腹直肌 · 軀幹區域肌筋膜力線篩檢

股四頭肌
(下方次遠段肌筋膜部位)

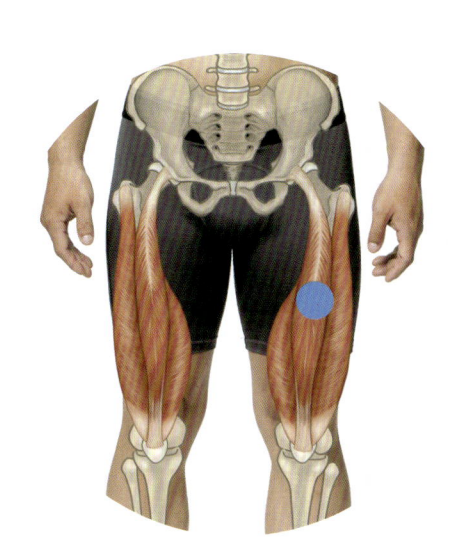

淺前線

肌筋膜定位

位於大腿正前方，從前髖到膝蓋上方的大腿範圍。

肌筋膜力線篩檢

以手掌輕扣股四頭肌（扣住的力道避免引起壓痛），再將股四頭肌朝頭部方向往上方回縮筋膜，如果原腰部痠痛能因而明顯暫時獲得緩解，代表股四頭肌為關鍵緊繃肌筋膜。

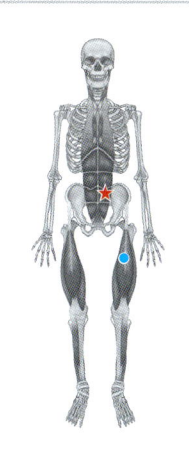

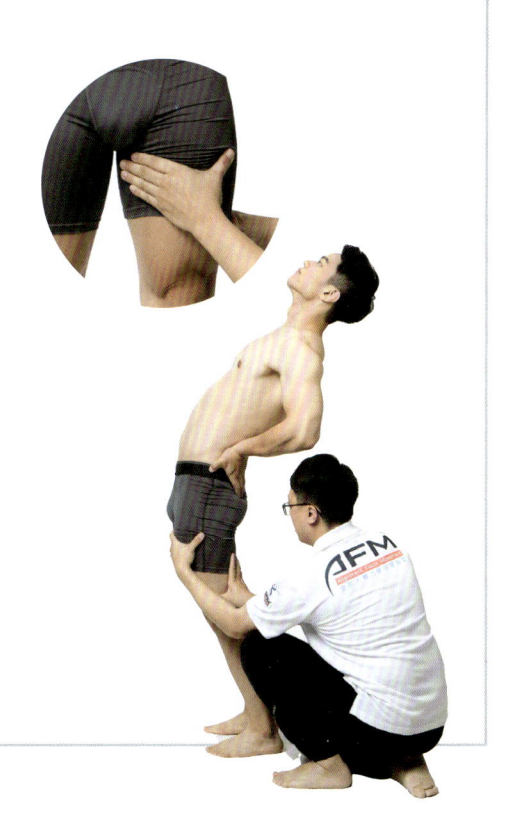

腹直肌・軀幹區域肌筋膜力線篩檢

胸鎖乳突肌
（上方最遠段肌筋膜部位）

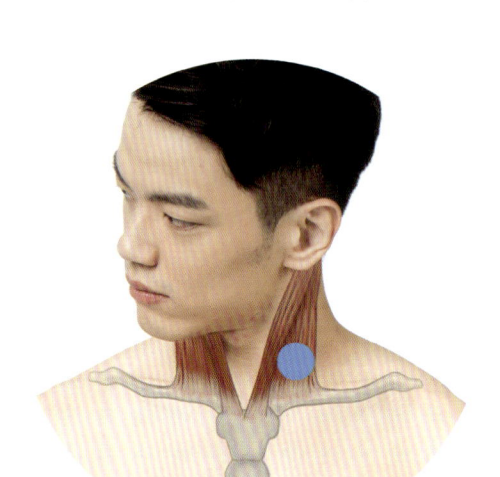

淺前線

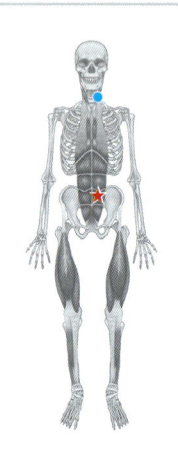

肌筋膜定位

胸鎖乳突肌在脖子前外側區域，是脖子上最大條的肌肉，如果要找左側胸鎖乳突肌，可先將頭轉向右側，再將左側耳朵倒向胸口，此刻脖子左前方明顯浮起的肌肉即為左側胸鎖乳突肌。右側胸鎖乳突肌，依相同規則找尋。

肌筋膜力線篩檢

以手指輕扣胸鎖乳突肌（扣住的力道避免引起壓痛），再將胸鎖乳突肌朝腳的方向向下回縮筋膜，如果原腰部痠痛能因而暫時獲得緩解，代表胸鎖乳突肌為關鍵緊繃肌筋膜。

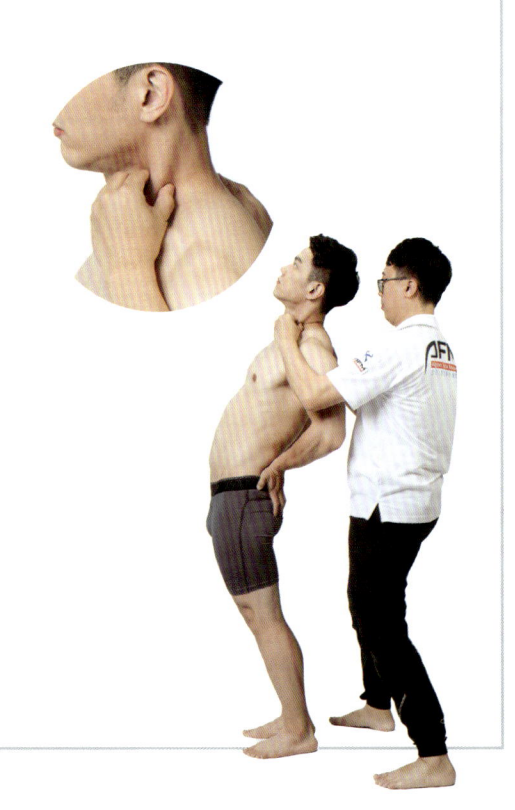

腹直肌・軀幹區域肌筋膜力線篩檢

腹直肌

淺前線

篩檢完淺前線上的其它肌筋膜部位後，若未發現能明顯緩解腰部痠痛的關鍵緊繃肌筋膜，代表該腰部痠痛只單純受腹直肌這條「關鍵緊繃肌肉力線」影響，無受淺前線上其它肌筋膜緊繃的牽扯，後續將鎖定腹直肌作為鬆解的部位。

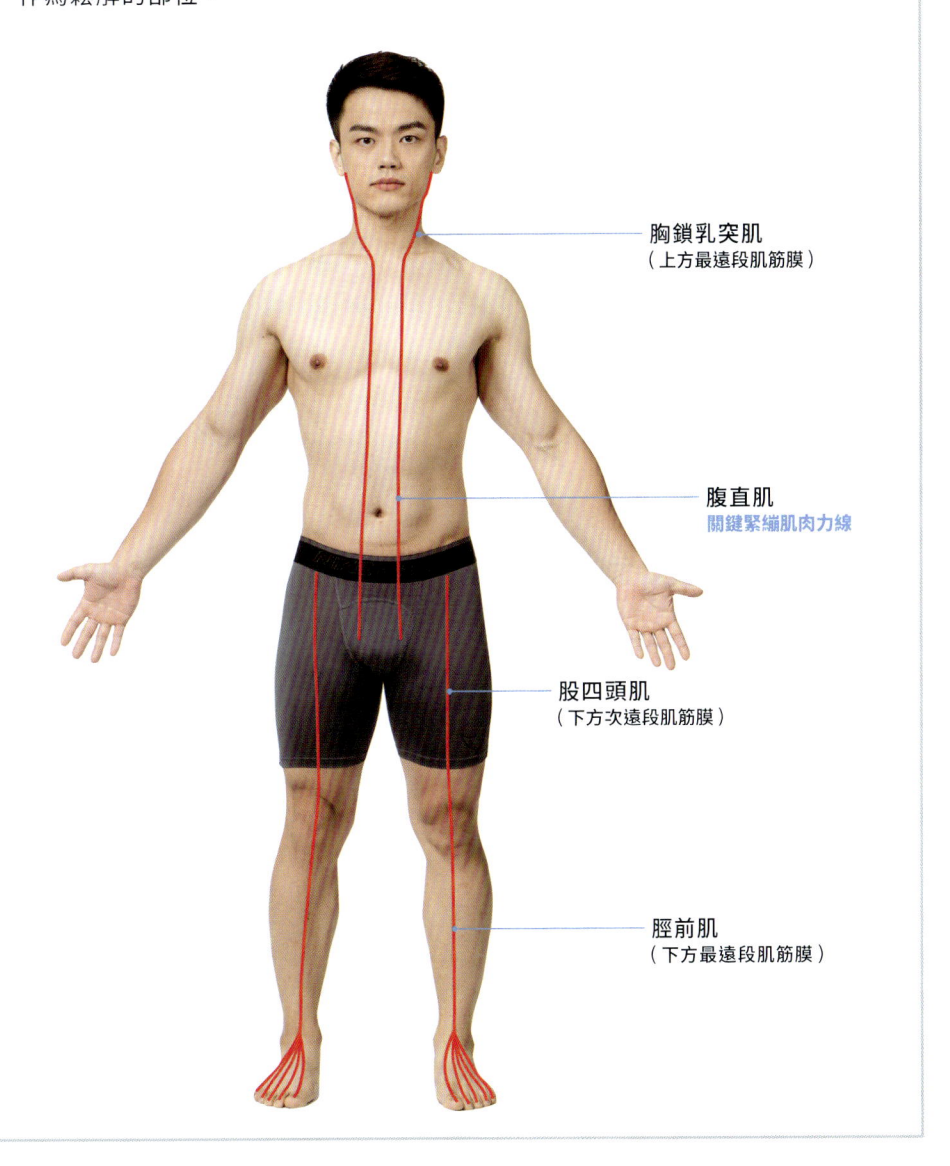

胸鎖乳突肌
（上方最遠段肌筋膜）

腹直肌
關鍵緊繃肌肉力線

股四頭肌
（下方次遠段肌筋膜）

脛前肌
（下方最遠段肌筋膜）

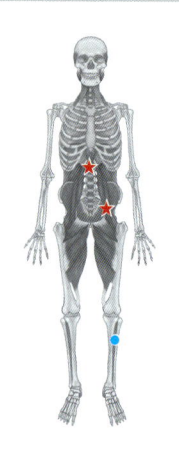

腰大肌與橫膈膜・軀幹區域肌筋膜力線篩檢

脛後肌
（下方最遠段肌筋膜部位）

深前線

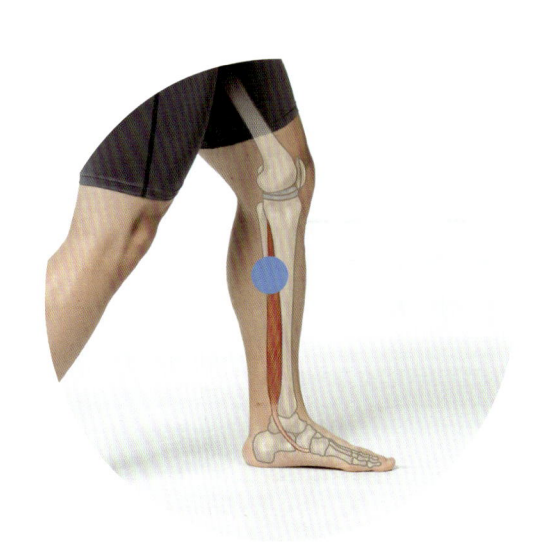

肌筋膜定位

位於小腿前內側的脛骨與小腿肚交界深處，從小腿正前方的骨頭突起處（此即為脛骨）向內深入的區域，需要以手指稍微插入探索到肌肉鼓起處。

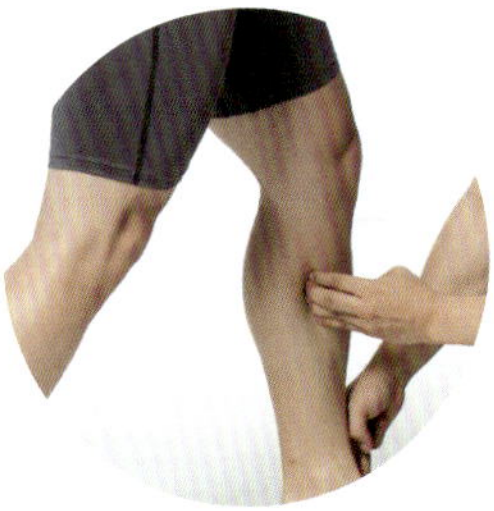

肌筋膜力線篩檢

以手指深入扣住脛後肌（扣住的力道避免引起壓痛），再將脛後肌朝頭部方向往上方回縮筋膜，如果原腰部痠痛能因而明顯暫時獲得緩解，代表脛後肌則為關鍵緊繃肌筋膜。

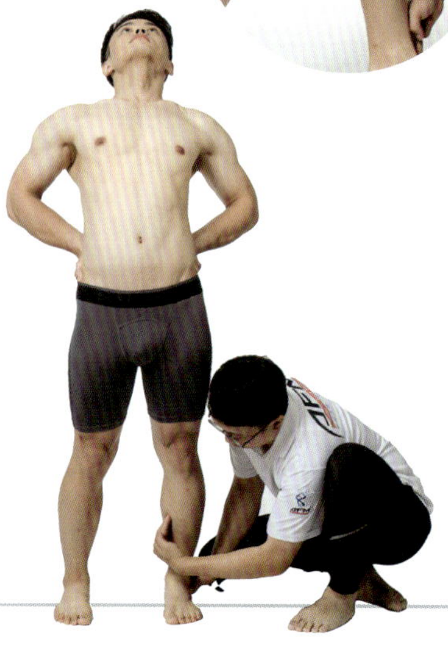

腰大肌與橫膈膜・軀幹區域肌筋膜力線篩檢

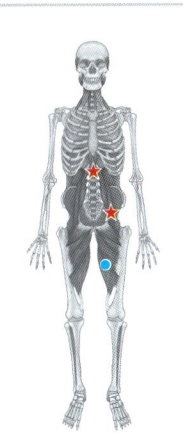

髖內收肌
（下方次遠段肌筋膜部位）

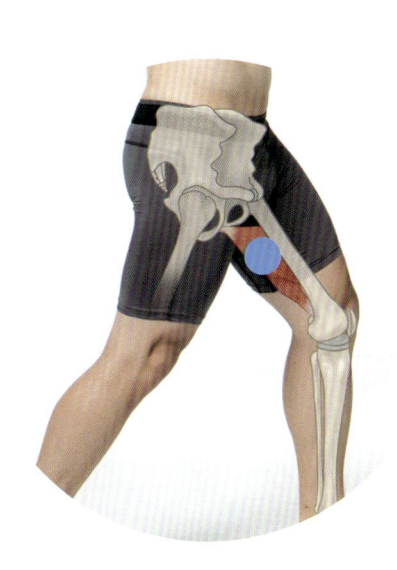

深前線

肌筋膜定位

位於大腿內側，以掌面能掌握的範圍。

肌筋膜力線篩檢

以手掌環扣髖內收肌（扣住的力道避免引起壓痛），再將髖內收肌朝頭部方向往上方回縮筋膜，如果原腰部痠痛能因而明顯暫時獲得緩解，代表髖內收肌為關鍵緊繃肌筋膜。

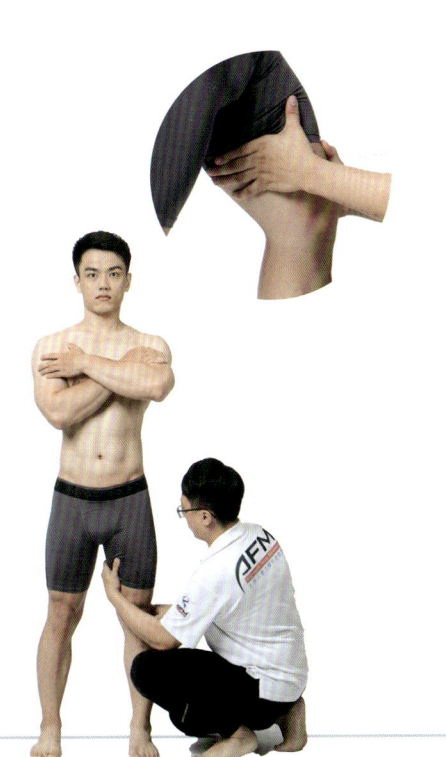

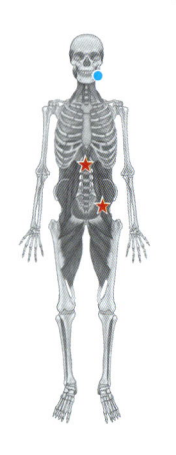

腰大肌與橫膈膜・軀幹區域肌筋膜力線篩檢

咀嚼肌
（上方最遠段肌筋膜部位）

深前線

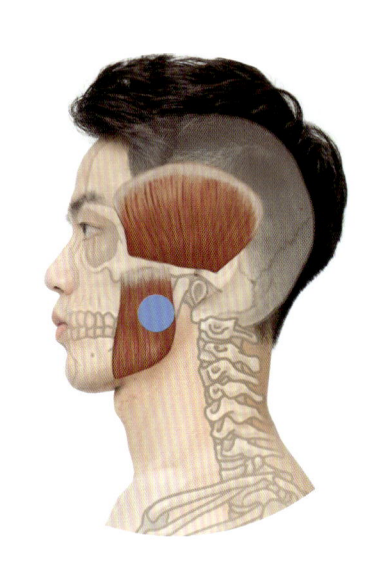

腰部痠痛類型A、D篩檢流程 步驟3

肌筋膜定位

位於兩頰旁，當我們用力咬緊牙關時，兩側臉頰鼓起的肌肉就是咀嚼肌。

肌筋膜力線篩檢

以手指輕扣咀嚼肌（扣住的力道避免引起壓痛），再將咀嚼肌朝腳側方向往下方回縮筋膜，如果原腰部痠痛能因而暫時獲得緩解，代表咀嚼肌為關鍵緊繃肌筋膜。

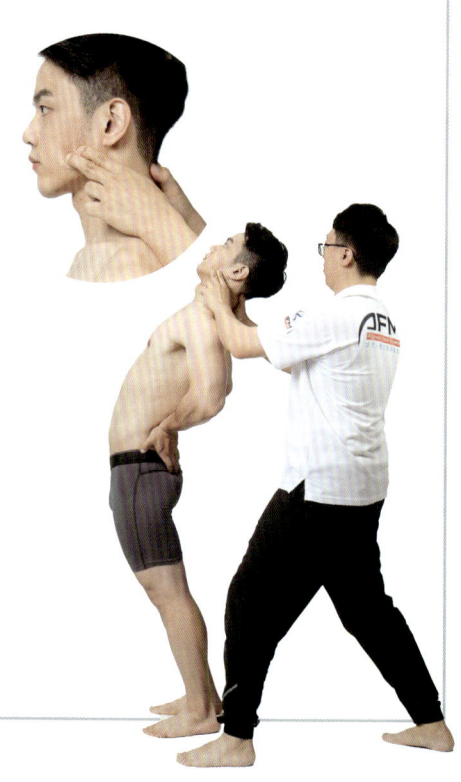

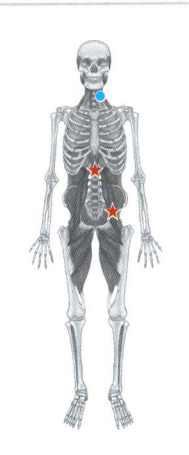

腰大肌與橫膈膜・軀幹區域肌筋膜力線篩檢

斜角肌
(上方次遠段肌筋膜部位)

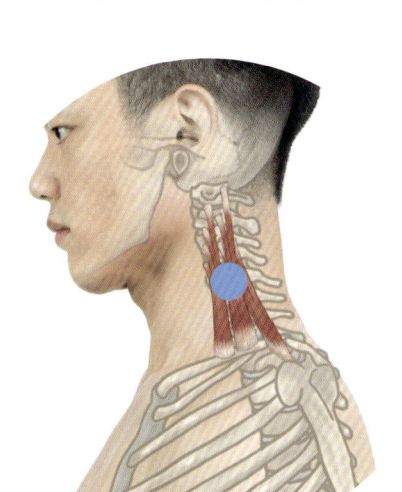

深前線

肌筋膜定位

選擇較容易定位且較常影響肩頸痠痛的中斜角肌為主要的肌肉力線，中斜角肌位在脖子外側，大約在外側脖子中間段。

肌筋膜力線篩檢

以手指輕扣中斜角肌（扣住的力道避免引起壓痛），再將斜角肌朝腳側方向往下方回縮筋膜，如果原腰部痠痛能因而暫時獲得緩解，代表斜角肌為關鍵緊繃肌筋膜。

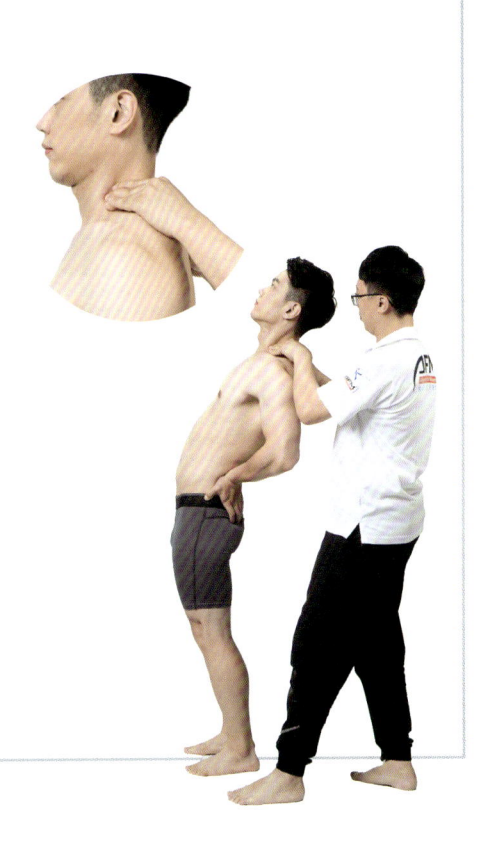

腰大肌與橫膈膜・軀幹區域肌筋膜力線篩檢

腰大肌與橫膈膜

深前線

篩檢完深前線上的其它肌筋膜部位後，若未發現能明顯緩解腰部痠痛的關鍵緊繃肌筋膜，代表該腰部痠痛只單純受腰大肌與橫膈膜這組「關鍵緊繃肌肉力線」的影響，無受深前線上其它肌筋膜緊繃的牽扯，後續將鎖定腰大肌與橫膈膜作為鬆解的部位。

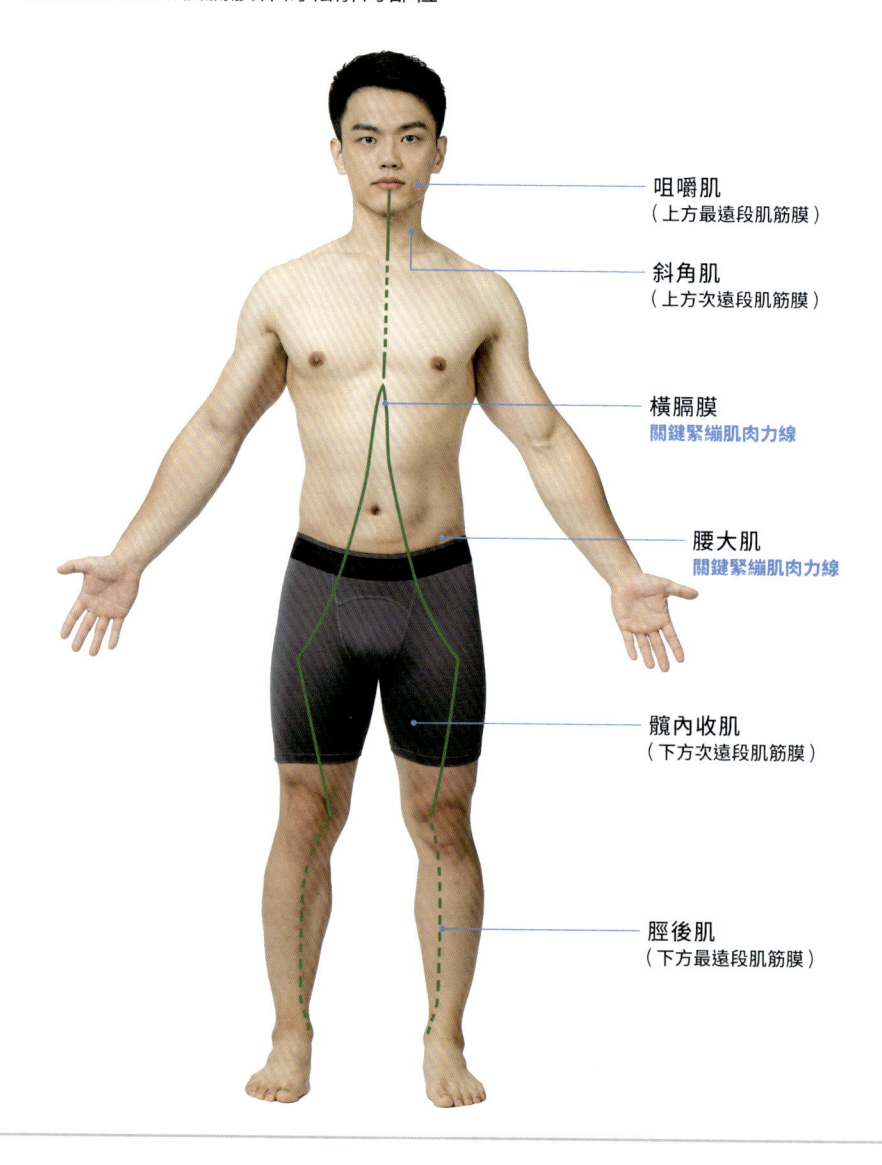

咀嚼肌
（上方最遠段肌筋膜）

斜角肌
（上方次遠段肌筋膜）

橫膈膜
關鍵緊繃肌肉力線

腰大肌
關鍵緊繃肌肉力線

髖內收肌
（下方次遠段肌筋膜）

脛後肌
（下方最遠段肌筋膜）

豎脊肌・軀幹區域肌筋膜力線篩檢

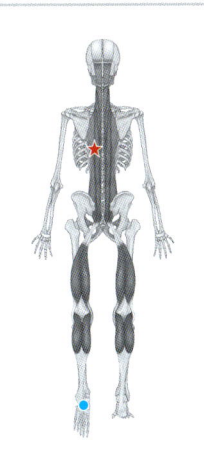

足底筋膜
(下方最遠段肌筋膜部位)

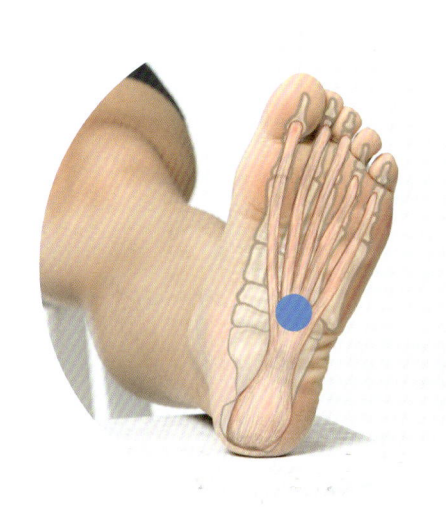

淺背線

肌筋膜定位

位於腳底區域,從腳跟至腳尖之前的掌面範圍。

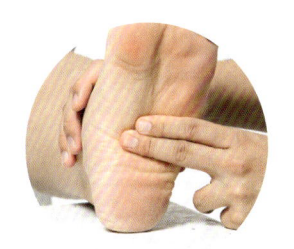

肌筋膜力線篩檢

以2-3根手指輕扣住足底筋膜(扣住的力道避免引起壓痛),再將足底筋膜朝腳跟方向回縮筋膜,如果原腰部痠痛能因而明顯暫時獲得緩解,代表足底筋膜為關鍵緊繃肌筋膜。

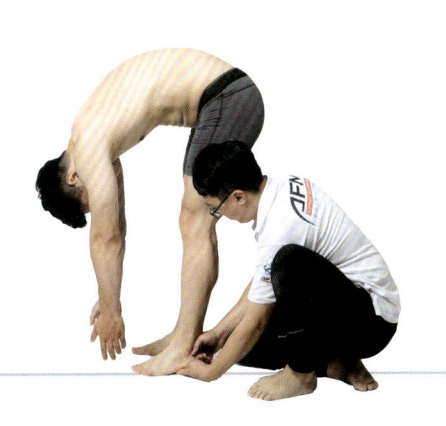

豎脊肌・軀幹區域肌筋膜力線篩檢

腓腸肌
（下方次遠段肌筋膜部位）

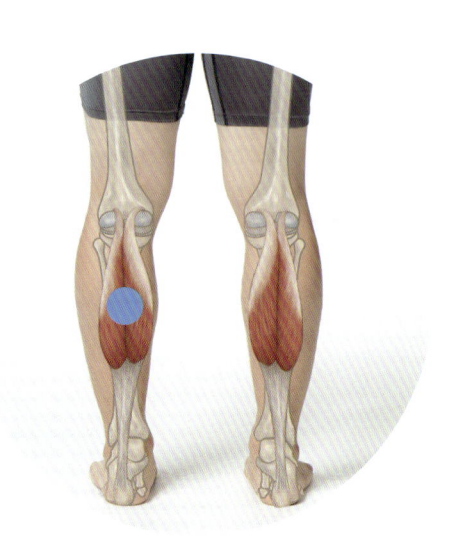

淺背線

腰部痠痛類型 A - D 篩檢流程 步驟 3

肌筋膜定位

位於小腿後側。

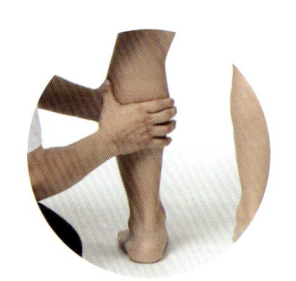

肌筋膜力線篩檢

以手掌環扣腓腸肌（扣住的力道避免引起壓痛），再將腓腸肌朝頭部方向往上方回縮筋膜，如果原腰部痠痛能因而明顯暫時獲得緩解，代表腓腸肌為關鍵緊繃肌筋膜。

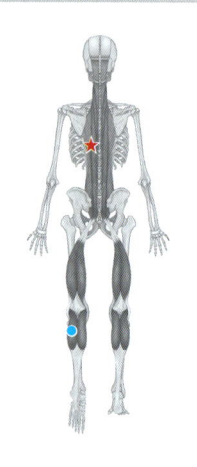

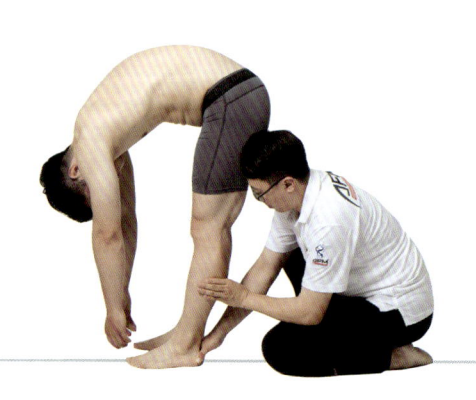

豎脊肌 · 軀幹區域肌筋膜力線篩檢

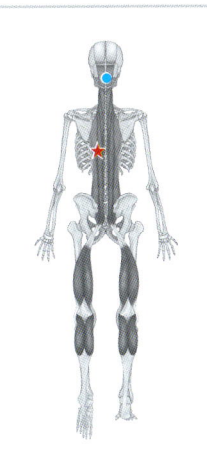

枕下肌群
(上方最遠段肌筋膜部位)

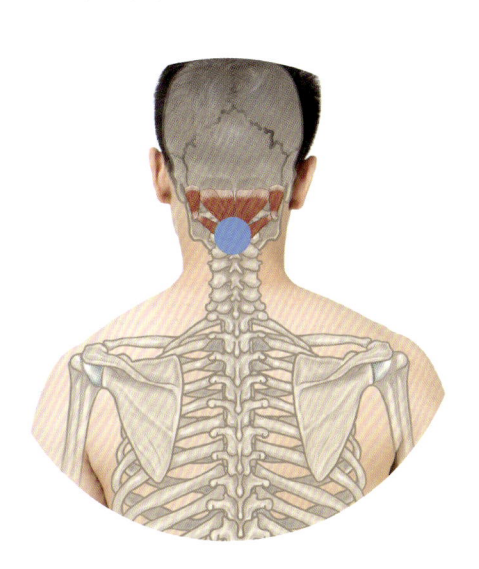

淺背線

肌筋膜定位

位於後腦勺下方凹處。

肌筋膜力線篩檢

以拇指深扣入枕下肌群(扣住的力道避免引起壓痛),再將枕下肌群朝頸部方向往下方回縮筋膜,如果原腰部痠痛能因而明顯暫時獲得緩解,代表枕下肌群為關鍵緊繃肌筋膜。

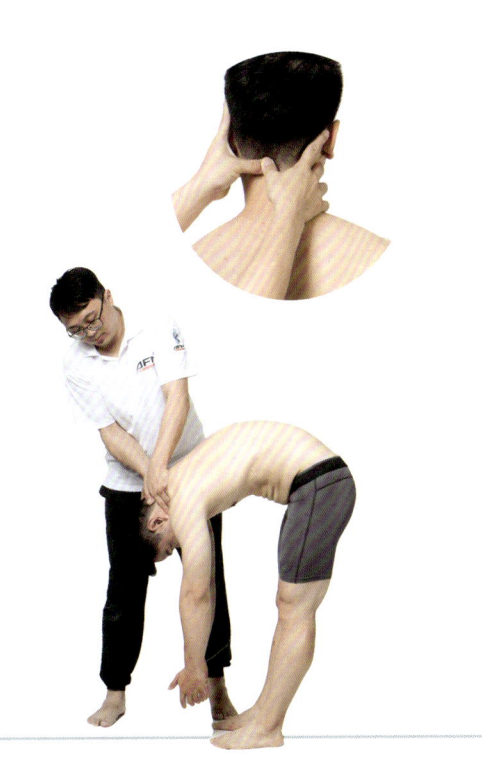

豎脊肌・軀幹區域肌筋膜力線篩檢

頸部、背部豎脊肌
（上方次遠段肌筋膜部位）

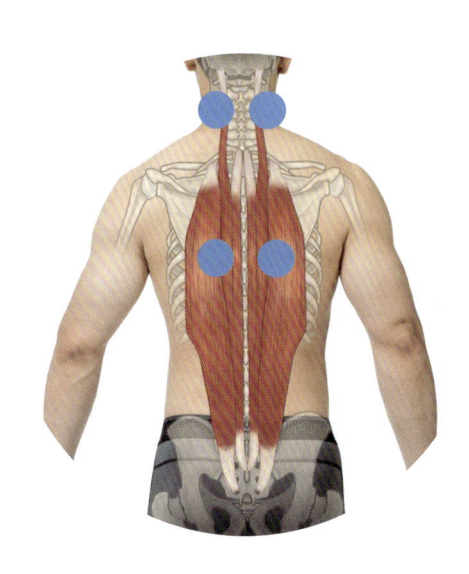

淺背線

肌筋膜定位

位於身體後側脊椎兩旁的背肌，依序從下背、中背與上背區域為次遠段肌筋膜部位。

肌筋膜力線篩檢

以手掌或手指深扣住豎脊肌（扣住的力道避免引起壓痛），再將豎脊肌朝腳方向往下方回縮筋膜，如果原腰部痠痛能因而明顯暫時獲得緩解，代表豎脊肌為關鍵緊繃肌筋膜。

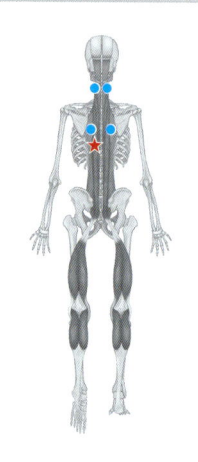

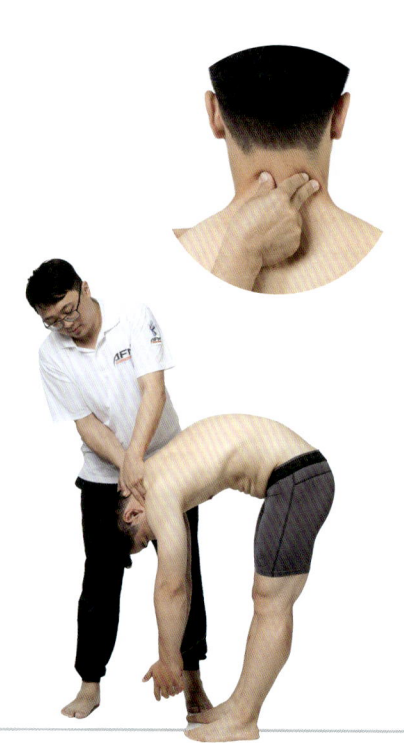

PART 5

豎脊肌・軀幹區域肌筋膜力線篩檢

腰部豎脊肌

淺背線

篩檢完淺背線上的其它肌筋膜部位後，若未發現能明顯緩解腰部痠痛的關鍵緊繃肌筋膜時，代表該腰部痠痛只單純受腰部豎脊肌這條「關鍵緊繃肌肉力線」的影響，無受淺背線上其它肌筋膜緊繃的牽扯，後續將鎖定腰部豎脊肌作為鬆解的部位。

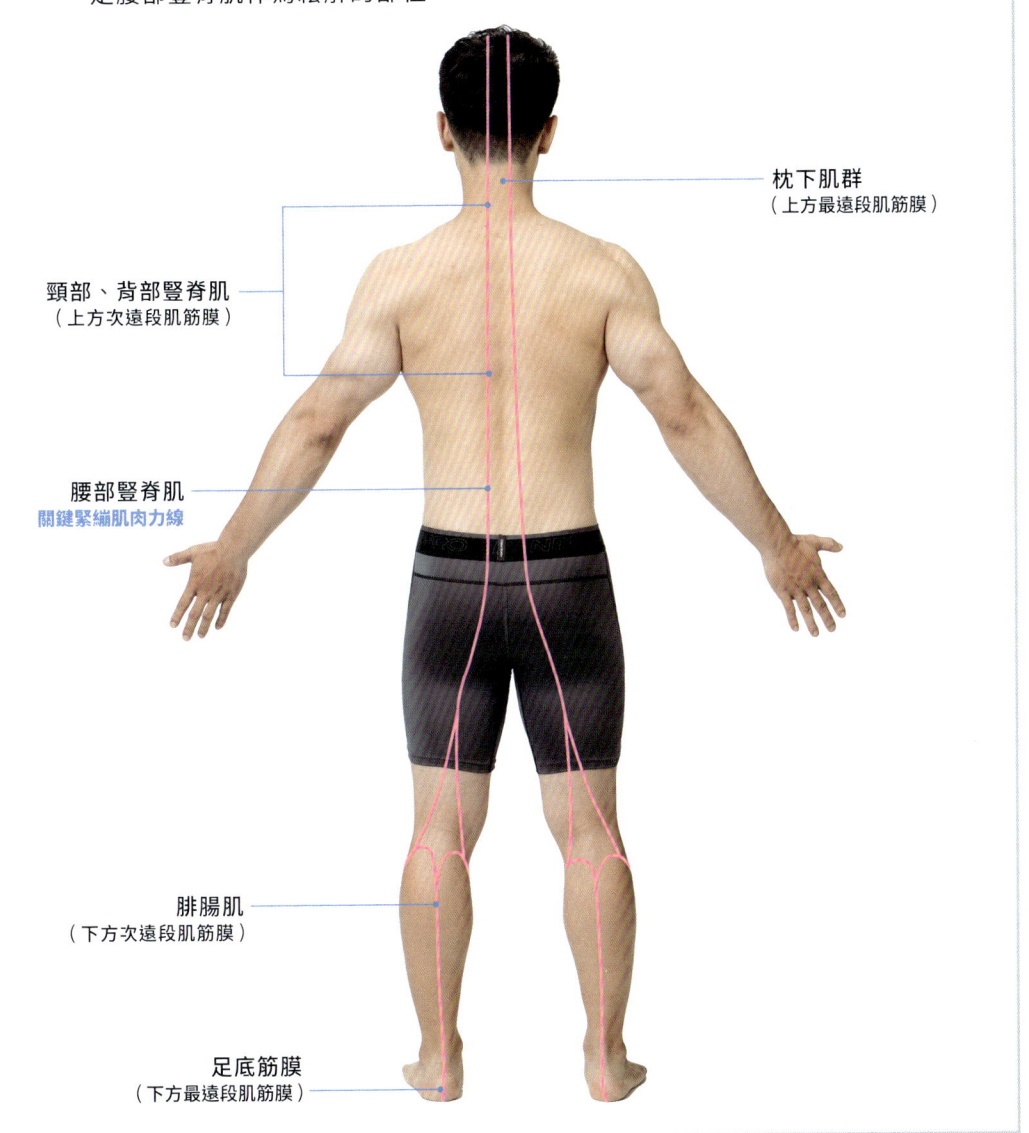

腰部痠痛類型A、D 篩檢流程 步驟3

枕下肌群
（上方最遠段肌筋膜）

頸部、背部豎脊肌
（上方次遠段肌筋膜）

腰部豎脊肌
關鍵緊繃肌肉力線

腓腸肌
（下方次遠段肌筋膜）

足底筋膜
（下方最遠段肌筋膜）

181

腹外斜肌・軀幹區域肌筋膜力線篩檢

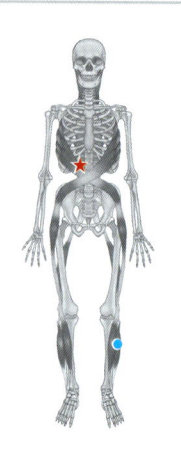

對側脛前肌
（下方最遠段肌筋膜部位）

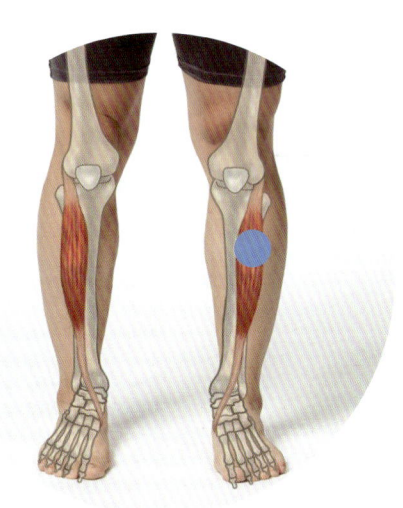

螺旋線

腰部痠痛類型A-D篩檢流程 步驟3

肌筋膜定位

位於小腿前外側，從小腿正前方的骨頭突起處（脛骨）往外3-4根指幅的小腿範圍。

肌筋膜力線篩檢

以手指輕扣對側脛前肌（扣住的力道避免引起壓痛），再將對側脛前肌朝頭部方向往上方回縮筋膜，如果原腰部痠痛能因而明顯暫時獲得緩解，代表對側脛前肌為關鍵緊繃肌筋膜。

※舉例來說，當右側腹外斜肌為關鍵緊繃肌肉力線，其下方最遠段肌筋膜則為左側脛前肌（請參閱P.33螺旋線圖）。

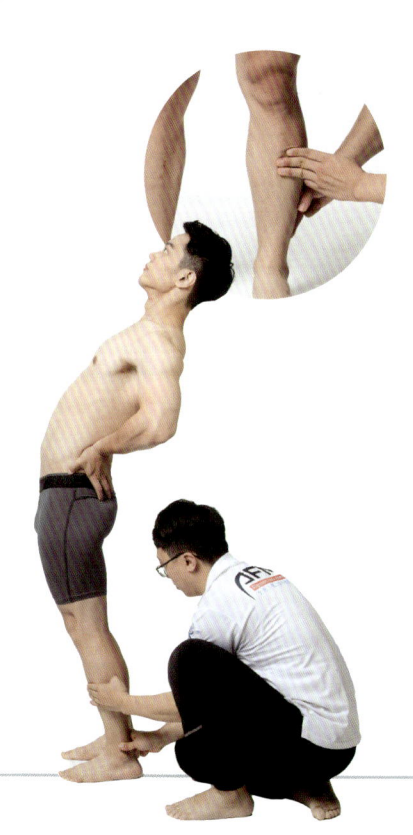

182

腹外斜肌・軀幹區域肌筋膜力線篩檢

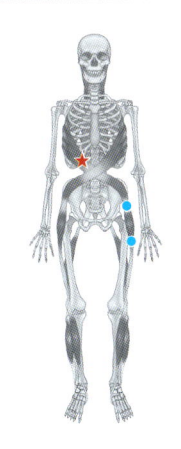

對側闊筋膜張肌與髂脛束
(下方次遠段肌筋膜部位)

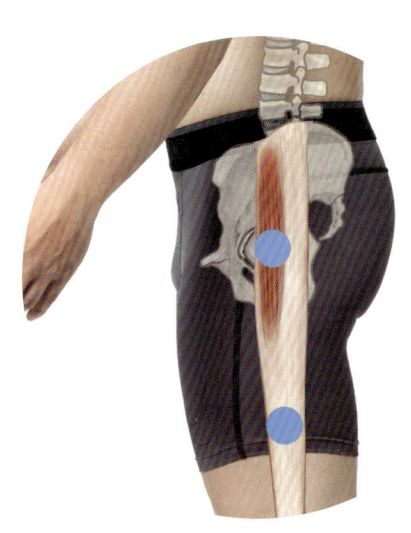

螺旋線

肌筋膜定位

闊筋膜張肌位於骨盆前外側緣，骨盆前緣的骨突點(髂前上棘)往外後方2-3根指幅範圍，整個大腿外側則為髂脛束涵蓋的範圍。

肌筋膜力線篩檢

以2-3根手指或手掌深扣住對側闊筋膜張肌或以手掌輕扣住髂脛束(扣住的力道避免引起壓痛)，再將對側闊筋膜張肌或髂脛束向上朝髂骨上緣回縮筋膜，如果原腰部痠痛能因而暫時獲得緩解，代表對側闊筋膜張肌為關鍵緊繃肌筋膜。

※舉例來說，當右側腹外斜肌為關鍵緊繃肌肉力線，其下方次遠段肌筋膜則為左側闊筋膜張肌或髂脛束(請參閱P.33螺旋線圖)。

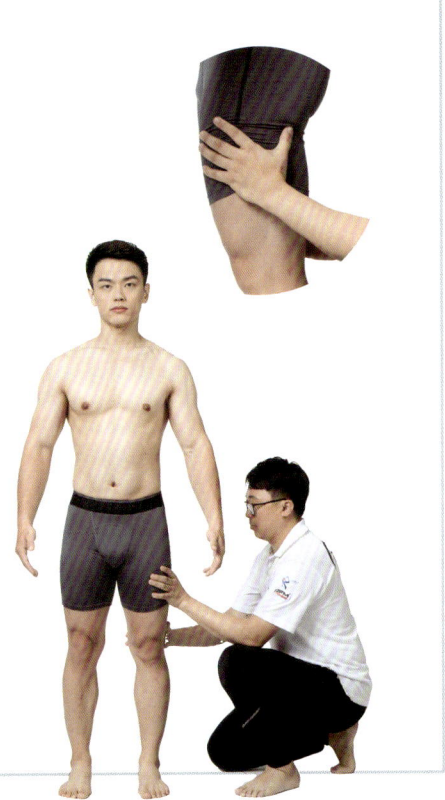

腹外斜肌 · 軀幹區域肌筋膜力線篩檢

對側頭頸夾肌
（上方最遠段肌筋膜部位）

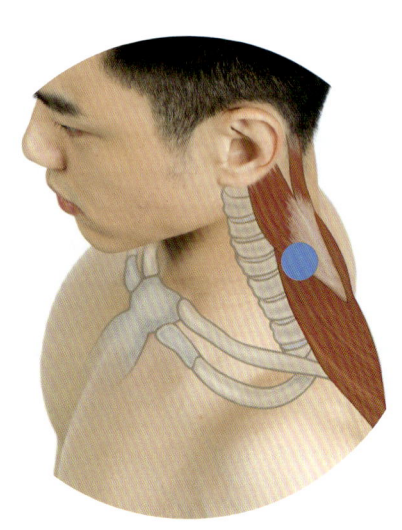

螺旋線

腰部痠痛類型A、D 篩檢流程 步驟3

肌筋膜定位

頭頸夾肌在肩頸區域肌群中屬於較不易定位的肌群，一般比較容易觸摸到的位置在脖子與肩膀交界區，位於上斜方肌底下；可以在脖子與肩膀交界區域將上斜方肌往後撥開，再以手指往斜下方45度深入定位到頭頸夾肌。

肌筋膜力線篩檢

依據上述方式以手指輕扣對側頭頸夾肌（扣住的力道避免引起壓痛），再將對側頭頸夾肌朝腳方向往下方回縮筋膜，如果原腰部痠痛能因而暫時獲得緩解，代表對側頭頸夾肌為關鍵緊繃肌筋膜。

※舉例來說，當右側腹外斜肌為關鍵緊繃肌肉力線，其上方最遠段肌筋膜則為左側頭頸夾肌(請參閱P.33螺旋線圖)。

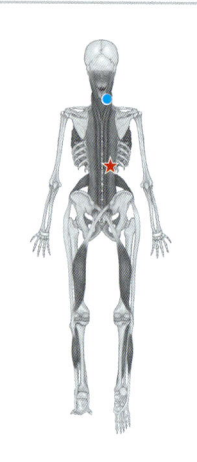

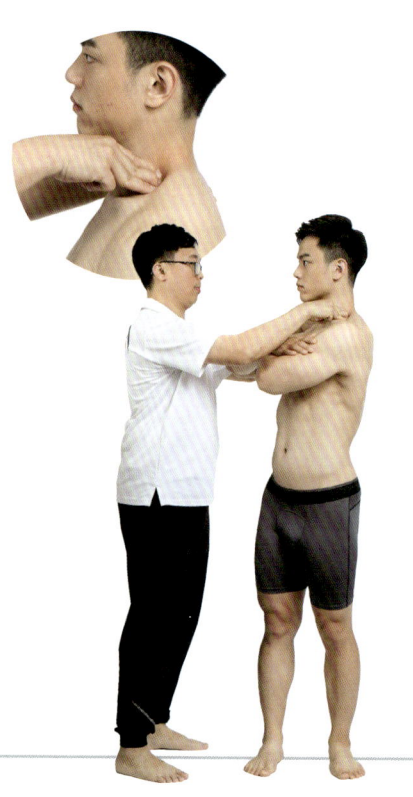

184

腹外斜肌・軀幹區域肌筋膜力線篩檢

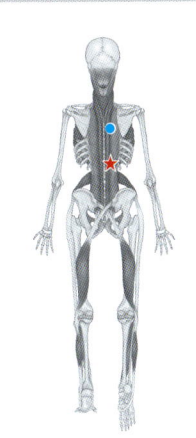

同側菱形肌
(上方次遠段肌筋膜部位)

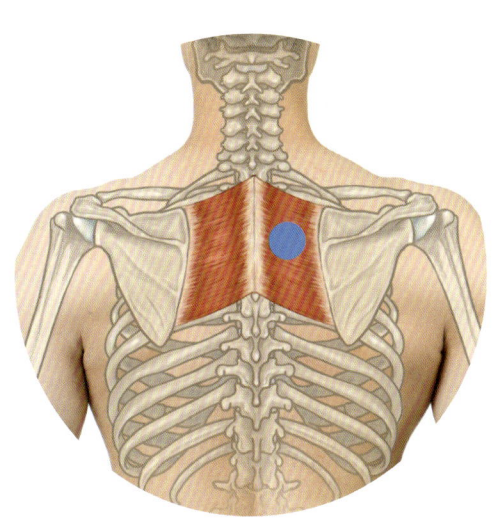

螺旋線

肌筋膜定位

菱形肌是肩胛骨內緣至脊椎的位置，覆於上中斜方肌底下，篩檢時主要鎖定在肩胛骨內緣至脊椎區域中間段。

肌筋膜力線篩檢

以手掌或3-4根手指輕扣住同側菱形肌（扣住的力道避免引起壓痛），再將同側菱形肌往肩胛骨方向朝斜下方回縮筋膜，如果原腰部痠痛能因而暫時獲得緩解，代表同側菱形肌為關鍵緊繃肌筋膜。

※舉例來說，當右側腹外斜肌為關鍵緊繃肌肉力線，其上方次遠段肌筋膜則為右側菱形肌（請參閱P.33螺旋線圖）。

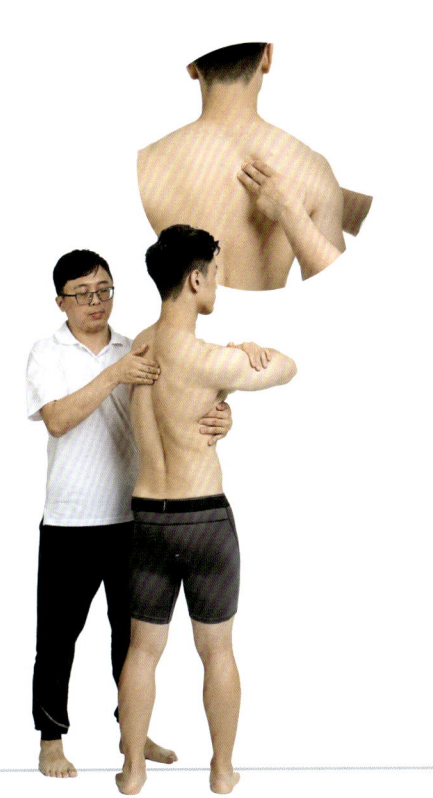

腹外斜肌・軀幹區域肌筋膜力線篩檢

同側前鋸肌
（上方第三遠段肌筋膜部位）

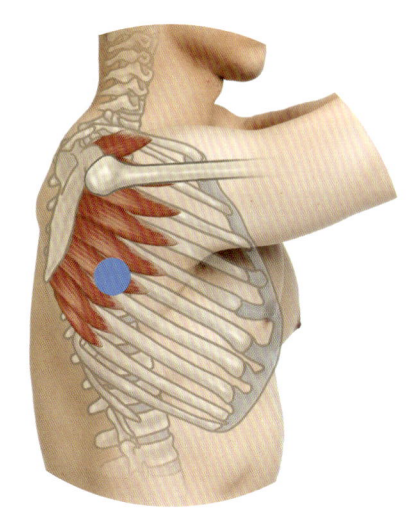

螺旋線

肌筋膜定位

位於腋下下方的身體外側肋骨區域，大約一個手掌範圍。

肌筋膜力線篩檢

以手掌扣住同側前鋸肌（扣住的力道避免引起壓痛），再將同側前鋸肌朝肚臍方向往斜下方回縮筋膜，如果原腰部痠痛能因而明顯暫時獲得緩解，代表同側前鋸肌為關鍵緊繃肌筋膜。

※舉例來說，當右側腹外斜肌為關鍵緊繃肌肉力線，其上方第三遠段肌筋膜則為右側前鋸肌（請參閱P.33螺旋線圖）。

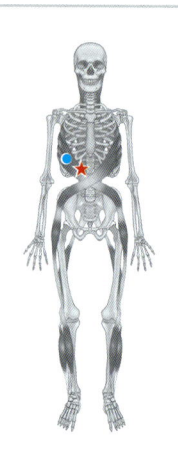

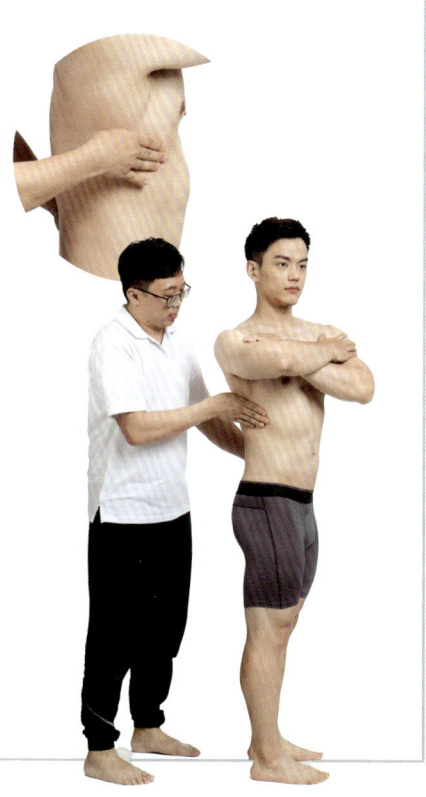

腹外斜肌

腹外斜肌・軀幹區域肌筋膜力線篩檢

螺旋線

篩檢完螺旋線上的其它肌筋膜部位後，若未發現能明顯緩解腰部痠痛的關鍵緊繃肌筋膜，代表該腰部痠痛只單純受腹外斜肌這條「關鍵緊繃肌肉力線」的影響，無受螺旋線上其它肌筋膜緊繃的牽扯，後續將鎖定腹外斜肌作為鬆解的部位。

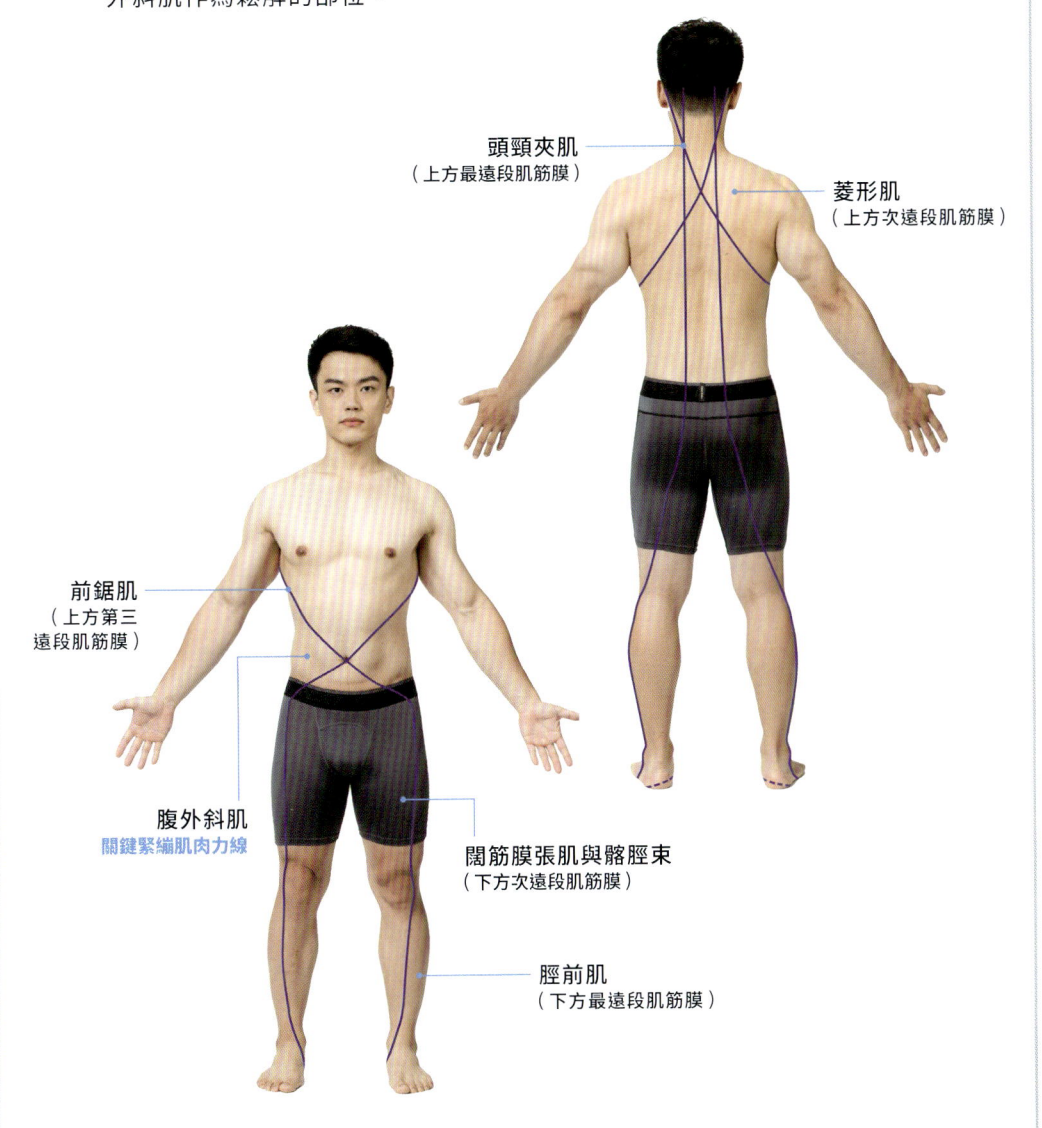

頭頸夾肌
（上方最遠段肌筋膜）

菱形肌
（上方次遠段肌筋膜）

前鋸肌
（上方第三遠段肌筋膜）

腹外斜肌
關鍵緊繃肌肉力線

闊筋膜張肌與髂脛束
（下方次遠段肌筋膜）

脛前肌
（下方最遠段肌筋膜）

腰部痠痛類型A、D篩檢流程 步驟3

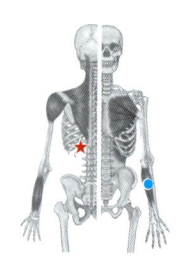

闊背肌・軀幹區域肌筋膜力線篩檢

腕部屈肌群
（下方最遠段肌筋膜部位）

淺前臂線

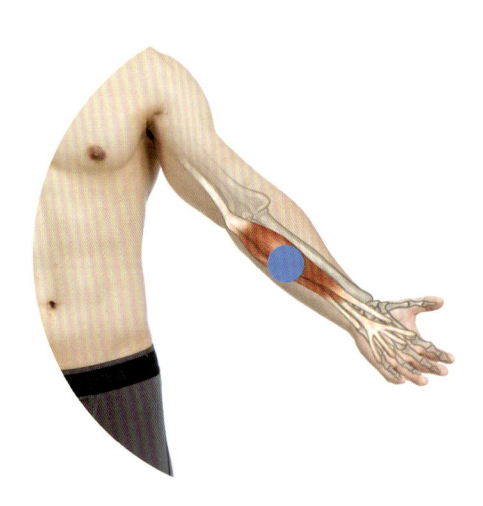

肌筋膜定位

腕部屈肌群位於前臂前側，從手肘前內側（小指側）至手腕的前臂前側範圍。

肌筋膜力線篩檢

以手掌輕扣腕部屈肌群（扣住的力道避免引起壓痛），再將腕部屈肌群朝肩膀方向往上方回縮筋膜，如果原腰部痠痛能因而明顯暫時獲得緩解，代表腕部屈肌群為關鍵緊繃肌筋膜。

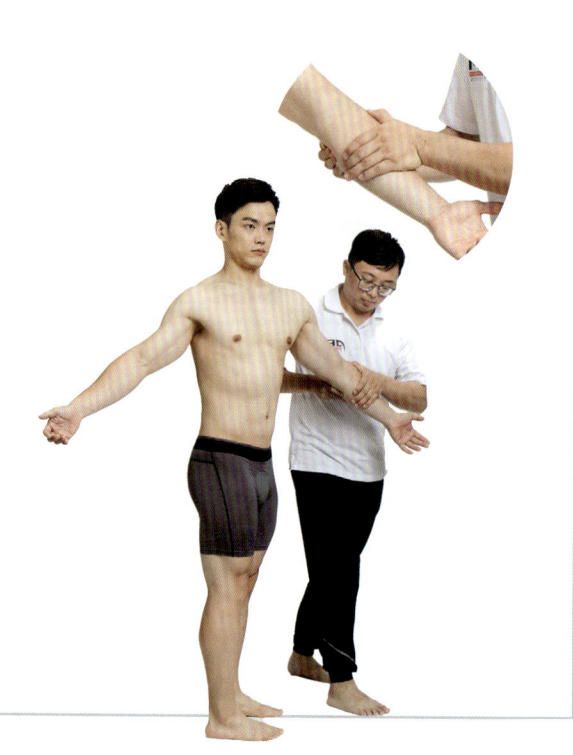

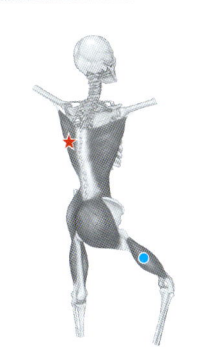

闊背肌・軀幹區域肌筋膜力線篩檢

對側股二頭肌
（下方最遠段肌筋膜部位）

後功能線

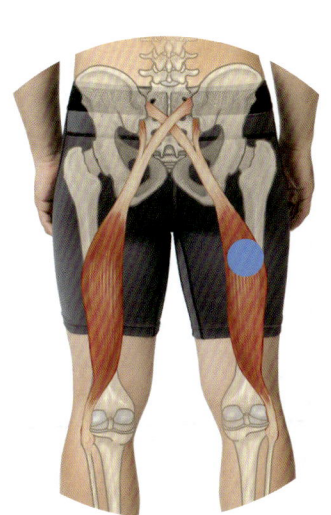

肌筋膜定位

位於大腿後外側，屬於外側膕旁肌。

肌筋膜力線篩檢

以手掌環扣住股二頭肌（扣住的力道避免引起壓痛），再將股二頭肌朝頭部方向往上方回縮筋膜，如果原腰部痠痛能因而明顯暫時獲得緩解，代表股二頭肌則為關鍵緊繃肌筋膜。

※舉例來說，當左側闊背肌為關鍵緊繃肌肉力線，其下方最遠段肌筋膜則為右側股二頭肌（請參閱P.34功能線圖）。

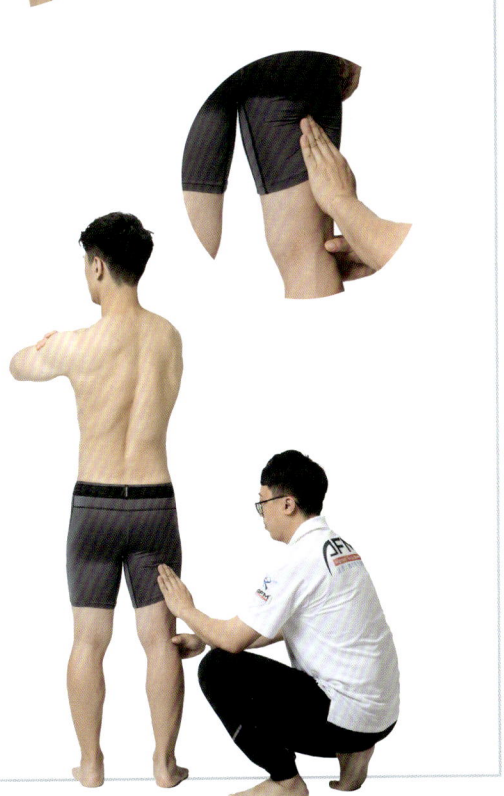

闊背肌・軀幹區域肌筋膜力線篩檢

對側臀大肌
（下方次遠段肌筋膜部位）

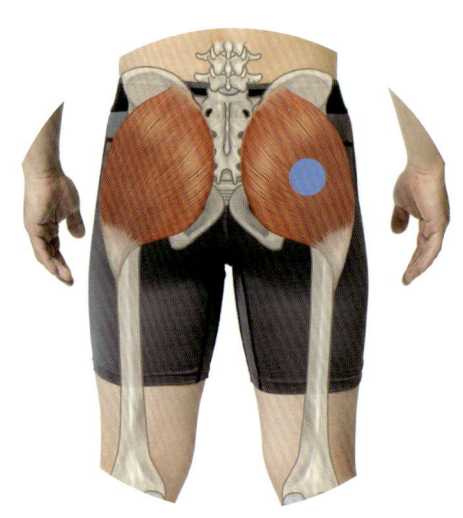

後功能線

肌筋膜定位

臀大肌即為兩側臀部，篩檢時主要鎖定在臀部下緣區域。

肌筋膜力線篩檢

以手掌托住臀大肌下緣（扣住的力道避免引起壓痛），再將臀大肌向上朝髂骨上緣回縮筋膜，如果原腰部痠痛能因而暫時獲得緩解，代表臀大肌為關鍵緊繃肌筋膜。

※舉例來說，當左側闊背肌為關鍵緊繃肌肉力線，其下方次遠段肌筋膜則為右側臀大肌（請參閱P.34功能線圖）。

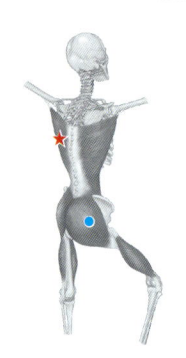

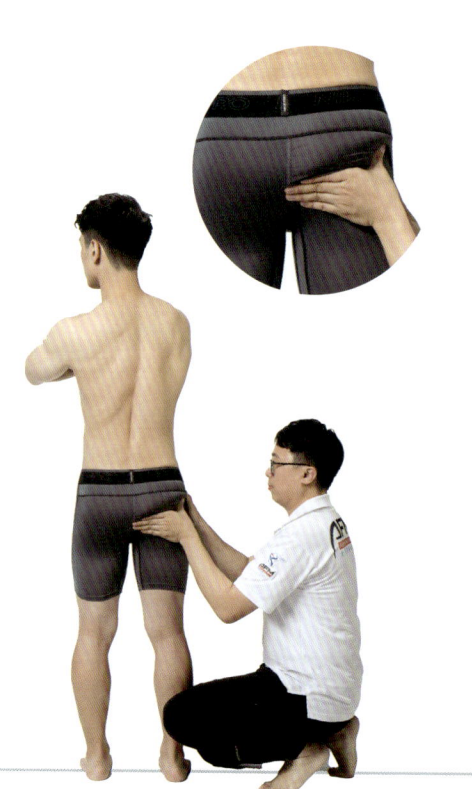

腰部痠痛類型A-D篩檢流程 步驟3

PART 5

闊背肌・軀幹區域肌筋膜力線篩檢

闊背肌

後功能線　淺前臂線

篩檢完淺前臂線／後功能線上的其它肌筋膜部位後，若未發現能明顯緩解腰部痠痛的關鍵緊繃肌筋膜，代表該肩頸痠痛只單純受闊背肌這條「關鍵緊繃肌肉力線」的影響，無受淺前臂線／後功能線上其它肌筋膜緊繃的牽扯，後續將鎖定闊背肌作為鬆解的部位。

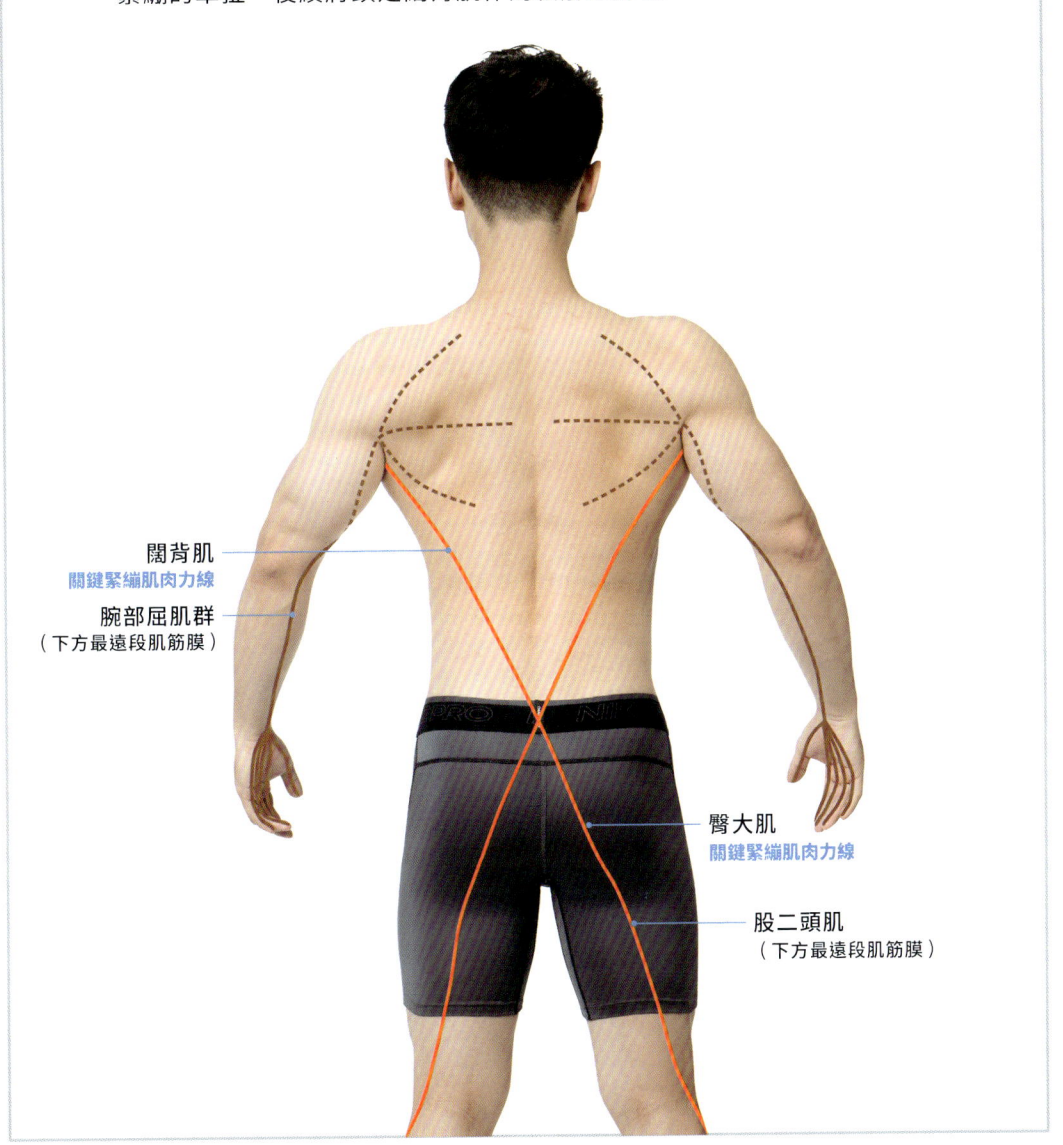

腰部痠痛類型A-D篩檢流程 步驟3

闊背肌
關鍵緊繃肌肉力線

腕部屈肌群
（下方最遠段肌筋膜）

臀大肌
關鍵緊繃肌肉力線

股二頭肌
（下方最遠段肌筋膜）

191

個案範例分析

挺直時會腰痠

B個案主訴需長時間久坐辦公，近日發現挺直腰時，會感到右腰部痠痛，而且隨著坐的時間越長，腰痠會更加劇，也更不易挺直腰桿，需活動一下才能恢復正常。

步驟1 確認誘發痠痛的動作為何？

首先確認腰痠類型：B個案在挺腰痠時，加壓腰椎正中間的骨突處（棘突）時能夠緩解痠痛，且B個案是在腰部動作時會引起腰痠，故屬於類型D腰痠。

經過三個平面誘痛動作分析，發現B個案在「軀幹後仰」的時候會引起左側腰痠。

步驟2 找出關鍵緊繃肌肉力線

B個案在「軀幹後仰」時，發現縮短「左側股四頭肌」肌肉力線，右腰痠痛可明顯緩解，約可改善80%，而篩檢其它限制軀幹後仰的肌肉力線則無法緩解痠痛。

——這表示影響B個案的關鍵緊繃肌肉力線為「左側股四頭肌」，同時可知至少有80%的腰痠與「左側股四頭肌緊繃」有關，而有20%腰痠可能來自其它非肌肉緊繃的原因所致。

步驟3 找出關鍵緊繃肌筋膜

根據步驟2肌肉力線縮短篩檢出的關鍵緊繃肌肉力線為「左側股四頭肌」，接續的流程要從肌筋膜力線上尋找，確認是否有關鍵緊繃的肌筋膜部位，此為真正要放鬆的位置。

「左側股四頭肌」要篩檢「左側淺前線」

從B個案這條肌筋膜力線上方最遠端與下方最遠端的肌筋膜部位，依序往中間股四頭肌方向逐一縮短肌筋膜

力線，發現在縮短左側脛前肌時，能讓軀幹後仰期間的左側腰痠明顯獲得緩解。——表示影響B個案的關鍵緊繃肌筋膜力線為「左側脛前肌」。

總結

以MLS療法舒緩B個案挺腰過程的左側腰痠問題，重點可直接針對「左側脛前肌」進行按摩放鬆（參考第六章脛前肌放鬆方式），即有助於緩解其腰痠困擾。

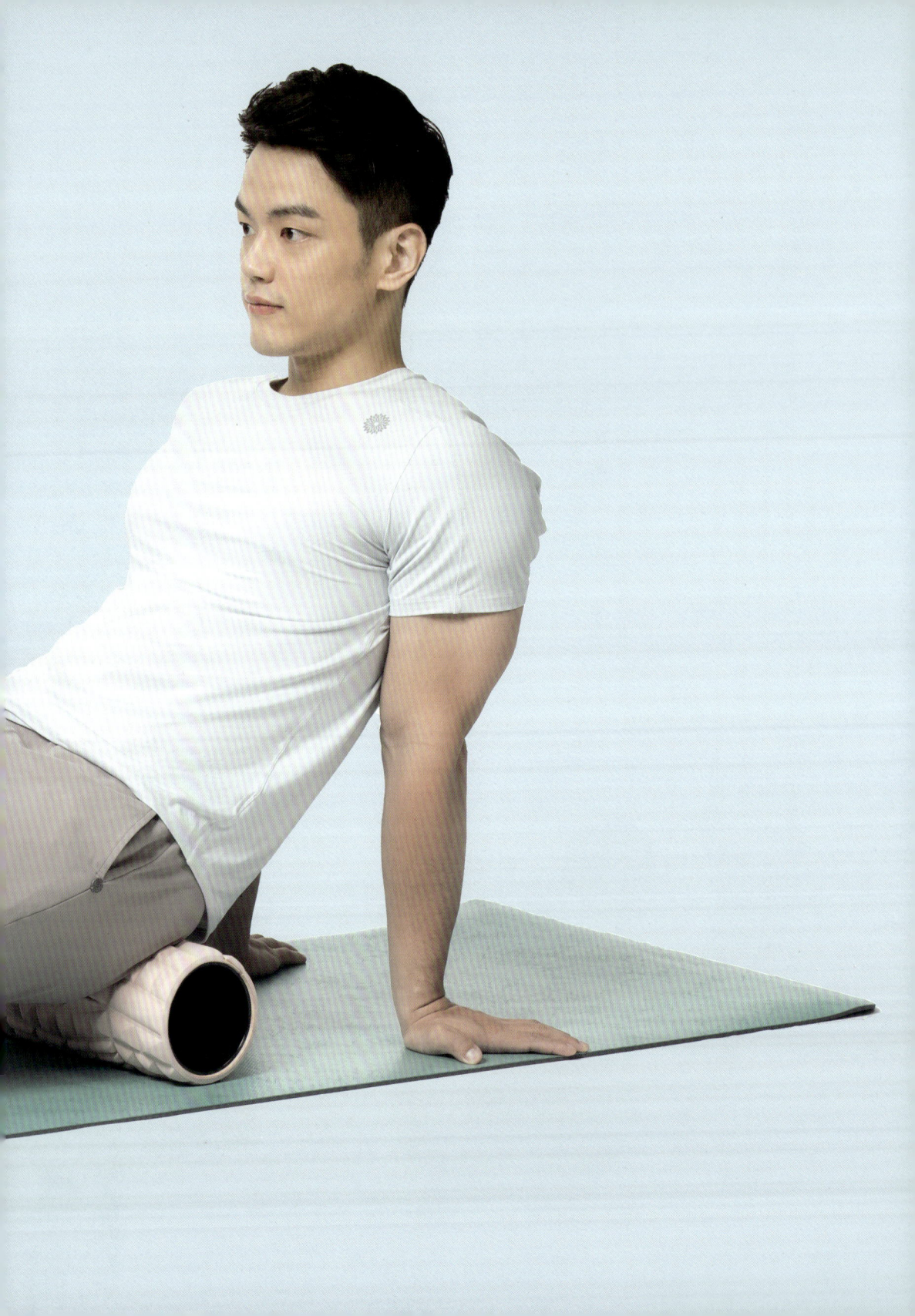

6

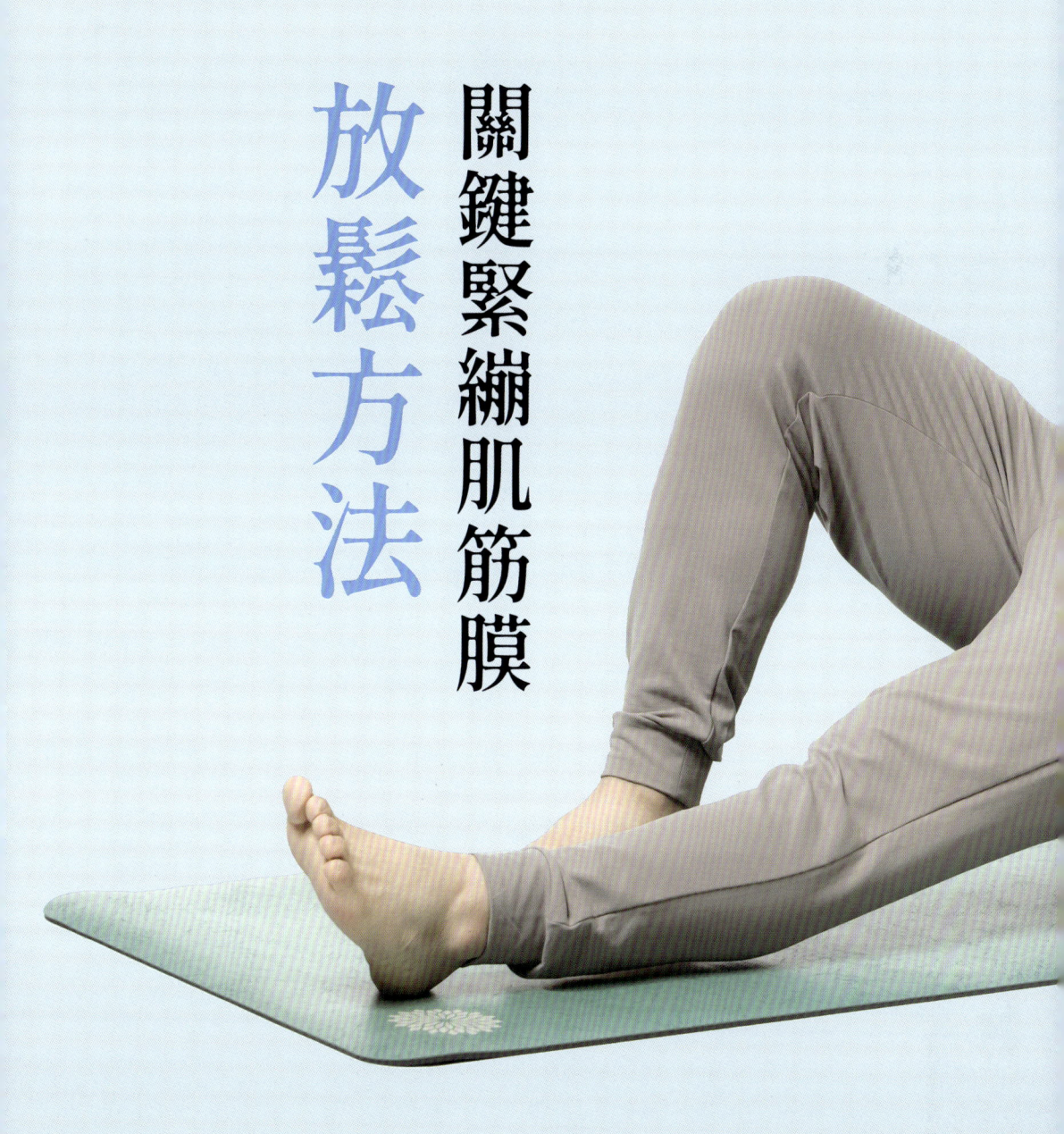

放鬆方法 關鍵緊繃肌筋膜

本書所介紹的MLS篩檢療法主要聚焦在「找出關鍵緊繃肌筋膜部位」，我們只要能找到真正需要放鬆的區域，即使只用簡單的按摩或伸展方式，都能達到一定的舒緩痠痛成效；本章節提供一些基本放鬆肌筋膜的方法，提供讀者參考。

肌筋膜放鬆三基本方法

有關肌筋膜放鬆方法，可依肌肉型態分成三種放鬆原則。

1 定點按壓

針對欲放鬆的肌筋膜部位，以手指、手肘、按摩球或其它按摩器具鎖定特別痠痛位置進行深入按壓，定點按壓維持10到30秒。

定點按壓

2 垂直橫撥

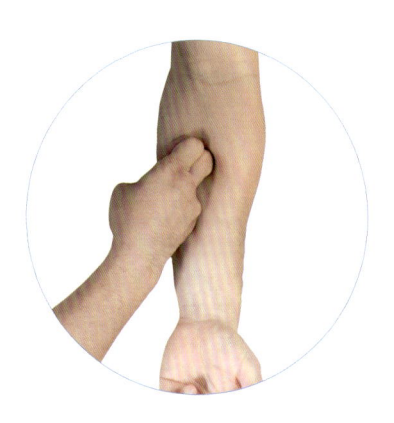

針對欲放鬆的肌筋膜部位，以手指、手肘、按摩棍或其它按摩器具鎖定特別痠痛位置，與肌肉走向垂直進行橫向按摩，按摩過程盡量避免在皮膚上滑動，以確保按摩力量施作在皮膚底下的肌筋膜。

垂直橫撥

3 平行直推

針對欲放鬆的肌筋膜部位，以手指、手肘、按摩棍或其它按摩器具鎖定特別痠痛位置，與肌肉走向平行進行直向按摩，按摩過程盡量避免在皮膚上滑動，以確保按摩力量施作在皮膚底下的肌筋膜。

平行直推

頭部區域肌筋膜放鬆・適合垂直橫撥法

咀嚼肌

放鬆方式

以拇指扣住臉頰兩側肌肉鼓起處。(可咬緊牙齒來尋找雙頰定位)

按摩方向

與縱向的咀嚼肌走向垂直,運用拇指前後撥動咀嚼肌,橫撥強度控制在自身可接受的痠痛強度,一回合橫撥10下,執行三回合。

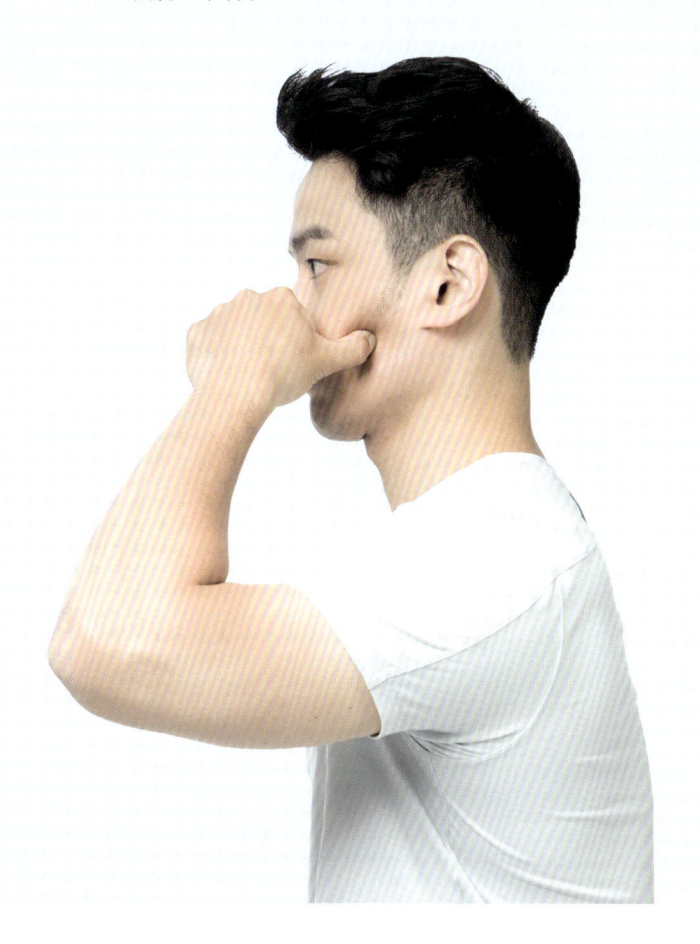

頸部區域肌筋膜放鬆・適合垂直橫撥法

胸鎖乳突肌

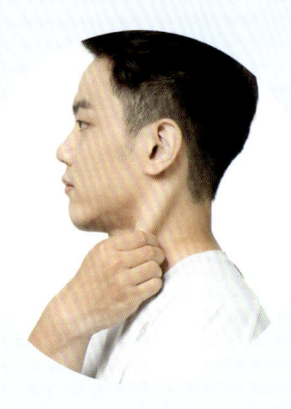

放鬆方式

以拇指、食指與中指三指抓扣住脖子前側肌肉鼓起處。(如要定位左側胸鎖乳突肌,可先頭向右轉,接著左耳朝胸口靠近,此時,會發現左側胸鎖乳突肌會浮起)

按摩方向

與縱向的胸鎖乳突肌走向垂直,運用三指抓扣,反覆以捏提方式橫撥胸鎖乳突肌,捏提橫撥強度控制在自身可接受的痠痛強度,一回合捏提橫撥10下,執行三回合。

斜角肌

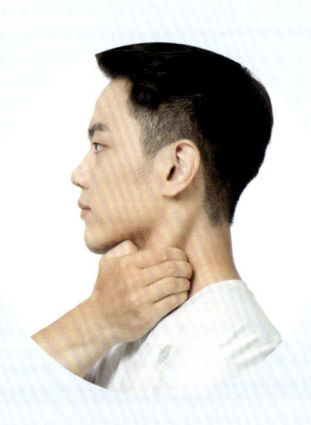

放鬆方式

以3-4指扣住脖子外側中線,胸鎖乳突肌後方肌肉鼓起處。(可用肩膀輕微聳肩來感受肌肉浮起作為定位參考指標)

按摩方向

與縱向的斜角肌走向垂直,運用3-4指前後撥動斜角肌,橫撥強度控制在自身可接受的痠痛強度,一回合橫撥10下,執行三回合。

頸部區域肌筋膜放鬆・適合垂直橫撥法

頸部豎脊肌

放鬆方式
以3-4指向後扣住脖子後方兩側的肌肉鼓起處。

按摩方向
與縱向的頸部豎脊肌走向垂直,運用3-4指向前外側反覆撥動頸部豎脊肌,橫撥強度控制在自身可接受的痠痛強度,一回合橫撥10下,執行三回合。

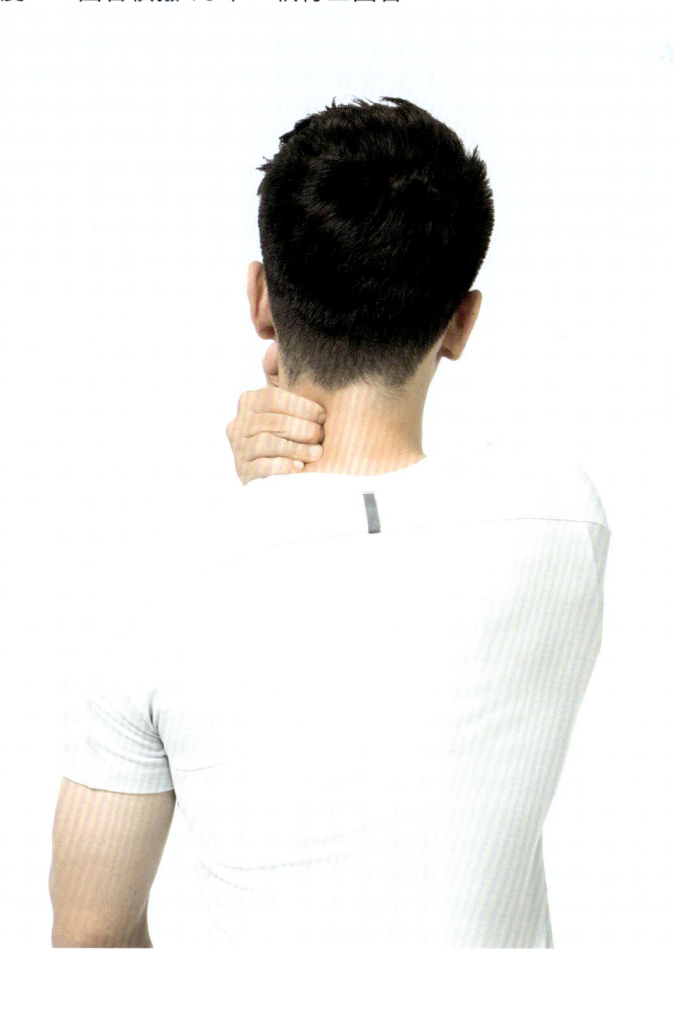

肩膀區域肌筋膜放鬆・適合定點按壓法

頭頸夾肌

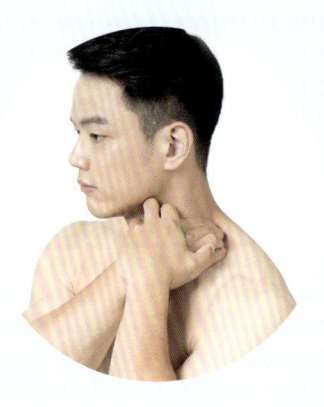

放鬆方式
以3-4指向後扣住後方脖子與肩膀間的交界深處。

按摩方向
運用3-4指向後扣住頭頸夾肌,並以另一隻手交疊上去協助定點加壓,定點加壓的力度控制在自身可接受的痠痛強度,一次定點加壓10-30秒,執行三到五次。

上斜方肌

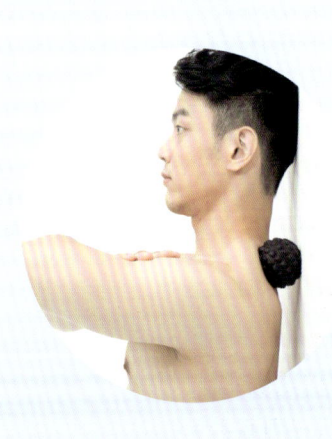

放鬆方式
在站姿下,用按摩球直接加壓在肩膀正後方位置。

按摩方向
運用按摩球向後頂住上斜方肌,利用身體重量協助定點加壓,定點加壓的力度控制在自身可接受的痠痛強度,一次定點加壓10-30秒,執行三到五次。

肩膀區域肌筋膜放鬆・適合定點按壓法

提肩胛肌

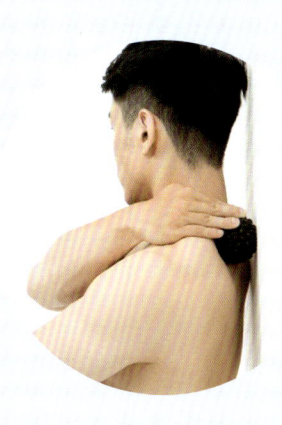

放鬆方式
在站姿下，用按摩球直接加壓在上背部肩胛骨內上角。(可先觸摸肩胛骨上緣，同時上下擺動手臂來定位肩胛內上角)

按摩方向
運用按摩球向後頂住提肩胛肌，利用身體重量協助定點加壓，定點加壓的力度控制在自身可接受的痠痛強度，一次定點加壓10-30秒，執行三到五次。

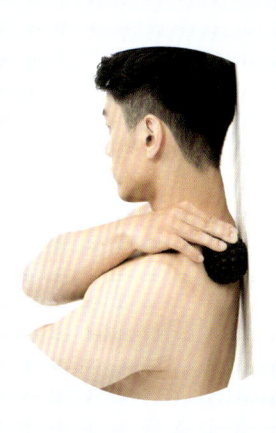

棘上肌

放鬆方式
在站姿下，用按摩球直接加壓在上背部肩胛骨上緣骨頭凹陷處。(可先觸摸後側肩膀骨頭突起處，再定位其上方的凹陷處)

按摩方向
運用按摩球向後頂住棘上肌，利用身體重量協助定點加壓，定點加壓的力度控制在自身可接受的痠痛強度，一次定點加壓10-30秒，執行三到五次。

肩膀區域肌筋膜放鬆・適合定點按壓法

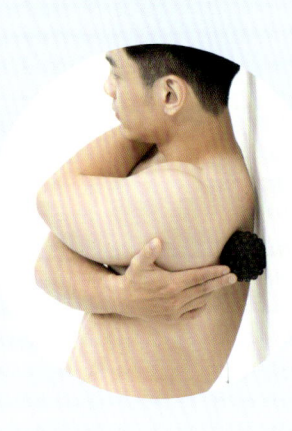

棘下肌

放鬆方式
站姿，用按摩球直接加壓在上背部肩胛骨下半部。(可先觸摸後側肩膀骨頭突起處，再定位其下方的肌肉處)

按摩方向
運用按摩球向後頂住棘下肌，利用身體重量協助定點加壓，定點加壓的力度控制在自身可接受的痠痛強度，一次定點加壓10-30秒，執行三到五次。

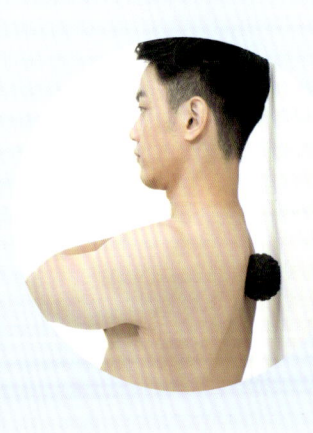

菱形肌

放鬆方式
站姿，用按摩球直接加壓在上背部肩胛骨內緣與脊椎之間。

按摩方向
運用按摩球向後頂住菱形肌，利用身體重量協助定點加壓，定點加壓的力度控制在自身可接受的痠痛強度，一次定點加壓10-30秒，執行三到五次。

肩膀區域肌筋膜放鬆・適合定點按壓法

三角肌

放鬆方式
站姿,上臂貼緊身體,用按摩球直接加壓在上臂1/3處。

按摩方向
運用按摩球向後頂住三角肌,利用身體重量協助定點加壓,定點加壓的力度控制在自身可接受的痠痛強度,一次定點加壓10-30秒,執行三到五次。

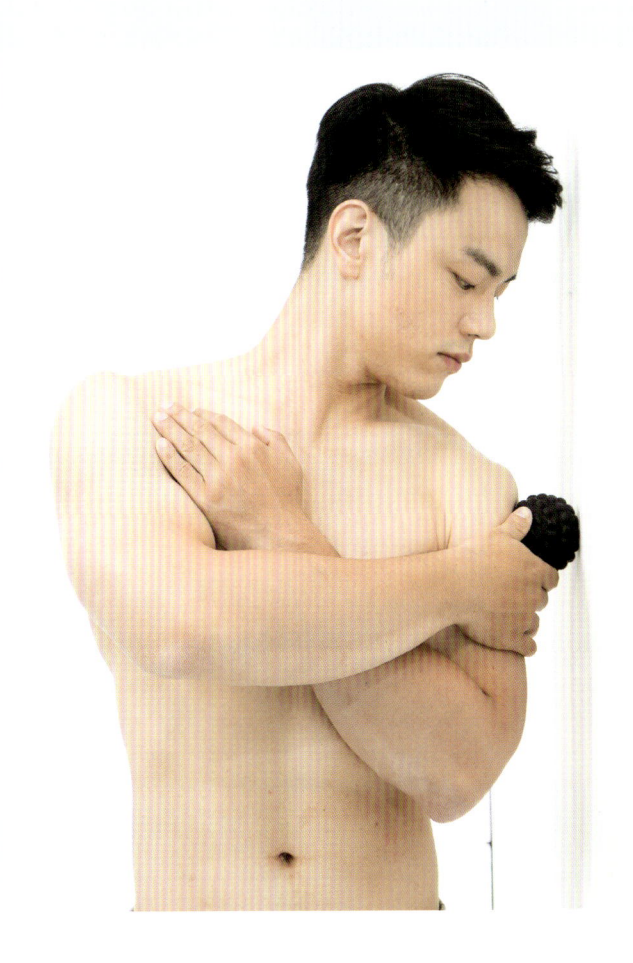

上肢區域肌筋膜放鬆・適合平行直推法

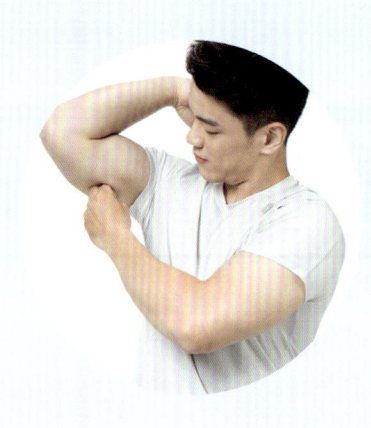

三頭肌

放鬆方式
以2-3指節扣住上臂下緣肌肉鼓起處。

按摩方向
與縱向的三頭肌肌肉走向平行，運用2-3指節往手肘方向直推三頭肌，直推強度控制在自身可接受的痠痛強度，一回合直推10下，執行三回合。

腕部伸肌

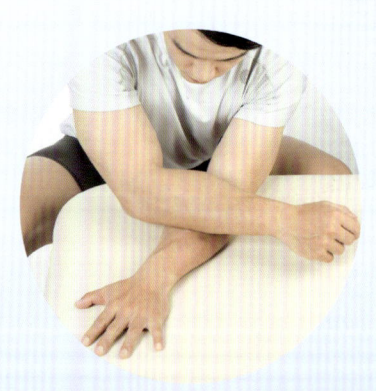

放鬆方式
將要放鬆的手臂平放於桌上，以另一隻前臂壓向欲放鬆的前臂背側鼓起處。

按摩方向
與縱向的腕部伸肌走向平行，運用前臂朝手腕方向反覆直推腕部伸肌，直推強度控制在自身可接受的痠痛強度，一回合直推10下，執行三回合。

上肢區域肌筋膜放鬆・適合平行直推法

腕部屈肌

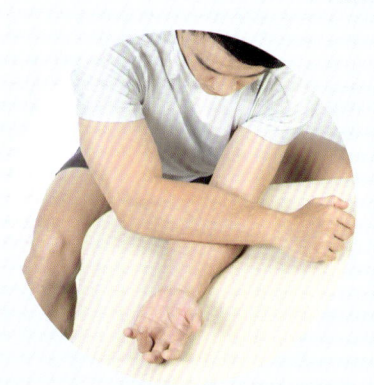

放鬆方式
將要放鬆的手臂平放於桌上，以另一隻前臂壓向欲放鬆的前臂掌側肌肉鼓起處。

按摩方向
與縱向的腕部屈肌走向平行，運用前臂朝手腕方向反覆直推腕部屈肌，直推強度控制在自身可接受的痠痛強度，一回合直推10下，執行三回合。

小魚際肌

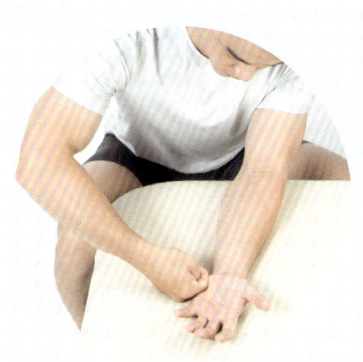

放鬆方式
手握拳，以1指節扣住小指側掌面鼓起處。

按摩方向
與縱向的小魚際肌肌肉走向平行，運用1指節往小指方向直推小魚際肌，直推強度控制在自身可接受的痠痛強度，一回合直推10下，執行三回合。

前腹與側腹部區域筋膜放鬆，適合垂直橫撥法

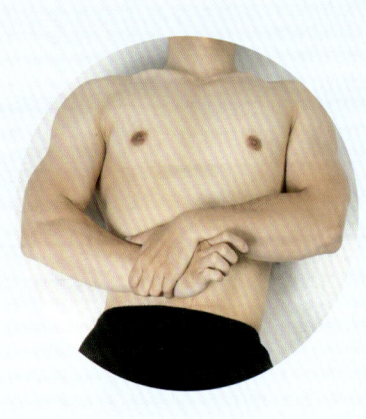

腹直肌

放鬆方式
以手掌橫向扣住腹直肌外側，另一隻手協助固定。

按摩方向
與縱向的腹直肌走向垂直，運用手掌朝外橫向推動腹直肌，橫推強度控制在自身可接受的痠痛強度，一回合橫推10下，執行三回合。

腹外斜肌

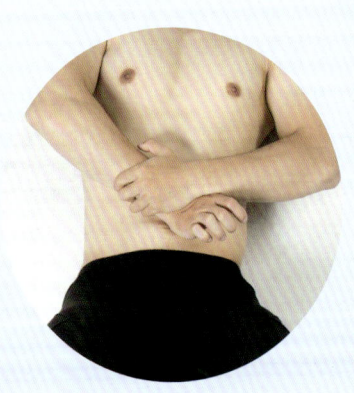

放鬆方式
以手掌斜向扣住腹外斜肌，另一隻手協助固定。

按摩方向
與斜向的腹外斜肌走向垂直，運用手掌朝髖部方向斜向推動腹斜肌，斜推強度控制在自身可接受的痠痛強度，一回合斜推10下，執行三回合。

※假設要推動左腹外斜肌，肌筋膜放鬆須要往左下方（左髖方向）斜向推動。

前腹與側腹部區域筋膜放鬆．適合垂直橫撥法

外側腹部筋膜

放鬆方式
以手掌橫向扣住外側腹部筋膜，另一隻手協助固定。

按摩方向
與縱向的外側腹部筋膜走向垂直，運用手掌橫向推動外側腹部筋膜，橫推強度控制在自身可接受的痠痛強度，一回合橫推 10 下，執行三回合。

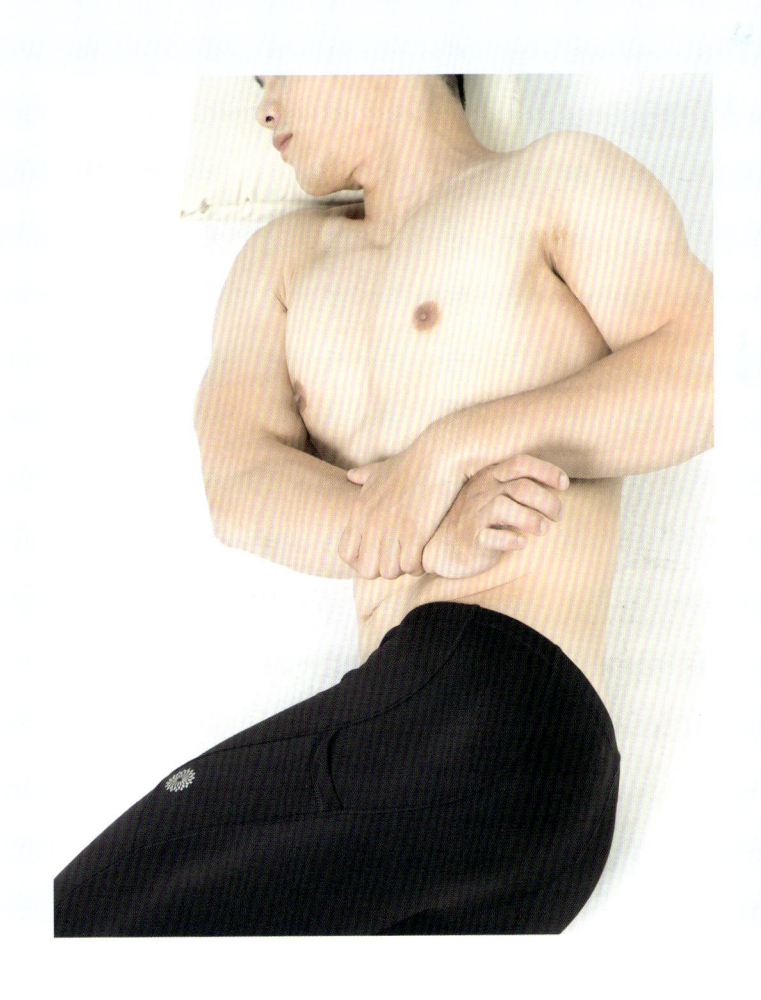

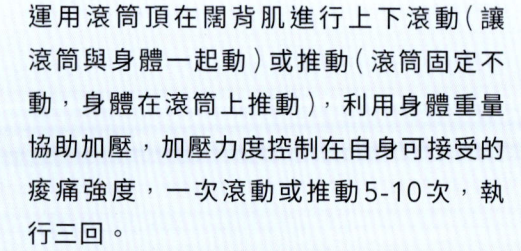

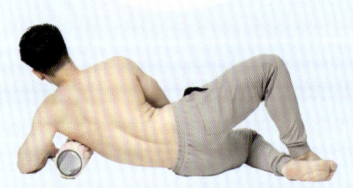

背部區域肌筋膜放鬆・適合垂直橫撥法

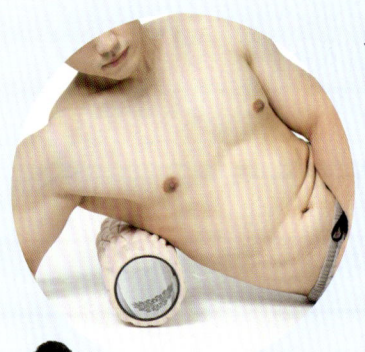

前鋸肌

放鬆方式
在半側臥姿下，手臂協助支撐，用滾筒直接靠在腋下下方的外側軀幹處。

按摩方向
運用滾筒頂在前鋸肌進行上下滾動（滾筒與身體一起動）或推動（滾筒固定不動，身體在滾筒上推動），利用身體重量協助加壓，加壓力度控制在自身可接受的痠痛強度，一次滾動或推動5-10次，執行三回。

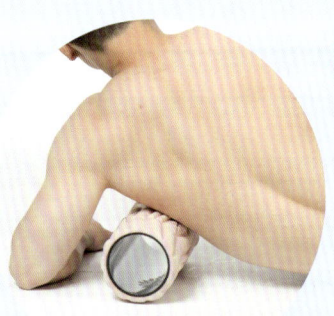

闊背肌

放鬆方式
在半側臥姿下，手臂協助支撐，用滾筒直接靠在後外側的上背部。

按摩方向
運用滾筒頂在闊背肌進行上下滾動（讓滾筒與身體一起動）或推動（滾筒固定不動，身體在滾筒上推動），利用身體重量協助加壓，加壓力度控制在自身可接受的痠痛強度，一次滾動或推動5-10次，執行三回。

背部區域肌筋膜放鬆・適合垂直橫撥法

腰與胸椎豎脊肌

放鬆方式
站姿，利用牆壁以按摩球直接加壓在腰部與下背的兩側。

按摩方向
運用按摩球向後頂住腰與胸椎豎脊肌，利用身體重量協助定點加壓，定點加壓的力度控制在自身可接受的痠痛強度，一次定點加壓10-30秒，執行三到五次。

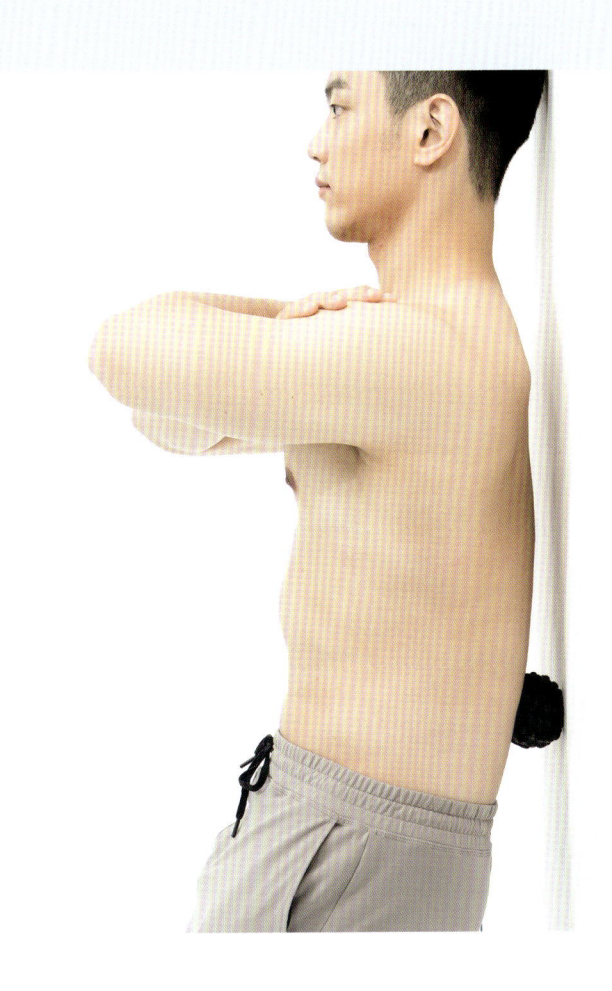

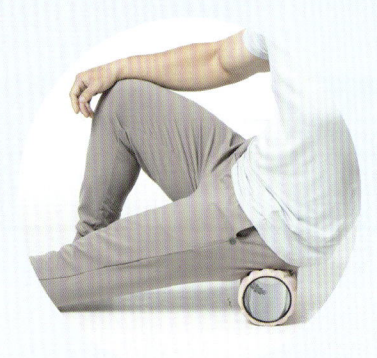

臀部區域肌筋膜放鬆・適合定點按壓法

臀大肌

放鬆方式
地板坐姿，手掌協助支撐，用滾筒直接加壓在臀部肌肉處。

按摩方向
運用滾筒頂住臀大肌，利用身體重量協助定點加壓，定點加壓的力度控制在自身可接受的痠痛強度，一次定點加壓10-30秒，執行三到五次。

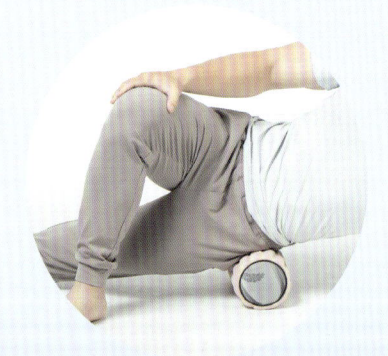

臀中肌與闊筋膜張肌

放鬆方式
在半側臥姿下，手臂協助支撐，用滾筒直接加壓在臀中肌與闊筋膜張肌處（骨盆外側髂骨高處，約外側褲頭側腰高度至股骨大轉子間）。

按摩方向
運用滾筒頂住臀中肌與闊筋膜張肌，利用身體重量協助定點加壓，定點加壓的力度控制在自身可接受的痠痛強度，一次定點加壓10-30秒，執行三到五次。

> 臀部區域肌筋膜放鬆・適合定點按壓法

梨狀肌

放鬆方式
地板坐姿,手臂協助支撐,用按摩球直接加壓在梨狀肌處(坐骨與股骨大轉子間,約褲子後方口袋處)。

按摩方向
運用按摩球頂住梨狀肌,利用身體重量協助定點加壓,定點加壓的力度控制在自身可接受的痠痛強度,一次定點加壓10-30秒,執行三到五次。

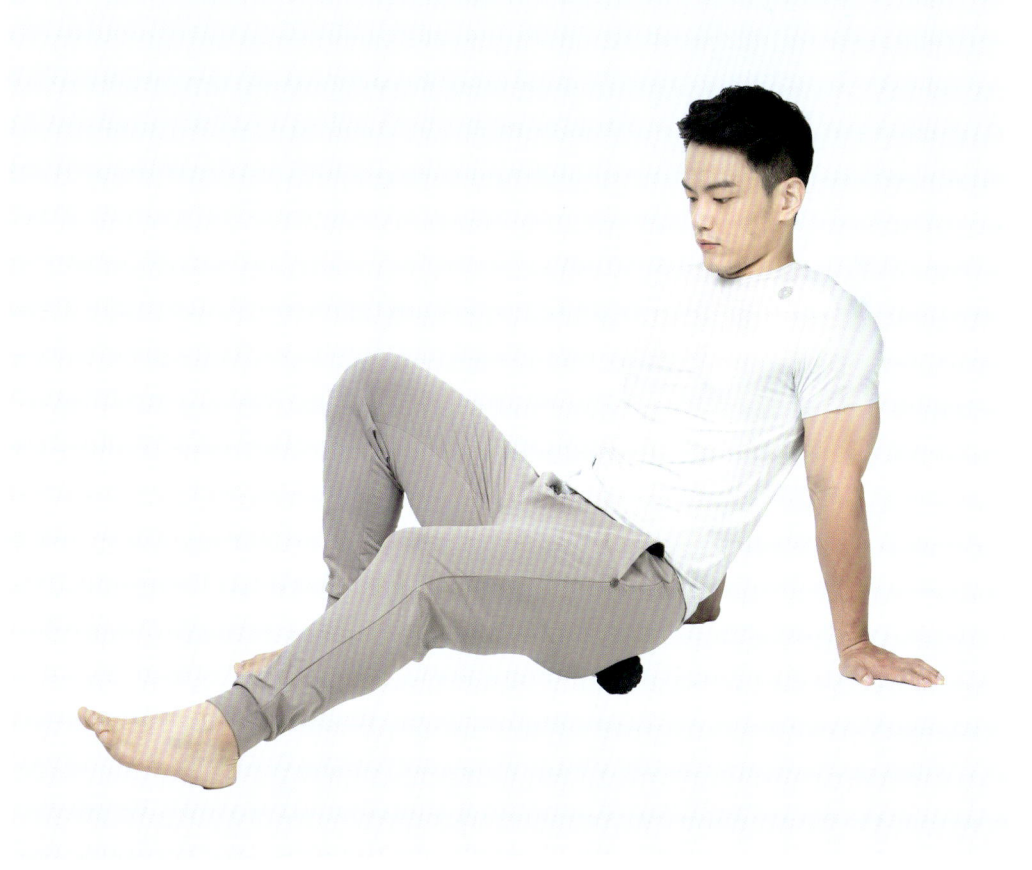

大腿區域（前、內、後側）肌筋膜放鬆．適合平行直推法

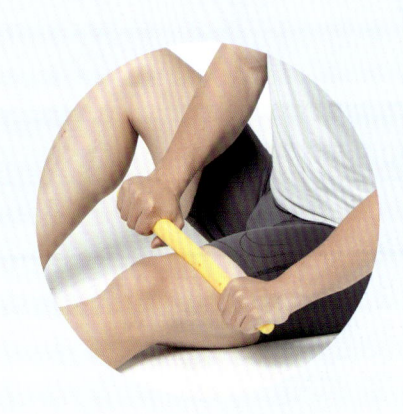

股四頭肌

放鬆方式

在坐姿下，用按摩棒直接扣在大腿前方肌肉鼓起處。

按摩方向

與縱向的股四頭肌走向平行，運用按摩棒扣在股四頭肌上下直推，直推的力度控制在自身可接受的痠痛強度，一次直推5-10下，執行三回。

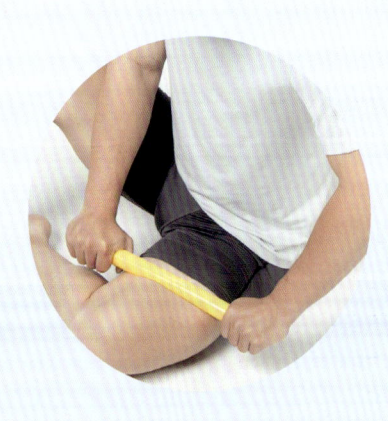

髖內收肌

放鬆方式

在側坐姿下，將欲放鬆的大腿貼平於地面，用按摩棒直接扣在大腿內側肌肉鼓起處。

按摩方向

與縱向的髖內收肌走向平行，運用按摩棒扣在髖內收肌上下直推，直推的劑量控制在自身可接受的痠痛強度，一次直推5-10下，執行三回。

大腿區域（前、內、後側）肌筋膜放鬆・適合平行直推法

膕旁肌

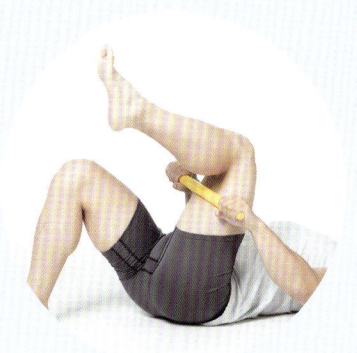

放鬆方式
在仰躺姿下，將欲放鬆的大腿抬起，用按摩棒直接扣在大腿後側肌肉鼓起處。

按摩方向
與縱向的膕旁肌走向平行，運用按摩棒扣在膕旁肌朝臀部方向直推，直推的力度控制在自身可接受的痠痛強度，一次直推 5-10 下，執行三回。

大腿區域（外側）肌筋膜放鬆・適合垂直橫撥法或平行直推法

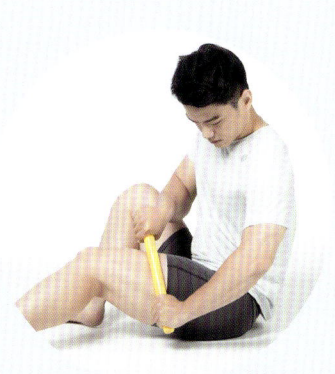

髂脛束

放鬆方式
在坐姿下，用按摩棒直接扣在大腿外側中段。

按摩方向
與縱向的髂脛束走向平行，運用按摩棒扣在髂脛束上下直推或橫撥，直推或橫撥的力度控制在自身可接受的痠痛強度，一次直推 5-10 下，執行三回。

小腿區域肌筋膜放鬆，適合平行直推法

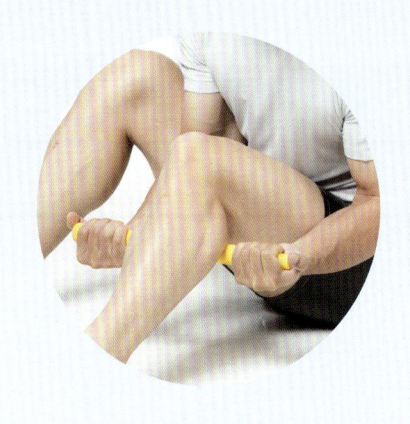

腓腸肌

放鬆方式
在坐姿下，用按摩棒直接扣在小腿後側。
按摩方向
與縱向的腓腸肌走向平行，運用按摩棒扣在腓腸肌上下直推，直推的力度控制在自身可接受的痠痛強度，一次直推5-10下，執行三回。

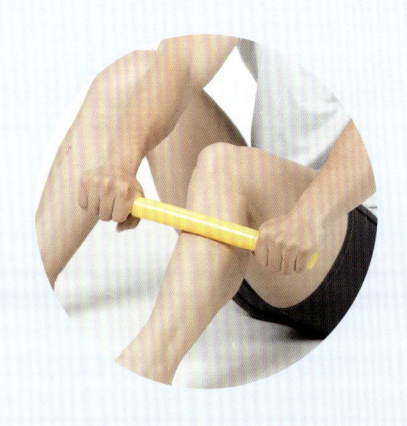

脛前肌

放鬆方式
在坐姿下，用按摩棒直接扣在小腿前外側肌肉鼓起處（在小腿前方骨頭突起的外側緣）。
按摩方向
與縱向的脛前肌走向平行，運用按摩棒扣在脛前肌上下直推，直推的力度控制在自身可接受的痠痛強度，一次直推5-10下，執行三回。

小腿區域肌筋膜放鬆・適合平行直推法

腓骨長肌

放鬆方式
在坐姿下,用按摩棒直接扣在小腿外側肌肉鼓起處。

按摩方向
與縱向的腓骨長肌走向平行,運用按摩棒扣在腓骨長肌上下直推,直推的力度控制在自身可接受的痠痛強度,一次直推5-10下,執行三回。

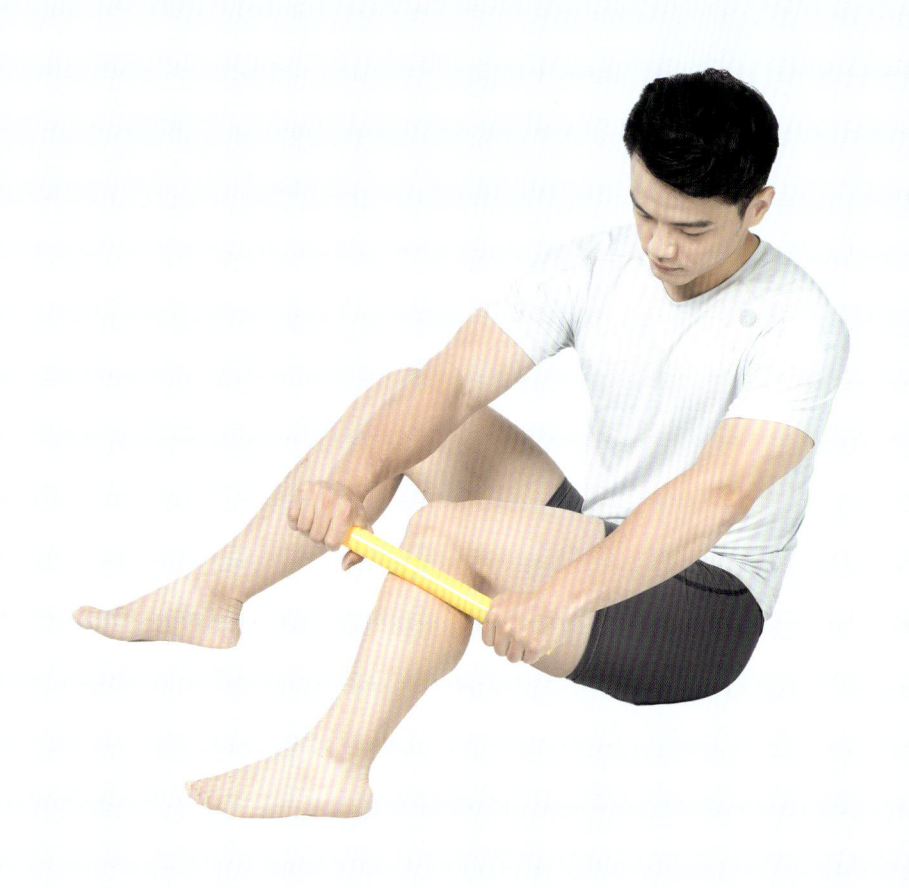

腳底區域肌筋膜放鬆，適合定點按壓法

足底筋膜

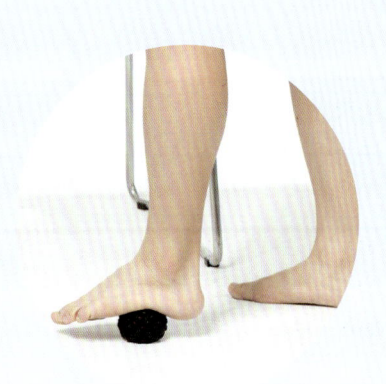

放鬆方式
站姿，手扶椅子避免跌倒，用按摩球直接加壓在足底（腳掌處）。

按摩方向
運用按摩球和身體重量協助定點加壓足底筋膜，定點加壓的力度控制在自身可接受的痠痛強度，一次定點加壓10-30秒，執行三到五次。

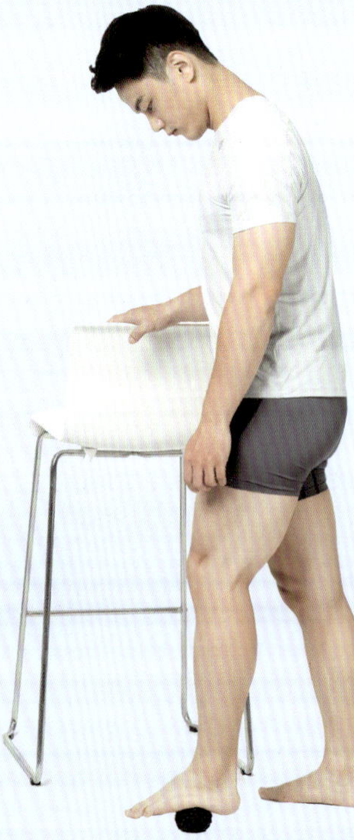

特殊深層區域肌筋膜放鬆・適合定點按壓法

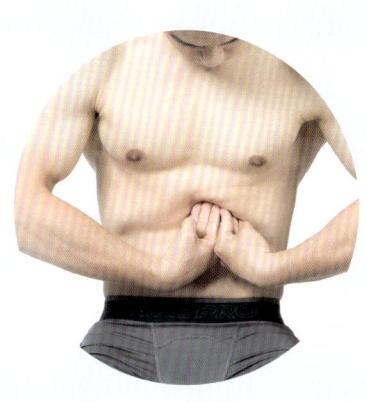

橫膈膜

放鬆方式
在坐姿下，於吐氣時身體微前彎，並以雙手指尖扣住肋骨下緣底部深處。

按摩方向
運用雙手指尖指定點加壓橫膈膜，定點加壓的力度控制在自身可接受的痠痛強度，一次定點加壓10-30秒，執行三到五次。

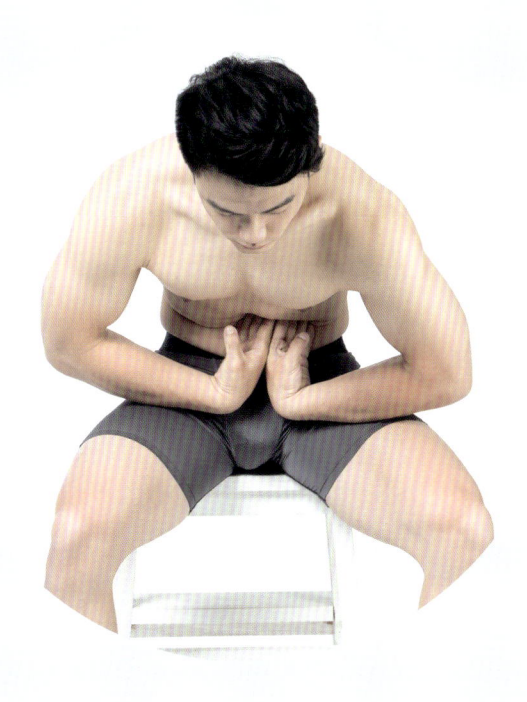

特殊深層區域肌筋膜放鬆．適合定點按壓法

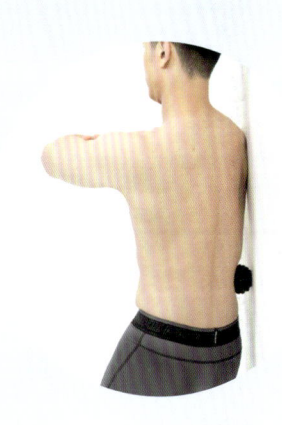

腰方肌

放鬆方式
站姿，用按摩球直接加壓在下背後外側的側腰部。

按摩方向
運用按摩球向後外側頂住腰方肌，利用身體側身重量協助定點加壓，定點加壓的力度控制在自身可接受的痠痛強度，一次定點加壓10-30秒，執行三到五次。

髂肌

放鬆方式
在趴姿下，雙手支撐，用按摩球直接加壓在骨盆前側骨頭突起（髂前上棘，ASIS）內側凹陷處的肌肉。

按摩方向
運用按摩球和身體重量協助定點加壓髂肌，定點加壓的力度控制在自身可接受的痠痛強度，一次定點加壓10-30秒，執行三到五次。

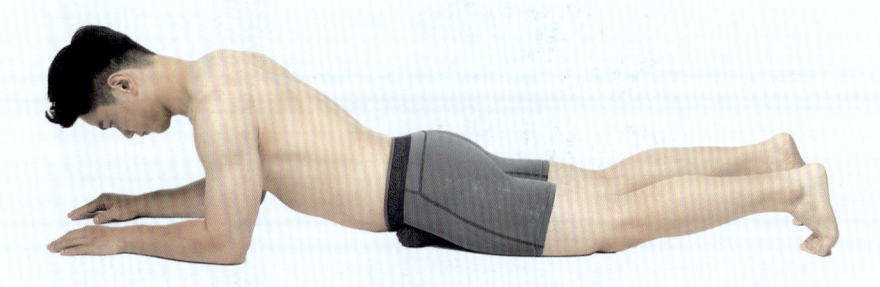

特殊深層區域肌筋膜放鬆・適合定點按壓法

腰大肌

放鬆方式
在趴姿下,雙手支撐,用按摩球直接加壓在肚臍對應高度的外側腹部。

按摩方向
運用按摩球和身體重量協助定點加壓腰大肌,定點加壓的力度控制在自身可接受的痠痛強度,一次定點加壓10-30秒,執行三到五次。

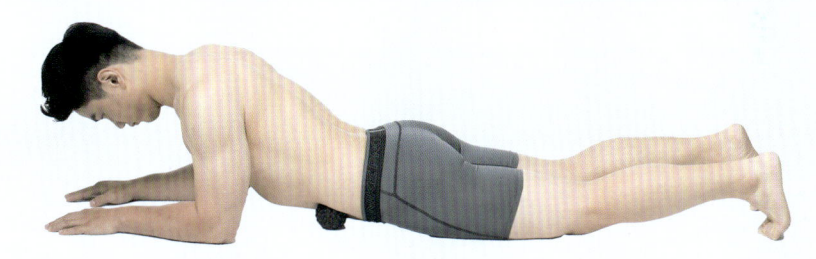

脛後肌

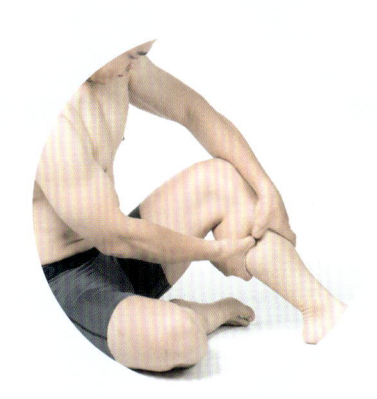

放鬆方式
雙手拇指扣住小腿內緣深處肌肉鼓起處（位在小腿內側緣脛骨與小腿肚之間的凹陷區域裡面）。

按摩方向
運用2個拇指定點加壓脛後肌,定點加壓的力度控制在自身可接受的痠痛強度,一次定點加壓10-30秒,執行三到五次。

醫藥新知 4025
全民人體力學保健教室 暢銷慶功版

1分鐘快速揪痛！
解讀人體「壓力訊號」、破解「痠痛密碼」的MLS療法

作者	布魯斯（Bruce）
攝影	謝文創工作室
插畫	小瓶仔
示範	東群皓
梳化	宋美芳
服裝提供	easyoga

主編	林雋昀（初版）、錢滿姿（二版）
設計	mollychang.cagw.
行銷經理	許文薰
總編輯	林淑雯

出版	方舟文化／遠足文化事業股份有限公司
發行	遠足文化事業股份有限公司（讀書共和國出版集團）
地址	231新北市新店區民權路108之2號9樓
郵撥帳號	19504465 遠足文化事業股份有限公司
電話	（02）2218-1417
信箱	service@bookrep.com.tw

法律顧問	華洋法律事務所　蘇文生律師
印製	通南印刷股份有限公司
初版一刷	2023年10月
二版一刷	2025年3月
定價	480元
ISBN	978-626-7596-54-8
書號	0AMS4025

著作權所有‧侵害必究 All rights reserved

特別聲明：本書中的言論內容，不代表本公司／出版集團之立場與意見，文責由作者自行承擔。

國家圖書館出版品預行編目（CIP）資料

全民人體力學保健教室：
1分鐘快速揪痛！解讀人體「壓力訊號」、破解「痠痛密碼」的MLS療法
布魯斯（Bruce）著. -- 二版. -- 新北市：方舟文化, 遠足文化事業股份有限公司, 2025.03
224面；17×23公分. --（醫藥新知；4025）
ISBN 978-626-7596-54-8（平裝）
1.CST：肌筋膜放鬆術 2.CST：健康法
418.9314　　114000318

方舟文化官方網站　　方舟文化讀者回函

全民人體力學保健教室
課程地圖

動作失能系列

三個系列

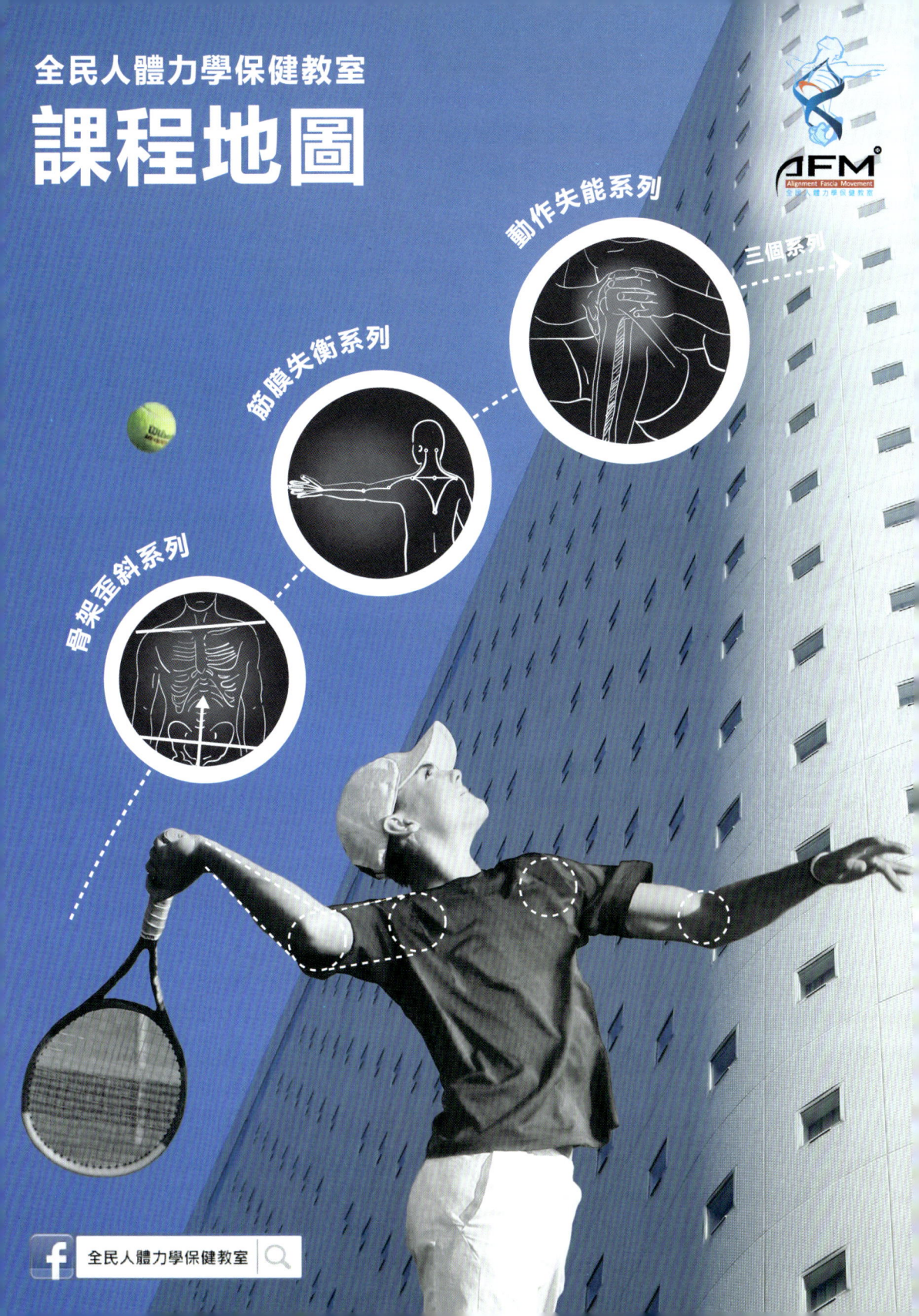

筋膜失衡系列

骨架歪斜系列

全民人體力學保健教室

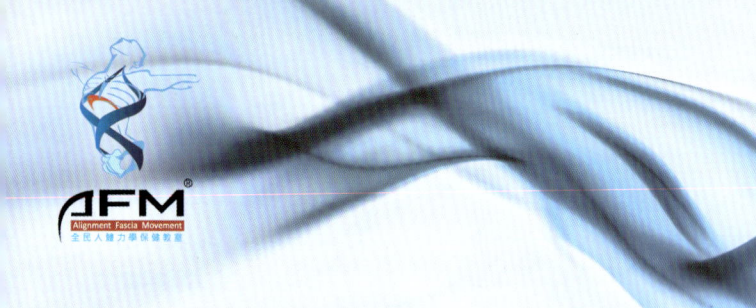

近期課程

骨架歪斜系列

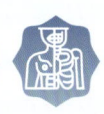

| Level 0 | 骨盆歪斜自我矯正術 | 學習如何自我矯正各類骨盆歪斜 |
| Level 1-3 | 骨架歪斜之謎解密 | 揭開骨架歪斜背後根源與學會自我保養方法 |

筋膜失衡系列

Level 0	肌筋膜力線篩檢(MLS)療法	學習如何找出真正影響痠痛的筋膜
Level 1-3	解開肌筋膜的束縛	探索自身肌筋膜失衡狀態與學會自我保養方法
3D動作版	動態肌筋膜鬆動術	學習如何恢復肌筋膜3D動作
2.0隱藏版	內臟筋膜呼吸鬆動術	學習如何透過放鬆內臟筋膜解開身體緊繃

動作失能系列

Level 0	4D呼吸動作矯正術	學習如何透過呼吸矯正恢復身體動作控制
Level 1-3	動作失能之謎解密	揭開動作失能背後根源與學會自我保養方法
特專版	三段式肌肉能量放鬆術	學習如何運用三種交叉式肌肉出力方式來快速放鬆肌肉

全民人體力學保健教室

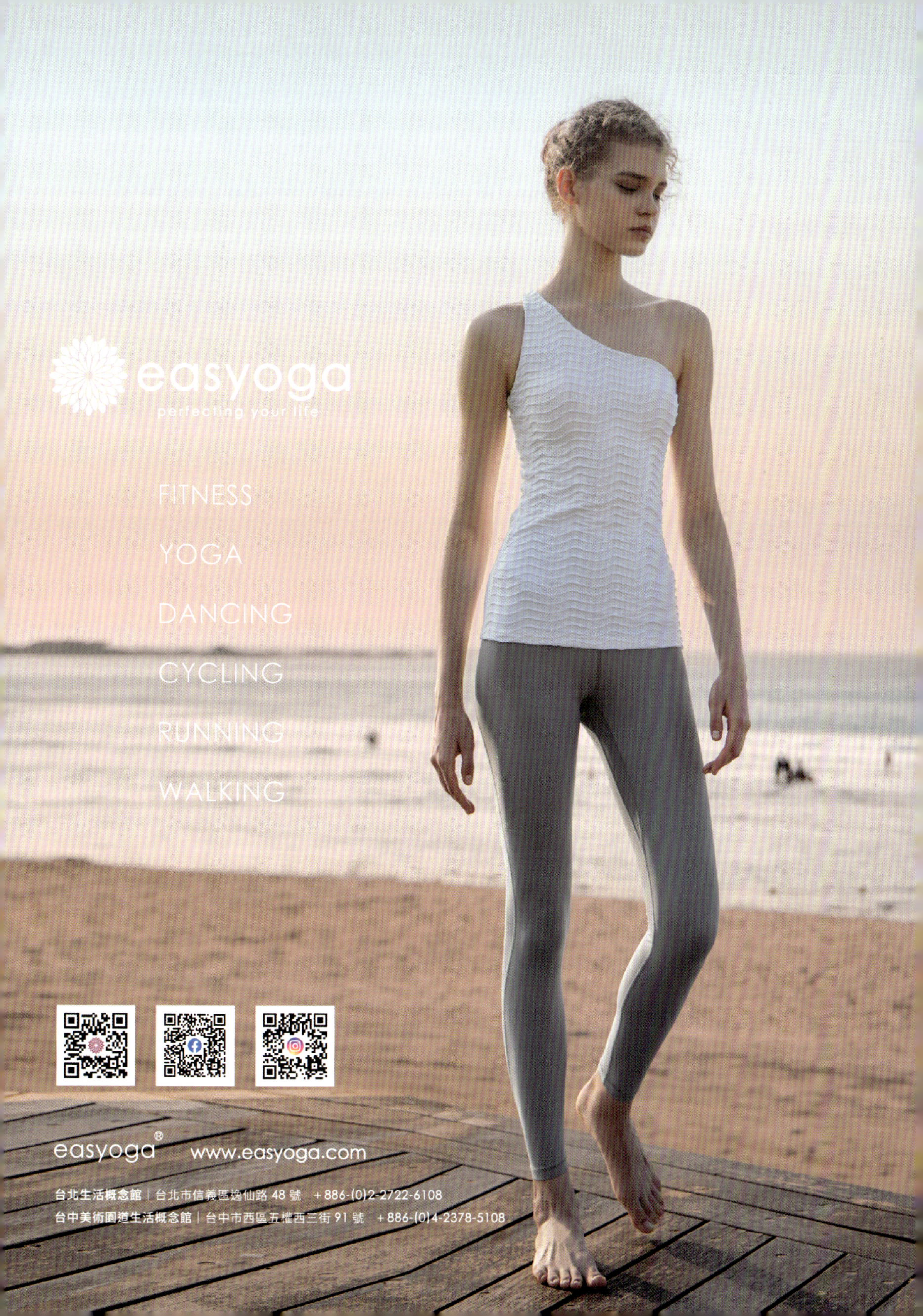
easyoga
perfecting your life
FITNESS
YOGA
DANCING
CYCLING
RUNNING
WALKING
easyoga®
www.easyoga.com
台北生活概念館｜台北市信義區逸仙路 48 號　+886-(0)2-2722-6108
台中美術園道生活概念館｜台中市西區五權西三街 91 號　+886-(0)4-2378-5108

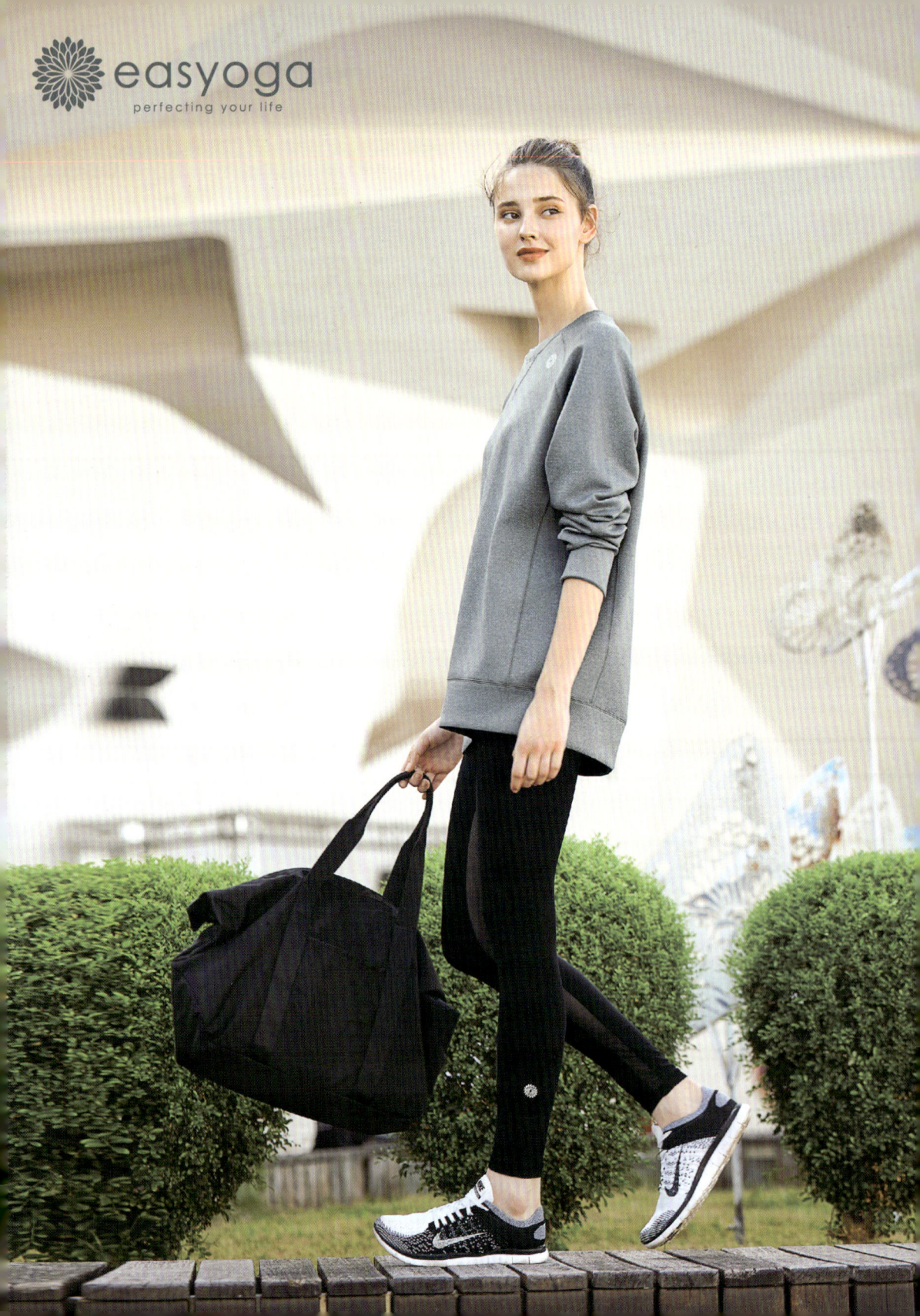

easyoga
perfecting your life